Carl-Auer

Systemische Therapie und Beratung

In den Büchern der Reihe zur systemischen Therapie und Beratung präsentiert der Carl-Auer Verlag grundlegende Texte, die seit seiner Gründung einen zentralen Stellenwert im Verlag einnehmen. Im breiten Spektrum dieser Reihe finden sich Bücher über neuere Entwicklungen der systemischen Arbeit mit Einzelnen, Paaren, Familien und Kindern ebenso wie Klassiker der Familien- und Paartherapie aus dem In- und Ausland, umfassende Lehr- und Handbücher ebenso wie aktuelle Forschungsergebnisse. Mit den roten Bänden steht eine Bibliothek des systemischen Wissens der letzten Jahrzehnte zur Verfügung, die theoretische Reflexion mit praktischer Relevanz verbindet und als Basis für zukünftige nachhaltige Entwicklungen unverzichtbar ist. Nahezu alle bedeutenden Autoren aus dem Feld der systemischen Therapie und Beratung sind hier vertreten, nicht zu vergessen viele Pioniere der familientherapeutischen Bewegung. Neue Akzente werden von jungen und kreativen Autoren gesetzt. Wer systemische Therapie und Beratung in ihrer Vielfalt und ihren transdisziplinären und multiprofessionellen Zusammenhängen verstehen will, kommt um diese Reihe nicht herum.

Tom Levold
Herausgeber der Reihe *Systemische Therapie und Beratung*

Jürg Liechti
Monique Liechti-Darbellay

Anorexia nervosa – Verzehrende Suche nach Sicherheit

Wege zur Veränderung im Kontext naher Beziehungen

2020

Themenreihe: »Systemische Therapie und Beratung«
hrsg. von Tom Levold
Reihengestaltung: Uwe Göbel
Umschlagfoto: © Richard Fischer
Satz: Drißner-Design u. DTP, Meßstetten
Printed in Germany
Druck und Bindung: CPI books GmbH, Leck

MIX
Papier aus verantwortungsvollen Quellen
FSC www.fsc.org FSC® C083411

CPI klimaneutral
Mehr Bäume.Weniger CO_2

Erste Auflage, 2020
ISBN 978-3-8497-0332-5 (Printausgabe)
ISBN 978-3-8497-8210-8 (ePUB)

Eine frühere Version dieses Buches ist 2008 unter dem Titel »Magersucht in Therapie. Gestaltung therapeutischer Beziehungssysteme« erschienen. Der Text wurde gegenüber dieser Veröffentlichung grundlegend überarbeitet und wesentlich erweitert.

Bibliografische Information der Deutschen Nationalbibliothek:
Die Deutsche Nationalbibliothek verzeichnet diese Publikation in der Deutschen Nationalbibliografie; detaillierte bibliografische Daten sind im Internet über http://dnb.d-nb.de abrufbar.

Informationen zu unserem gesamten Programm, unseren Autoren und zum Verlag finden Sie unter: **https://www.carl-auer.de/**
Wenn Sie Interesse an unseren monatlichen Nachrichten haben, können Sie dort auch den Newsletter abonnieren.

Carl-Auer Verlag GmbH
Vangerowstraße 14 • 69115 Heidelberg
Tel. +49 6221 6438-0 • Fax +49 6221 6438-22
info@carl-auer.de

Inhalt

Geleitwort

Die Behandlung von Patientinnen mit Anorexia nervosa war einer der Ausganspunkte der systemischen Familientherapie. Noch immer stellt die Überwindung dieser gravierenden Essstörung für Betroffene und ihre Familien eine große emotionale Herausforderung dar. Jürg Liechti und Monique Liechti-Darbellay berichten aus ihrer über 30 Jahre währenden Erfahrung mit der Behandlung einer sehr großen Zahl magersüchtiger Patientinnen und ihrer Familien. Neben einem fundierten Überblick über die Grundlagen, Epidemiologie, Risikofaktoren, den Verlauf der Anorexie und die Zugangsweisen anderer Therapieverfahren werden ausführlich die bekannteren systemischen Behandlungsansätze diskutiert. Die fundierten Kenntnisse des aktuellen wissenschaftlichen Forschungsstandes und evidenzbasierter Behandlungsansätze schaffen einen wohltuenden Abstand zu alten Mythen über die Rolle der Familie bei der Entstehung einer Magersucht.

»Eine Magersucht nimmt die besten Jahre des Lebens!«, so berichtet eine Patientin in einem Fallbericht im Buch. Patientinnen mit einer Magersucht sind auf die Hilfe ihrer Eltern angewiesen; die Behandlung soll Eltern befähigen, ihrer Tochter zu helfen, ihre Angst zu überwinden. In zahlreichen authentischen Fallberichten wird dargestellt, wie die fürsorgliche Unterstützung der Eltern angeregt werden kann. Die oftmals wackelige Therapiemotivation und die Angst vor einem Kontrollverlust sind zentrale Herausforderungen für den therapeutischen Prozess. Gegenüber dem Vorgängerbuch »Magersucht in Therapie« haben Liechti und Liechti-Darbellay auch Impulse aus der Bindungstheorie aufgenommen. Die beiden Autoren beschreiben, wie sie in einer feinfühligen Weise die Autonomie der Patientinnen respektieren und wie Gefühle von Sicherheit und Vertrauen geweckt werden können, die eine Selbstverpflichtung zur Gewichtszunahme als einen zentralen Schritt für die Überwindung der Magersucht ermöglichen.

»Anorexia nervosa – Verzehrende Suche nach Sicherheit« ist ein ausgezeichnetes Buch, unerlässlich für alle, die mit der Therapie von Essstörungen befasst sind. Vermutlich wird es viele Betroffene und ihre Angehörigen inspirieren und ihnen Hoffnung machen, dass ein Leben jenseits der Anorexie möglich ist.

Rüdiger Retzlaff, Heidelberg

Vorwort von Gabriella Milos

Schon aus den ersten Zeilen dieses Buches erkennt man die große Expertise der Autoren im Bereich der Anorexia nervosa. Sie ist sehr wertvoll für alle Therapeuten, die sich neu mit der Behandlung der Anorexia nervosa beschäftigen. Das Buch hilft gekonnt in das Verständnis dieser geheimnisvollen Erkrankung und ist selbst für langjährige Therapeuten sehr empfehlenswert, weil auch diese oft noch Schwierigkeiten haben, mit den Betroffenen umzugehen.

Essstörungen haben nicht nur eine große Auswirkung auf die betroffene Person, sondern auch auf die Familie und die Gesellschaft im Ganzen. Der Verlauf dieser Erkrankungen variiert je nach Art und Schweregrad, aber grundsätzlich sind Essstörungen – vor allem Anorexia nervosa – als gravierende Erkrankungen anzusehen. Bei jungen Menschen ist das Risiko, an der Magersucht zu sterben, höher als bei anderen schweren Erkrankungen im Jugendalter. Es ist damit sehr wichtig, diese Krankheit ernst zu nehmen und Alarm zu schlagen, damit alles unternommen wird, um die Dauer der Erkrankung möglichst kurz zu halten – nicht zuletzt, weil mit der Dauer des untergewichtigen Zustands eine erfolgreiche Therapie immer schwieriger wird.

Das Buch beleuchtet die fatale Unterversorgung für die Behandlung der Anorexia nervosa sowohl im ambulanten als auch im stationären Rahmen. Diese Unterversorgung fußt zum einen auf der fehlenden medizinischen Infrastruktur, zum anderen auf dem mangelhaften Verständnis für die Erkrankung: Die Essstörungspathologie wird oft bagatellisiert und reduziert auf ein Kokettieren mit Diäten und Schlankheit. Anorexia nervosa ist kein Hungerstreik, sondern eine Krankheit, die dramatische Folgen haben kann. Daran erinnern die Autoren und zeigen gleichzeitig mögliche Auswege auf.

Von Magersucht Betroffene sind klug, verbal oft gewandt. Sie selber leiden in der Regel nicht unter den Symptomen der Krankheit und sind wenig motiviert, eine Therapie in Anspruch zu nehmen; gleichzeitig leben sie nicht selten in gefährlichem Untergewicht. Das macht die Therapie schwierig, und häufig bringen uns Patientinnen und Patienten in therapeutische Sackgassen. Wer mit ihnen arbeitet, hat oft das Gefühl, in eine «verkehrte Welt» geraten zu sein. Verhalten und Aktivitäten, die für einen gesunden Menschen angenehm und belohnend wären, sind für die magersüchtigen Menschen nicht nur unerwünscht, sondern auch mit extremer Angst besetzt. All dies führt dazu, dass viele Fachpersonen solche Menschen nicht gern – oder gar nicht – behandeln wollen.

Die Autoren gehören zu den Pionieren der Systemischen Psychotherapie in der Schweiz und haben die Entwicklung der systemischen Ansätze miterlebt und mitgeprägt. Wurden früher die Eltern oft als Ursache von Essstörungen angesehen, werden sie heute als Ressource wahrgenommen und dementsprechend in der Behandlung eingesetzt. Wie man innerhalb von Familiensitzungen mit dem Spagat zwischen Autonomie der erkrankten Person und verzweifelter Fürsorge der Eltern umgeht, kann man in diesem Buch nicht nur in der Theorie, sondern auch in vielen illustrativen Beispielen erfahren.

Positive Veränderungen in der Familie zu bewirken ist für unerfahrene Therapeuten eine Herausforderung, aber auch für erfahrene Behandler leider nicht immer einfach zu erreichen. Betroffene und Angehörige müssen sich ernst genommen und verstanden fühlen, auch wenn die Krankheit und die Dynamik, die aus ihr entsteht, so schwierig zu verstehen ist. Der exzellente Überblick, den die Autoren über die modernen systemischen Ansätze in der Psychotherapie der Anorexia nervosa geben, bringt Licht in den dunklen Dschungel möglicher Behandlungsansätze. Das Buch ist eine Einladung insbesondere für die junge Generation von Therapeutinnen und Therapeuten, sich mit dieser Erkrankung auseinanderzusetzen. Es kann sich auszahlen: Denn gute Verläufe sind durchaus möglich und für Behandler sehr belohnend.

Prof. Dr. med. Gabriella Milos
Leitende Ärztin des Zentrums für Essstörungen
Klinik für Psychiatrie und Psychotherapie
Universitätsspital Zürich

Vorwort von Dagmar Pauli

Essstörungen sind Krankheiten, die sowohl für die Betroffenen als auch für die Familien großes Leid verursachen. Die Angehörigen sind oft verzweifelt, weil ihre Bemühungen am Widerstand der Betroffenen abprallen und sich kein gemeinsamer Weg für eine hilfreiche Unterstützung finden lässt. Die Magersucht lässt es häufig nicht zu, dass die betroffenen Menschen sich selbst hilfesuchend an die Angehörigen oder Behandler wenden. In den Familien herrscht der Streit ums Essen vor, und entsprechend anspruchsvoll ist der Einbezug der Angehörigen in die therapeutischen Sitzungen. Viele Fachpersonen vermeiden daher gemeinsame Gespräche zu Beginn der Therapie und versuchen erst einmal, in einzeltherapeutischen Sitzungen die Motivation der Betroffenen zur Gesundung zu wecken. Was aber ist mit denjenigen, die noch gar nicht zur Therapie kommen wollen, wenn sich die besorgten Eltern an Fachpersonen wenden?

Es ist das große Verdienst dieses Buches, dass die Autoren einen Weg aufzeigen, wie es gelingen kann, die Angehörigen von Anfang an konstruktiv in die Behandlung der Magersucht einzubeziehen. Jürg Liechti und Monique Liechti-Darbellay zeigen auf, welche Ressourcen in der Angehörigenarbeit liegen und auf welchem Wege die Betroffenen gewonnen werden können, eine Verpflichtung für den gemeinsamen Kampf gegen die Essstörung einzugehen. Ein Heilungsprozess wird möglich, wenn die vorhandenen Beziehungen den Beziehungsbedürfnisse der Betroffenen entsprechend aktiviert werden. Insbesondere in der Behandlung von jungen Erwachsenen mit anorektischen Essstörungen kann die Beziehungsenergie dazu genutzt werden, die durch die Essstörung bedingte Entwicklungsblockade aufzulösen. Das Buch gibt dazu wertvolle Praxisbeispiele.

Den Autoren gelingt es, sowohl die Autonomiebedürfnisse der jungen Erwachsenen zu berücksichtigen und wertzuschätzen als auch die Sorge der Angehörigen einzubeziehen. Dadurch können eine gemeinsame Haltung und ein gemeinsames Krankheitsverständnis entwickelt werden. Die Familie wird dabei nicht als krank oder schuldig an der Essstörung betrachtet. Vielmehr wird auf die familiären Ressourcen fokussiert und der Beitrag der Eltern wertgeschätzt.

Das in diesem Buch beschriebene Modell beruht auf systemtherapeutischen Grundlagen. Die Lesenden erfahren, mit welchen

Techniken die ersten Gespräche gerade bei großem Widerstand der Betroffenen geführt werden können und wie eine multiperspektivische Herangehensweise den Fokus der Erkrankten, aber auch der Familie erweitern kann. Gleichzeitig werden bindungstheoretische Elemente genutzt, um die tiefer liegenden Ursachen der Essstörung für alle Beteiligten verständlich zu machen und die bindungsbezogenen Bedürfnisse hinter der vordergründigen Essensverweigerung konstruktiv aufzugreifen.

Das Buch ist empfehlenswert für alle, die mit von Essstörungen betroffenen jungen Menschen und deren Familien arbeiten.

Dr. med. Dagmar Pauli
Chefärztin, Stv. Klinikdirektorin
Psychiatrische Universitätsklinik Zürich
Klinik für Kinder- und Jugendpsychiatrie und Psychotherapie

Vorwort der Autoren

Es ist ein eher kleiner Kreis von Fachleuten, die sich im ambulanten Kontext mit der Therapie der Anorexia nervosa auseinandersetzt. Seit vielen Jahren beschäftigen wir (MLD und JL) uns mit dieser Krankheit, die jungen Menschen viel Lebenszeit und manchmal das Leben stiehlt und ihr Umfeld zur Verzweiflung bringt. In diesem Buch rücken Patientinnen und ihnen Nahestehende, die wir in vielen Fällen über lange Zeit auf ihrem Leidensweg begleitet haben, in den Blickpunkt. Ihre Geschichten, ihr Ringen ums Überleben, ihre verzehrende Suche nach Sicherheit sind Inhalt und Grund dieses Buches.

Oft hören wir von Betroffenen, wenn sie die anonymisierten Transskripte aus dem Buch lesen, dass sie verblüfft wären über die Ähnlichkeit der krankhaften Empfindungen. In Sitzungen hören wir von Fall zu Fall tatsächlich dieselben Beschreibungen von Zuständen, Gedanken, Befürchtungen und Abläufen seitens der Patientinnen und ihrer Angehörigen. Sie ähneln sich in einer bemerkenswerten Weise und sind doch einzigartig.

Den Rückmeldungen entnehmen wir, dass vor allem der Bezug auf konkrete Krankengeschichten und die vielen Fall- und Gesprächsbeispiele hilfreich sind. Für die Patientinnen scheint die Erkenntnis tröstlich zu sein, dass jede Situation unvergleichbar individuelle Züge trägt. Für die Angehörigen ist es die geteilte Erfahrung, dass das Schicksal gewissermassen über Nacht Unordnung, Verzweiflung und Verlustangst in eine Familie bringt. Aber auch die fachlichen und konzeptuellen Bezüge werden als Verständnishilfen geschätzt. Von wissenschaftlicher Seite her gibt es heute allen Grund, die Therapie optimistischer zu sehen als noch vor wenigen Jahrzehnten.

Fachleute zu erreichen, ist uns ein zentrales Anliegen. Wir sind davon überzeugt, dass der geschickte Einbezug wichtiger Angehöriger zu einer Verbesserung der sekundären Prophylaxe führt. Dass aus einem Erstkontakt mit Menschen, die von Anorexia nervosa betroffen sind, eine wirksame und nachhaltige Therapie entsteht, dafür tragen wir Fachleute eine große Verantwortung. Zugang zu diesen Menschen zu finden, um ihr Leid besser zu verstehen und um sie zu ermutigen, sich den Anforderungen an ein selbstverantwortetes Leben zu stellen, dafür stehen wir in diesem Buch ein.

Das Feedback aus einer unserer Weiterbildungen an den Universitären Psychiatrischen Diensten (UPD Bern, Mai 2016) drückt unser Anliegen bestens aus:

> »Bitte weiterhin betonen, dass es ein großes Missverständnis zwischen Magersucht-Patienten und Ärzten, Umfeld, Gesellschaft zur Frage der Gewichtszunahme gibt, dass es sich um ein Nicht-Können und nicht um ein Nicht-Wollen handelt und dass die Krankheit bei Betroffenen mit enormen Qualen einhergehen kann, die einer Folter gleichen. Danke für die Sympathie für diese Patientinnen, die in Fachkreisen und der Gesellschaft oftmals fehlt.«

Unser Dank gilt in erster Linie den mutigen Patientinnen und den engagierten Eltern, die in den vergangenen Jahrzehnten unsere Hilfe in Anspruch genommen und uns ihr Vertrauen geschenkt haben. Ihnen allen sei dieses Buch gewidmet.

Unser Dank gilt auch den Kolleginnen, Kollegen und Mitarbeitenden am ZSB Bern[1], das seit vielen Jahren für uns die berufliche Heimat bedeutet.

Wir sind hoch erfreut, dass zwei ausgewiesene Expertinnen für Essstörungen bereit waren, je ein Vorwort beizusteuern. Wir bedanken uns bei *Frau Prof. Dr. med. Gabriella Milos* (Leitende Ärztin des Zentrums für Essstörungen, Klinik für Psychiatrie und Psychotherapie, Universitätsspital Zürich) und bei *Frau Dr. med. Dagmar Pauli* (Chefärztin Klinik für Kinder- und Jugendpsychiatrie und Psychotherapie, Stv. Klinikdirektorin, Universitätsklinik Zürich).

Schließlich danken wir Ralf Holtzmann für die wertschätzende und hilfreiche Zusammenarbeit sowie Veronika Licher für das ebenso sorgfältige wie engagierte Lektorat und weiteren Mitarbeitenden des Carl-Auer Verlags für die Unterstützung und Geduld.

Jürg Liechti & Monique Liechti-Darbellay
Frauenkappelen, im Januar 2020

1 Das Zentrum für Systemische Therapie und Beratung, ZSB Bern, ist ein interdisziplinäres Psychotherapiezentrum in der Stadt Bern (www.zsb-bern.ch).

1 Einführung

Denken Sie im Umgang mit den Kranken immer daran, dass es jemanden oder sogar viele gibt, für die Ihr Patient das Wertvollste auf der Welt ist und Gegenstand feinfühligster Zuneigung; deshalb ist es Ihre Pflicht, dass Sie sich nicht nur darum bemühen, sein Leben zu erhalten, sondern es auch vermeiden, die Empfindsamkeit eines mitfühlenden Elternteils, einer verzweifelten Ehefrau oder eines liebenden Kindes zu verletzen. Lassen Sie Ihr Verhalten menschlich und aufmerksam sein, seien Sie an seinem Wohlergehen interessiert, und zeigen Sie Verständnis für seine gefahrvolle Situation.

Samuel Bard, 1769 (zit. n. Kandel 2006a, S. 313)

1.1 Was will dieses Buch?

Das Mantra der Therapie bei Magersucht (Anorexia nervosa) sind *Behandlungsresistenz* und *Therapieabbrüche* (Drop-out). Sie sind die meistgenannten Gründe für das Risiko von leidvollen, lang dauernden und kostenreichen Verläufen und werden als Folgen unzureichender oder fehlender Therapiemotivation gesehen.

Motivation ist zwar bei allen Anorexie-Patientinnen vorhanden, meistens sogar in erheblichem Ausmaß, aber sie weist in eine der gesunden Entwicklung entgegengesetzte Richtung. Statt auf eine Normalisierung des Gewichts, des Essverhaltens und der Körperwahrnehmung hinzuzielen, ist anorektisches Verhalten darauf ausgelegt, genau das zu vermeiden. Daraus allerdings den Schluss zu ziehen, diese Vermeidung sei das Problem und müsse bekämpft werden – Motto: die AN[2] ist ein Hungerstreik und die Patientin verweigert das Essen, weil sie nicht essen *will* – führt nicht nur in eine falsche Richtung, es richtet auch Schaden an, indem ein Machtkampf um die Interpretationshoheit über das Hungersyndrom vom Zaun gebrochen wird. Die AN ist kein Hungerstreik (auch wenn es mitunter danach aussieht), sondern eine Krankheit. Die AN-Patientin *muss* hungern, sie *kann nicht anders,* weil jede reale oder auch nur antizipierte Nahrungsaufnahme eine für Gesunde nicht nachvollziehbare, irrationale Angstreaktion (Gewichtsphobie) auslöst. Aus der Sicht der Patientin bedeutet die Essensvermeidung deshalb nicht das Problem, sondern

2 In Fachkreisen ist die Abkürzung *AN* für die *Anorexia nervosa* üblich.

eine willkommene Lösung, um die krankheitswertige Panik unter Kontrolle zu bringen. Aus medizinischer Sicht wird damit allerdings der Teufel durch den Beelzebub ausgetrieben. Denn der fortdauernde Hungerzustand geht mit dem Risiko einher, dass nicht nur die seelische Entwicklung der Betroffenen behindert wird, sondern dass mit schwerwiegenden körperlichen Schäden gerechnet werden muss, die im Tod enden können.

Die zentrale Frage lautet daher: Welche Umgebung muss Psychotherapie schaffen, in der die Betroffenen lernen, gesunde Ziele anzustreben, statt sie zu vermeiden?

Gelingt es nämlich, Patientinnen möglichst bald nach Erkennen der Krankheit in eine Therapie einzubeziehen, bei der die Gewichtsrehabilitation sowie Verbesserung der Körperwahrnehmung und des Essverhaltens vorgesehen ist, ist Genesung möglich. Das gilt besonders im akuten Stadium der Krankheitsentwicklung (bis drei Jahre nach einem initialen, markanten Gewichtsverlust) sowie auch noch für das mittlere, subakute Stadium (voll ausgeprägtes Krankheitsbild bis ca. sechs Jahre nach Krankheitsbeginn), während bei länger dauernden Verläufen Heilung immer unwahrscheinlicher wird. Vor diesem Hintergrund ist es umso wichtiger, dass sich Therapieszenarien vermehrt auf die Überwindung der krankhaften Ängste konzentrieren und auf die Motivationsprobleme gerichtet sind, die einen frühzeitigen Therapiebeginn verhindern oder zum Abbruch von begonnenen Therapien führen.

Im vorliegenden Buch befassen wir uns mit diesen Themen. Es geht dabei hauptsächlich um die AN, eine der gefährlichsten entwicklungspsychiatrischen Störungen des Jugendalters, um deren Erscheinungsbild, die Diagnostik, Epidemiologie, Psychologie und um die zahlreichen Erklärungs- und Therapiemodelle. Damit beschäftigen wir uns in unserer psychiatrischen Praxis in der Tat seit vielen Jahren (Liechti 2006, 2007). Es geht aber auch um die Darstellung eines *systemisch-bindungsbasierten* Therapiemodells, das sich losgelöst von einer spezifischen Störung eignet, die im Jugendalter so häufigen Motivationsprobleme zu lösen. Insofern stellt die Therapie mit Menschen mit AN und ihren Bezugspersonen geradezu den »Modellfall« dar. Er vereint praktisch sämtliche Probleme, die sich im Umgang mit anderweitig psychisch belasteten Jugendlichen nur in der einen oder anderen Form ergeben, etwa:

- Fehlende Therapiemotivation, Drop-out, Rückfälle
- Unsichere (im Falle der AN meist vermeidende) und desorganisierte Bindungsmuster
- Symptomatisches Verhalten als Erfahrung von Wirksamkeit und Kontrolle
- »Behaviorale« Probleme, die nur durch die sinnlich-korrektive Erfahrung (Exposition mit dem Unlust auslösenden Reiz) und nicht allein kognitiv (mittels Einsicht) gelöst werden können
- Musterbeispiel eines Problemsystems (problemdeterminiertes Sozialsystem)
- Notwendigkeit einer komplexitätsgerechten, adaptiven (statt selektiven) Indikation

Das explizierte Therapiemodell nutzt familientherapeutische, systemische und bindungsorientierte Einsichten und Erfahrungen und versteht nahe Beziehungen, Bindungen und die Beziehungsdynamik, die sich um ein beklagtes Problem herum entfaltet, als Therapiekontext und Ressource für die Problemlösung.

Obwohl zahlreiche und hervorragende Bücher zum Thema der AN vorliegen und auch das Problem der sogenannten Behandlungsresistenz als Ursache dramatischer Therapieverschleppung erkannt und benannt wird, werden entsprechende Behandlungsoptionen eher stiefmütterlich und meist auf der Ebene der Dyade Fachperson – Patientin behandelt. Das kontrastiert zur klinischen Erfahrung, dass bei psychisch belasteten Jugendlichen Probleme mit der Therapiemotivation allgegenwärtig sind und darin resultieren, dass professionelle Hilfe gar nicht erst in Anspruch genommen wird.

Summa summarum: was die motivationale Praxis bei psychisch belasteten Jugendlichen im Allgemeinen und bei AN-Patientinnen im Speziellen betrifft, liegt einiges noch im Argen. Mit diesem Buch möchten wir dazu beitragen, die Chancen für eine möglichst frühzeitige und nachhaltige Therapie der AN zu verbessern. Dabei orientieren wir uns nicht primär an der Pathologie der AN oder an irgendwie gearteten »Defekten«, sondern an den davon betroffenen Menschen, diesen kognitiv oft weit entwickelten, affektiv aber hoch vulnerablen und meist einsamen Menschen, die an reich gedeckten Tischen nicht essen können – sowie an ihren engagierten, oft verzweifelten und ohnmächtigen Eltern, Geschwistern oder Partnern. Dass Therapeutinnen und Therapeuten ihre Optik nicht allein auf die Störung richten sollten, hat der britische Neurologe, Neuropsychologe und Verfasser einfühlsamer Krankheitsgeschichten *Oliver Sacks* (1933–2015) in aller Deutlichkeit festgehalten; nämlich ...

> »... dass Krankheit nie lediglich ein Überschuss oder eine Einbuße ist, sondern dass es immer eine Reaktion des betroffenen Organismus oder des Individuums gibt, die darauf abzielt, etwas wiederherzustellen, zu ersetzen, auszugleichen und die eigene Identität zu bewahren, ganz gleich, wie seltsam die Mittel zu diesem Zweck auch sein mögen« (Sacks 2009, S. 21).

Beispiel 1: Charlotte H. – Eine Sehnsucht nach Beziehung

Charlotte H., 32-jährig, leidet unter Anorexia nervosa vom bulimischen Typ seit ihrem 16. Lebensjahr; zwei stationäre Behandlungen (insgesamt über anderthalb Jahre), fünf Jahre ambulante Therapie, heute Normalgewicht und seit über einem Jahr ohne Erbrechen, kurz vor Abschluss einer von der Invalidenversicherung unterstützten Lehre als Kosmetikerin. Im Folgenden ein Ausschnitt aus der Abschlusssitzung:

THERAPEUT Sie meinen, es wäre besser, wenn Ihre Mutter die Sorge um Sie abgeben könnte?

CHARLOTTE Also, meine Mutter kann das nicht. Sie wird die Sorgen nie abgeben können. Aber heute verstehe ich sie auch besser. Sie hat immer an mich geglaubt.

THERAPEUT Ist das wichtig gewesen für Ihre Gesundung?

CHARLOTTE Ja. Ich glaube, das Allerwichtigste. Ich denke, die Tatsache, dass meine Mutter so ... so unerschütterlich an mich geglaubt hat, das hat mir gezeigt, dass ich ... Ich weiß nicht, wie ich es sagen soll, vielleicht dass ich kein Recht habe aufzugeben, obwohl ich ja auch einmal fast gestorben bin ... Da habe ich mich irgendwie verpflichtet gefühlt ... Oder nein, es ist eher so gewesen, dass es nicht mehr funktioniert hat, ich meine, die Magersucht ... Auf einmal hat sie nicht mehr funktioniert ... Früher ist der Fressanfall und die ganze Sache drum herum das Wichtigste gewesen ... Alles hat sich um das gedreht, um Punkt fünf ... Am Morgen das Telefon mit der Mutter, dann zwei Stunden Laufen mit der Mutter, dann Putzen und noch einmal Putzen, dann Einkaufen im Shoppy mit der Mutter, dann Vorbereiten in der Küche und dann Fressanfall, Punkt fünf ... Es musste immer um Punkt fünf sein ... Und auf einmal ... Auf einmal hat das nicht mehr funktioniert, das ist zuerst schlimm gewesen, denn ich habe mich nicht mehr

> auf den Fressanfall freuen können, das ist furchtbar gewesen, das Einzige, das meinem Leben Sinn gegeben hat, plötzlich hab ich ihn gehasst ... Es hat mich wütend gemacht und traurig, eine Traurigkeit, die neu gewesen ist ... Ich bin so traurig gewesen, obwohl ... Meine Mutter ist ja immer da gewesen ... Aber es ist halt noch etwas anderes dazugekommen ... So eine ... So eine riesige Sehnsucht nach Beziehungen ... und da habe ich ... Da habe ich entdeckt, dass es nicht an den andern liegt ... Dass ich mich selbst ... Oder nein, ich muss es so sagen, früher habe ich mich immer einsam gefühlt ... Dann ist diese Sehnsucht gekommen, eine Sehnsucht zu leben, ja ... Auf jeden Fall bin ich froh, dass ich am Leben bin.

Das Buch richtet sich an Kolleginnen und Kollegen, die trotz schwieriger Erfahrungen mit AN-Therapien nicht aufgegeben haben, Menschen wie Charlotte H. und ihrer verlässlichen Mutter in der ambulanten Praxis beizustehen. Der sehr lückenhafte Stand gesicherten Wissens zur AN erlaubt es nicht, einen einfachen roten Faden durchzuziehen. Jeder einzelne »Fall« verhält sich vielmehr nach eigenen Gesetzen, Möglichkeiten und Grenzen. Wir sind weit davon entfernt, den Hilfesuchenden eine Therapie nach Maß anbieten zu können (methoden- oder manualdefinierte, d. h. für die Störung *selektive* Indikation für eine größtenteils kausale Behandlung). Zwar hat die Therapieforschung in den vergangenen Jahrzehnten einige empirisch gut abgestützte Grundsätze für die AN-Therapie herausgearbeitet (Abschnitt 3.2), indes bleibt es Tatsache, dass jede einzelne Therapie an die individuelle Situation der Hilfesuchenden angepasst werden muss (man spricht von der *adaptiven*, kooperations- und patientenorientierten Indikation, d. h. von einer auf individuelle Prozesse und Erfordernisse abgestimmten Behandlung). Als Praktikerinnen und Praktiker richten wir uns infolgedessen nach Ad-hoc-Heuristiken und nach einer adaptiven Prozessbegleitung (Navigation von Therapieprozessen).

Um unsere Vorstellungen von einer der biologischen, psychologischen und sozialen Komplexität angemessenen Therapie der AN zu erläutern, diese zu illustrieren und zu begründen, haben wir die Informationen in diesem Buch mosaikartig zusammengestellt. Sie stammen vorwiegend aus folgenden Bereichen:

- Wissenschaftliche Informationen und konzeptuelle Ideen aus zugänglichen Quellen

- Äußerungen seitens jener, die ihre Situation am besten kennen: die Patientinnen und ihre Angehörigen
- Zahlreiche authentische Dialogbeispiele und anekdotische Fallsituationen aus unserer klinischen Erfahrung über drei Jahrzehnte[3]

1.2 Was nottut

In unserer Sprechstunde suchen uns oft Eltern, alleinerziehende Mütter, seltener auch einmal Väter auf, weil sie verzweifelt sind, sich in großer Sorge wähnen und ratlos sind. Sie wissen nicht, wie sie mit ihren Töchtern und deren seltsamem Essverhalten umgehen sollen. Sie müssen miterleben, wie schlecht es ihnen geht, diesen begabten Mädchen und jungen Frauen, die allen Grund hätten aufzublühen und stattdessen darben, sich zurückziehen, tief unglücklich sind und sich einem ebenso sonderbaren wie unerbittlichen Hungerregime unterziehen. Gleichzeitig nagen Schuldgefühle und eine tiefe Verunsicherung am elterlichen Selbstwertgefühl, weil diese Entwicklung weder vorgesehen noch vorhersehbar war. Mit der Verschlimmerung der Störung dreht sich in der Familie bald alles nur noch um Essen bzw. Nicht-Essen; das Thema bestimmt alle Aktivitäten, Gespräche und Gefühle der Familie – ganz ähnlich einem Magnet, der herumliegende Eisenspäne nach eigenen Gesetzen in sein Kraftfeld zieht.

So brachte eine alleinerziehende Mutter, deren Tochter eine schwere AN entwickelt hatte, ihre Verzweiflung wie folgt auf den Punkt: »Ich habe alles versucht. Zuerst habe ich mit Sarah gestritten, dass sie doch essen soll, habe ihr den vollen Teller hingestellt und sie gezwungen, zumindest am Tisch zu bleiben. Als ich merkte, dass das nicht weiterführt, habe ich sie einfach machen lassen. Doch das führte dazu, dass sie noch weniger gegessen hat. Jetzt, nachdem ich einiges über die Störung gelesen habe, habe ich damit begonnen, Sarah mit Ich-Botschaften zu begegnen, etwa: Ich bin der Meinung, du

3 Zur Authentizität der Beispiele und Verbatime: Allesamt sind sie realen Therapien der vergangenen 30 Jahre Praxistätigkeit entnommen. Die Dialoge sind direkte Transkriptionen von Videoaufnahmen (mit Dank an Frau Monika Genini, die einen Teil der anspruchsvollen Arbeit übernommen hat). Insofern sind sie verändert, als sie aus dem Mündlichen ins Schriftliche und aus dem Dialekt in die Schriftsprache übersetzt wurden. Außerdem wurde dem Bedürfnis der Patientinnen und ihrer Angehörigen nach Datenschutz Rechnung getragen, indem Namen, Orte, Zeiten und weitere Informationen, die eine Gefährdung bedeutet hätten, anonymisiert wurden.

hast nicht genug gegessen. Doch ich muss zugeben, auch das bringt nichts. Das Einzige, das ich unterdessen wirklich begriffen habe, ist, dass ich machtlos, verzweifelt, in größter Sorge und völlig erschöpft bin« (Sarah V., Erstinterview, 06.04.2005).

Lange Zeit wurde elterliche Hilflosigkeit und Ohnmacht als ein »familiäres Defizit« – wenn nicht gar als Ursache der AN – gesehen. Das hatte zur Folge, dass die Familie oder Eltern als »Störfaktoren« betrachtet und aus der Therapie ausgeschlossen wurden. Aus heutiger Sicht ist die elterliche Ohnmacht in erster Linie Ausdruck einer ganz normalen und gesunden (Fürsorge-)Reaktion auf die bedrohlichen Körper- und Wesensveränderungen ihres Kindes. Die Überforderung beruht auf einer störungsbedingten, widersprüchlichen Beziehungsdynamik: Je größer die Sorge und das Engagement der Eltern(-personen) um das Wohl ihrer hungernden Tochter, umso vehementer ist deren Widerstand (bzw. Reaktanz). Die Bindungstheorie, deren Konzepte in den vergangenen Jahrzehnten Eingang in das psychotherapeutische Repertoire gefunden haben, bietet dazu nicht nur den Verständnisrahmen, sondern liefert überdies daraus ableitbare Strategien zur Bewältigung des Paradoxons. Ihr räumen wir in diesem Buch viel Platz ein.

Insofern richten wir uns auch an die Eltern. Die Bedeutung der Eltern und deren Stellenwert in Bezug auf das Sicherheitsbedürfnis der Patientin werden von Fachleuten unterschätzt. In Nachbefragungen hört man von AN-Patientinnen oft Sätze wie: »Für den Einstieg in die Therapie ist es für mich wichtig gewesen, von meiner Mutter zu hören, es gehe nicht um einen Klinikeintritt, sondern um mich und meine Verantwortung« oder: »Nur meinen Eltern habe ich geglaubt und vertrauen können, als man mir gesagt hat, es werde in der Therapie nicht über meinen Kopf bestimmt«. Eltern sind weder Störfaktor noch Ursache der AN (aus heutiger Sicht eine obsolete Kausalzuschreibung), im Gegenteil, sie sind die wichtigsten Ressourcen für das Schaffen eines motivationalen Therapierahmens.

Beispiel 2: Sally T. – Auf (Beziehungs-)Prozesse bauen

Nach einem abrupten Gewichtssturz bei der 12-jährigen Sally, einer hoffnungsvollen Fussballerin mit ausgeprägtem Torinstinkt in der regionalen, von ihrem Vater gecoachten Fussballmannschaft, beschloss der beigezogene Kinderarzt eine sofortige stationäre Zuweisung in die Kinderklinik des Universitätsspitals. Vor dem Spitalportal zeigte Sally verzweifelt auf die oberen Stockwerke des Hochhauses und drohte den Eltern: »Wenn ihr mich da hineinbringt, springe ich von dort oben zum Fenster hinaus.« Unverrichteter Dinge kehrten die Eltern nach Hause und erkundigten sich gleichentags beim Kinderarzt über mögliche Alternativen. Sie wurden an unsere Praxisambulanz verwiesen und erhielten einen Ersttermin für einen Montagmorgen. Am Sonntagabend davor ruft der Vater den Therapeuten auf der Privatnummer an, die er irgendwie ausfindig gemacht hat, und schildert die missliche Lage wie folgt, während im Hintergrund verzweifeltes Schluchzen des Kindes zu hören ist:

VATER Wir wissen nicht, was wir tun sollen. Sally droht uns Eltern, sie wolle sich lieber umbringen, als morgen zum Termin zu Ihnen zu kommen.

THERAPEUT Verstehe ich das richtig, Sie haben eine Tochter, die sich durchsetzen kann mit ihrem Willen?

VATER Ja, da haben Sie Recht, das ist schon immer so gewesen, sie hat einen ausgeprägten Willen ...

THERAPEUT Na gut, dann wissen wir wenigstens, woran wir sind. Ich denke übrigens nicht, dass sie nicht kommen will, sondern ich gehe davon aus, dass sie das einfach nicht kann, weil sie riesige Angst davor hat.

VATER Ja, das denken wir auch, dass sie Angst hat. Aber ohne Therapie geht es auch nicht, und wir Eltern sind überfordert, wir halten das einfach nicht mehr aus, immer diese Kämpfe, bei jeder Mahlzeit ... Jeder Bissen wird gleich zum Zankapfel.

THERAPEUT Ja, ich denke auch, das hat keine Zukunft. Im Gegenteil, wenn man nicht handelt, wird es schlimmer.

VATER Sollen wir sie denn zwingen zu kommen? Aber sie droht, etwas zu tun, wenn wir sie zwingen, und davor haben wir Angst.

THERAPEUT Ich glaube nicht, dass Sie das tun sollten, es wäre wohl nicht sinnvoll, und ich glaube auch nicht, dass das notwendig ist. Darf ich Ihnen einen Vorschlag machen?

VATER Das wäre eine große Hilfe.

THERAPEUT Gut. Sagen Sie Ihrer Tochter Folgendes: »Der Therapeut hat gesagt, wenn du morgen nicht mitkommen willst, dann ist das in

Ordnung. Er glaubt, dass es dir einfach zu große Angst macht. Vielleicht haben wir Eltern das bisher nicht richtig verstanden. Deshalb gehen wir auf jeden Fall hin, um es besser zu verstehen. Du kannst also wählen, ob du mitkommst, aber wir Eltern gehen auf jeden Fall hin.« Wiederholen Sie das am nächsten Morgen und überlassen Sie die Entscheidung Ihrer Tochter. Es gibt gute Gründe anzunehmen, dass sie mitkommen wird. Wenn nicht, dann kommen Sie ohne Sally zur Erstsitzung und wir besprechen in Ruhe das weitere Vorgehen. Wenn Sally mitkommt, dann vermeiden Sie irgendwelche Kommentare, bis Sie im Wartezimmer sind, hier sagen Sie zu ihr: »Wenn du ins Sprechzimmer kommen willst, ist das in Ordnung, wenn nicht, dann auch, denn wir wissen, dass du große Angst hast. Aber wir Eltern gehen auf jeden Fall hinein.« Wahrscheinlich wird sie dann mit in die Sprechstunde kommen. Hier werde ich es ihr ebenfalls freistellen, ob sie etwas sagen will oder nicht. Und ich werde ihren Mut anerkennen, dass sie trotz allem mitgekommen ist. Ich werde Sallys Entscheidung hundertprozentig respektieren. Hauptsache, ein Erstkontakt kommt sobald als möglich zustande. Sie sehen: Es geht zu allererst darum, der Angst den Boden zu entziehen und Sally die reale Erfahrung zu ermöglichen, dass hier nicht über ihren Kopf hinweg gehandelt wird. Meistens haben Mädchen mit dieser Erkrankung eine panische Angst vor Kontrollverlust. Im innersten Herzen wissen sie genau, dass etwas nicht stimmt mit ihnen, aber sie haben Angst, dass es noch schlimmer wird, wenn sie die Kontrolle abgeben.

Wenn wir den (videobasierten) Fall von Sally in der Weiterbildung zeigen, wird mitunter moniert, dass mit diesem Vorgehen der »Machtkampf« nur auf später verschoben, nicht aber aufgehoben würde. Gewiss ist dieser Einwand legitim, unterschlägt aber die Tatsache, dass die Bewertung einer Situation im Kontext eines prozesshaften Beziehungsgeschehens veränderungssensibel ist; ganz im Sinne von Werden und Wandel: »Wer in dieselben Flüsse hinabsteigt, dem strömt stets anderes Wasser zu« (Heraklit). Beziehungsprozesse haben eine Ablaufgestalt auch in der Zeit, es sind »Zeitgestalten« (Dörner 1990). In jeden Zustand fließt die Information des vorherigen mit ein. Damit führen Zustandsveränderungen fortlaufend zu Neubeurteilungen. Die telefonische Empfehlung des Therapeuten an den Vater bezweckt, Sally die mit dem Arztbesuch assoziierte Angst vor Kontrollverlust zu nehmen, um zu bewirken, dass sie überhaupt herkommt und die sinnliche Erfahrung macht, dass die Angst unberechtigt war. Es geht nicht darum, sie zu »ködern« oder in eine Falle zu locken, sondern ganz im

Gegenteil, sie als Hauptperson zu behandeln und ihr die legitime Erfahrung zu bieten, dass die Beunruhigung mit dem Arztbesuch nicht zu-, sondern abnimmt.

Sally erschien tatsächlich zur Erstsitzung, prüfte den Therapeuten durch Schweigen und erfuhr zu ihrer Überraschung, dass das ganz in Ordnung war. Bereits in der zweiten Sitzung äußerte sie sich auf die Frage, ob es für sie immer noch schlimm gewesen sei herzukommen: »Viel weniger, weil ich ja gewusst habe, was mich erwartet und dass niemand mich zwingt, Dinge zu tun, die ich nicht will.«

In den vergangenen Jahren wurden in der Schweiz in praktisch allen größeren Städten essstörungsspezifische Therapiestellen eingerichtet. Das ist eine erfreuliche Entwicklung, die insoweit aber relativiert werden muss, als sich die Hilfen allzu oft auf die medizinische Abklärung, Diagnostik und (Ernährungs-)Beratungen beschränken, sich dabei vorwiegend an die AN-Patientin im traditionellen Einzelsetting richten oder allenfalls separat an die Eltern. Angebote für die Einzeltherapie sind aber insofern problematisch, als AN-Patientinnen eine Therapie aus störungsbedingten Gründen vermeiden und daher durch die Maschen des Versorgungsnetzes fallen (oder sie kommen ein einziges Mal her, um ihre Eltern oder eine zuweisende Fachperson zu beruhigen, bleiben aber weiteren Kontakten fern). Angebote separat an die Eltern sind zwar sinnvoll, da Eltern motiviert und auch bereit sind, sich den störungsbedingten Fragen zu stellen. Insofern sind sie aber ungenügend, als damit die intrafamiliären und störungsaufrechterhaltenden Interaktions- und Kommunikationsmuster für die Therapie nicht oder nur indirekt zugänglich sind. Im Spontankontakt zu Hause bleiben Eltern weiterhin überfordert (der Großteil dieser Muster ist »unbewusster« Natur, es handelt sich also um prozedurale Faktoren, die nicht durch Information und Psychoedukation zu erreichen sind). Das filigrane Wirkgefüge einer die Psychopathologie aufrechterhaltenden Interaktion und Kommunikation beschrieb der amerikanische Psychoanalytiker mit österreichischen Wurzeln *Otto Friedmann Kernberg* (geb. 1928) wie folgt:

> »Man findet psychische Störungen in den besten Häusern und organisiertesten Familien ohne jedes Trauma ... Es gibt da sehr subtile Beziehungen zwischen Eltern und Kindern, die im Allgemeinen sehr schwer zu erkennen sind« (Kernberg 2000).

Fürsorgliche und unterstützende Beziehungen gehören zu den wichtigsten (Lebens-)Erfahrungen des Menschen. Auf weiten Strecken hängt davon seine Entwicklung, seine Gesundheit, ja sein Überleben ab. Diese Art des Lernens in Gegenwart anderer Menschen, die man mag oder nicht mag, zu denen man Vertrauen hat oder die man fürchtet, geht auf das durch Bindungspersonen vermittelte Bindungslernen zurück. Bindungslernen heißt, dass die Bewertungen eigener Ziele und die Anstrengungen, mit der sie verfolgt werden (= Motivation), nicht im sozialen Vakuum gründen, sondern im Kontext bedeutsamer Beziehungen.[4] Nicht nur aus unserer klinischen Praxis, wo der Einbezug der Eltern bei AN-Therapien Standard ist, sondern auch aus Verlaufsstudien geht hervor, dass Bindungslernen in Bezug auf eine Verbesserung der Sekundärprävention bei der AN wichtig ist. Beim Einbezug der familiären Bezugspersonen geht es nicht – wie oft missverstanden – um die sozialanthropologische Einheit der »Familie«, sondern um Bindungsbeziehungen als Therapieangebote, welche die Patientinnen und ihre Angehörigen in einem frühen Stadium der Krankheitsentwicklung erreichen und zusammenführen, um die problemstabilisierenden Interaktions- und Kommunikationsmuster zu unterbrechen (Kaplan 2002; Lock et al. 2010; Treasure a. Russel 2011; Koenig u. Pauli 2015).

1.3 Fatale Unterversorgung

> *Die Therapie bei Magersüchtigen ist erschwert durch die meist eingeschränkte Krankheitseinsicht der Patienten, das suchtartige Wesen der Erkrankung sowie eine ausgeprägte Abwehr bei den Patienten (und nicht selten auch der Angehörigen) gegen Eingriffe in die Homöostase des Familiensystems.*
>
> Manfred M. Fichter (1985, S. 8)

1.3.1 Ein Paradox

Einer spindeldürren und kränklich aussehenden jungen Frau gegenüberzusitzen, die medizinisch »eigentlich nichts hat«, nur dass sie scheinbar beschlossen hat, vor den Augen ihrer Angehörigen zu verhungern, eröffnet eine völlig andere Perspektive als ein depressiver Patient, der sich für jede Aufmerksamkeit offen und dankbar zeigt. Mitzuerleben, wie die junge Frau in einem fanatischen »Verleugnungsakt« die dringend benötigte Medizin – in diesem Fall einfach

4 Klaus Grossmann 2006, anlässlich eines Seminars am ZSB Bern (22.–23.06.2006).

den Teller leerzuessen – verweigert, ist für Angehörige wie auch für Fachleute eine kaum zu ertragende Prüfung. Niemand kann sich in dieser Situation den verwirrenden Gefühlen entziehen. Die Palette reicht von Mitgefühl und Fürsorglichkeit bis zur ohnmächtigen Wut und Verzweiflung. Praktisch unmöglich ist es, dabei Gleichgültigkeit zu empfinden, und wenn es einmal der Fall ist, dann aus Gründen des Selbstschutzes (oder als Zeichen einer seelischen Störung). Reagiert die junge Frau überdies noch unverhohlen ablehnend oder gar mit blankem Hass, nur weil wir gerade versuchen, sie vor dem Hungertod zu retten, so ist das eine geradezu unerträglich paradoxe Erfahrung. Es ist die Erfahrung vollkommener Hilflosigkeit, wie sie schon vor über 100 Jahren beschrieben worden ist:

> »Man fleht, man bittet um die Gunst, um den allerhöchsten Liebesbeweis, dass die Kranke sich doch noch einmal dazu durchringe, ihre Mahlzeit, die sie als beendet betrachtet, noch um einen einzigen Bissen zu erweitern ... Indes: je stärker das Engagement auf der einen Seite, umso deutlicher der Widerstand auf der andern: ... L'excès d'insistance appelle un excès de résistance.«[5]

Diesem »anorektischen Paradox« liegt das *Paradox der Autonomie* zugrunde, das die Grundlage jeder Psychotherapie bildet. »Autonomie im Sinne der Selbstentscheidung und -verantwortung steht am Anfang und ist doch das Ziel einer Therapie« (Fintz 2009, S. 331). Der Patient sucht Hilfe, weil er (ein Stück) Autonomie verloren hat; gleichzeitig setzt westliche Prinzipienethik voraus, dass er in Autonomie selbst entscheidet, ob er Hilfe benötigt (die Selbstreferenz erinnert an das »klassische« Paradox des Kreters *Epimenides*, der sagt, alle Kreter lügen).

Paternalistische Modelle der Arzt-Patient-Beziehung, wie sie lange Zeit in der somatischen Medizin und Klinik-Psychiatrie gang und gäbe waren, haben das Paradox durch eine komplementäre Beziehungsdefinition aufgelöst. Dabei begeben sich Hilfesuchende vertrauensvoll und ohne Anspruch auf Mitsprache in Obhut der Helfer. Insofern hat das Vorteile, als komplementäre Beziehungen ein System stabilisieren (im Extrem: der narkotisierte Patient auf dem Operationstisch). Der Nachteil ist die daraus resultierende »Einbahnhilfe«: Eigene Initiative

5 So 1873 vom Neuropsychiater Dr. Charles Lasègue festgehalten; das Zitat stammt aus Vandereycken, van Deth u. R. Meermann (2003, S. 207), zu Deutsch etwa: »Beharrliches Drängen schafft beharrlichen Widerstand«.

der Hilfesuchenden, die Auseinandersetzung mit dem Helfer und die Suche nach dem eigenen Potenzial, eigenen Ressourcen und Lösungen sind nicht vorgesehen, werden blockiert oder sind unerwünscht.

In den vergangenen Jahrzehnten wurde, zuerst im Zusammenhang mit Krebs-Therapien, die Helfer-Hilfesuchende-Beziehung zusehend durch die *Patientenkompetenz* definiert, die als Beitrag des Patienten zu seiner Genesung verstanden und gefördert wird. Das hat nicht nur Gründe in der Patientenethik und in der Emanzipation des mündigen Patienten, sondern darüber hinaus in Ergebnissen aus Forschung und Wissenschaft, die das Selbstheilungspotenzial, den »inneren Arzt« als vernachlässigte Kraft entdeckten. Die wachsende Emanzipation des Patienten findet ihren Niederschlag in Begriffen wie *Recovery-Ansätze* (patientenorientierte, ganzheitliche Modelle, wo Patient und Fachperson auf Augenhöhe und diskursiv nach Lösungen suchen) oder *Empowerment* (die betroffenen Menschen werden ermächtigt und darin unterstützt, Selbstverantwortung zu übernehmen).

Es bedeutet, im Gespräch mit einem Patienten, der beispielsweise vor einer risikovollen Herzoperation steht, jene Informiertheit herzustellen, die es ihm erlaubt, eine autonome Entscheidung zu treffen (»informed consent«). Im äußersten Fall legitimiert ihn das Selbstbestimmungsrecht dazu, die Operation abzulehnen, auch wenn er damit sein Leben verkürzt. Voraussetzung dazu ist allerdings seine intakte Urteilsfähigkeit. Wird diese nämlich infrage gestellt, beispielsweise bei gleichzeitiger Diagnose einer psychischen Störung, sind die Fachleute erneut und mitunter in verzwickter Weise mit dem Paradox der Autonomie konfrontiert. Ist die Weigerung einer AN-Patientin, sich selbst zu ernähren, gleichzeitig ein Zeichen verminderter Urteilsfähigkeit? Diese Frage bringt Fachleute in die Bredouille. Soll das Leben einer Patientin im äußersten Fall durch eine Zwangsernährung gerettet werden oder soll man ihren »freien Willen« respektieren? Hier sind Fachleute in der Pflicht und aufgefordert, Antworten zu geben. Bei AN-Patientinnen kann das eine außerordentlich schwierige Aufgabe sein, da einerseits trotz elender Körperverfassung logisches Denken sowie die Argumentations- und Reflexionsfähigkeit erhalten sind, oft sogar in geschärfter Weise. Anderseits ist es stets fraglich, wie »frei« der Wille einer AN-Patientin ist und um wessen Autonomie es geht. »Im Grunde ist die Störung autonom geworden, nicht die Patientin« (Fintz 2009, S. 332).

Beispiel 3: Jane B., 22-jährig – Urteilsfähig oder nicht?

Die Eltern, ein Verleger-Ehepaar und die Besitzer eines mittelgroßen Verlages im Nachbarland, suchten uns nach einem Vortrag auf und schilderten uns die tragische Geschichte ihres einzigen Kindes, Tochter Jane. Während ihres 12. Lebensjahrs erkrankte sie an einer schweren AN, wovon sie sich in den folgenden zehn Jahren bis zu ihrem Tod nicht mehr erholen sollte. Zahlreiche Therapien, medizinische, psychologische, ambulante und stationäre Therapien, unter anderem auch in einem für AN spezialisierten Zentrum in Kanada, hatten keinen bleibenden Erfolg. Mehrmals wurde Jane auch per Zwangsmaßnahmen in einer Klinik untergebracht. Von da wurde sie entweder entlassen, weil sie das Gewichtssoll erreicht hatte und unbedingt austreten wollte (um sich nach Austritt innert weniger Wochen wieder auf BMI[6] 12 zu hungern) oder weil im Gegenteil über längere Zeit in der Klinik keine Fortschritte festzustellen waren. Zwischen den Klinikaufenthalten fristete Jane ein einsames und zurückgezogenes Leben im Elternhaus, wo sie die Tage mit frühmorgendlichen Turnübungen, stundenlangem Abzeichnen von Tierbildern und Ausmalen von Figuren verbrachte, sofern sie nicht gerade mit dem Einkaufen von speziellen Nahrungsmitteln, Zählen von Kalorien, minuziösem Abwägen von Reis, Flocken und dergleichen oder mit dem Reinigen von eigenen Kochutensilien, Geschirr und Händen beschäftigt war. Regelmäßig erhielt sie – auch zur Entlastung der täglich eingespannten Eltern – Unterstützung durch Spitex-Leute oder von an der Universität angeheuerten Studentinnen. Die Besuche von Cousinen und anderen Verwandten wurden hingegen mit der Zeit seltener. Teils gelang es den hinzugezogenen Betreuern, mit Jane in einen guten Kontakt zu treten, teils blieb es bei einer reinen Überwachung der zunehmend schwächlichen Jugendlichen.

Es gab auch immer wieder Phasen, wo plötzlich Hoffnungen aufflammten, bei den umsorgenden Eltern, bei den erfahrenen Fachleuten sowie bei Tochter Jane selbst. Doch sie verflogen ebenso rasch wie sie aufkeimten, da sich erneut Gewichtsverluste, Krisen und Verzweiflung auf allen Seiten einstellten.

6 Body-Maß-Index, BMI, auch Quetelets-Index: eine von der World Health Organization WHO anerkannte Art der Berechnung des Normalgewichts, benannt nach dem belgischen Astronomen und Statistiker Lambert Adolphe Jacques Quételet (1796–1874). Der Index bringt Körpergewicht und Größe in ein Verhältnis und berechnet sich als Körpergewicht, dividiert durch die Körpergröße im Quadrat: kg/m^2.

Beide Eltern bestätigten: Jane wollte Leben, sie hatte Pläne, sie hatte Talente. Aber die Gewichtsphobie war stärker als alles andere. Am Ende ihres jungen Lebens, nachdem es die Hausärztin als ethisch nicht vertretbar beurteilt hatte, die Todkranke zu Hause verhungern zu lassen, wurde Jane einmal mehr in die Universitätsklinik überführt. Eines Morgens erhielten die Eltern die Nachricht, dass die Tochter die Klinik unerlaubterweise verlassen hätte und unauffindbar sei.

Später am gleichen Tag kam die Nachricht aus einer Palliativklinik, wohin sich Jane geflüchtet hatte, weil sie sterben wollte. Die zuständige Chefärztin und ihr Team respektierten den Sterbewunsch der Patientin, da sie deren Urteilsfähigkeit als intakt beurteilten. Die in Panik geratenen Eltern erhielten die Mitteilung, dass Jane keinen Besuch mehr wünschte. In der Folge nahmen sie mit einem ihnen bekannten namhaften Psychiatrie-Professor der Uniklinik Kontakt auf und dieser bewirkte, dass die zuständige Ethikkommission einberufen wurde. Während dieser Zeit sagte Jane zu einem Arzt der Klinik, der das Zitat überlieferte: »Ich habe weniger Angst vor dem Sterben als davor, noch einmal an Gewicht zunehmen zu müssen.«

Drei Wochen nachdem die Ethikkommission im Rahmen eines unter Zeitdruck erstellten Gutachtens die Haltung der Palliativklinik bestätigt und damit den Sterbewunsch gutgeheißen hatte, war Jane tot. Tod durch Organversagen im Zustand massivster Unterernährung.

Leider ist die Geschichte von Jane B. kein Einzelfall und schon gar nicht ein Ereignis »aus früheren Zeiten«. Am Mittwoch, den 5. Juni 2019 meldeten sich laut Online-Portal *NEON* (Stern.de) die Eltern der 17-jährigen Holländerin *Noa Pothoven* zu Wort, nachdem ihre schwer magersüchtige Tochter in einer Palliativklinik durch Sterbefasten gestorben war: »Wir, die Eltern von Noa Pothoven, trauern tief um unsere Tochter. Noa hatte sich entschieden, nicht mehr zu essen oder zu trinken. Wir wollen betonen, dass dies der Grund für ihren Tod war. Wir waren bei ihr, als sie am Sonntag verstarb …« (verfügbar unter: https://www.stern.de/neon/herz/psyche-gesundheit/noa-pothoven--die-17-jaehrige--die-die-erlaubnis-zu-sterben-bekam-8741368.html [letzter Zugriff: 09.06.2019]). Unabhängig von ihrer Vorgeschichte – die eine ganz andere war als jene von Jane B. – schien auch bei dieser Patientin das Schicksal schließlich durch eine extreme Gewichtsphobie besiegelt; laut NZZ am Sonntag (Hossli 2019, S. 21) war essen für Noa am Schluss qualvoller als zu hungern. Auch in diesem Fall betrachtete eine Ethikkommission die Urteilsfähigkeit der Patientin als gegeben und insofern wurde ihre Entscheidung zu sterben – die Inanspruchnahme des Rechts auf Abwehr einer lebensrettenden Therapie – als Ausdruck der Autonomie höher gewichtet als die Pflicht der Helfer, Leben »um jeden Preis« zu retten.

Beide tragischen Fallgeschichten weisen auf ein ethisches Dilemma hin, das wegen der störungsimmanenten Paradoxien in jeder AN-Therapie mitschwingt. Dass Zwangsmaßnahmen nicht in jedem Fall abzulehnen sind, dafür gibt es gute Gründe – vor allem das Jugendalter der Patientinnen, aber auch positive klinische Erfahrungen mit erfreulichen Verläufen. Sie sollten aber als letzte Option in Betracht gezogen werden und erst, nachdem ambulante Therapieversuche unter Einbezug des nahen Umfeldes nicht zur Symptomverbesserung geführt haben. Selbst wenn eine Zwangseinweisung unvermeidlich ist, macht es einen Unterschied, ob sie im Rahmen einer behördlichen oder ärztlichen Beurteilung »von außen« angeordnet wird (bei Gefährdungsmeldung aus der Nachbarschaft, bei lebensbedrohlichen Körperstatus) oder ob sie als Ergebnis einer fachlich assistierten Auseinandersetzung zwischen Patientin und ihren Eltern(-personen) nachvollziehbar ist und gemeinsam als Ultima Ratio beschlossen wird.

Der gänzliche Verzicht auf Zwangsmaßnahmen bei lebensbedrohlichen Körperstatus, so wie er in den beiden Fällen den tödlichen Verlauf besiegelte, sollte in einer rechtsstaatlichen Gesellschaft durch ein entsprechendes Gremium und nach Anhörung aller betroffenen Seiten entschieden werden.

Eine permissive oder gar nihilistische Haltung gegenüber den anorektischen Widersprüchen ist hingegen fehlt am Platz. Eine ins Fahrwasser der Anorexie geratene und sich der fachlichen Hilfe verweigernde Jugendliche einfach sich selbst zu überlassen, in der Hoffnung, dass sich eine Heilung wie bei eine Grippe von selbst ergibt, wird durch Verlaufsstadien eindeutig widerlegt. Vielmehr ist das (Gesundheits-)Risiko statistisch gesehen umso größer, je später eine symptomatische Therapie einsetzt.

Wie bei allen »Vermeidungs-Störungen«, wo ein bestimmtes Symptomverhalten im Sinne eines Abwehrrituals die Patientin vor antizipierten irrationalen Ängsten schützt (Phobien und panikbasierte Störungen), wird das Ausmaß des Leidens oft unterschätzt; denn solange die Betroffenen nicht dem phobischen Reiz – hier einer realen Gewichtszunahme – ausgesetzt sind, fühlen sie sich »gut«. Trifft dies aber zu, verfallen sie nicht selten einem psychoseähnlichen Zustand, der das ganze seelische Ausmaß der Krankheit überhaupt erst fassbar macht. Es ist der Ausdruck höchster Verzweiflung. Die anorektische Gewichtsphobie darf deshalb nicht verharmlost werden, ihrem Wesen nach ist sie eine Vernichtungsangst, wenn auch mit irrationalen Auslösern. Sie ist daher auch nicht einfühlbar, während sie für die Patientin selbst ein absolut reales Erleben bedeutet. Die Gewichtsphobie zeigt ihr grausamstes Gesicht bei tödlichen Verläufen.

1.3.2 Probleme mit der Therapiemotivation

Dass die Heilungschancen im frühen Stadium der AN-Entwicklung umso besser sind, je eher nach Beginn der Erkrankung eine Normalisierung von Gewicht und Essverhalten einsetzen, ist gut belegt (Fairburn et al. 1999; Treasure a. Russell 2011; Gebhard, Dorogi u. Holzer 2016). Vor diesem Hintergrund könnte man annehmen, dass eine breit angelegte Prävention zum Aussterben der Erkrankung führt, so wie in der Vergangenheit durch verbesserte Zahnpflege und Fluorid-Prophylaxe die Karies eingedämmt wurde oder so wie die Jodierung des Tafelsalzes (Jodprophylaxe nach Bayard) die noch vor hundert Jahren in Alpenländern grassierenden Jodmangelerkrankungen (Kretinismus) in die Schranken wies. Weit gefehlt, trotz rigoroser Aufklärung in Schulen und Medien bleibt die Inzidenz der AN praktisch konstant oder nimmt in gewissen Kreisen (z. B. Ausdauersport) und Alterssegmenten sogar zu.

Bereits vor dreißig Jahren deckte eine Motivationsstudie auf, dass nur 19 % der AN-Patientinnen freiwillig Hilfe aufsuchen (Bemis 1986). Aus jüngerer Zeit stammt eine Prävalenzstudie mit dem schockierenden Ergebnis, dass zwei Drittel der epidemiologisch erfassten AN-Kranken nicht oder unterbehandelt werden. Nur etwa ein Drittel erhält fachlich angemessene psychiatrisch-psychotherapeutische Hilfe (Hoek 2006). In einer kürzlich erschienenen Studie, die sich auf die Diagnose Essstörung (ICD-10 F50.X) bezieht, sind es sogar nur 25,1 % der Betroffenen, das heißt, drei Viertel haben keine ambulante fachspezifische Psychotherapie in Anspruch genommen (Mühleck et al. 2018).

In einem Satz: zwei Drittel der AN-Patientinnen bzw. drei Viertel der Patientinnen mit Essstörungen, die von einer heute gängigen Therapie profitieren könnten, werden von den Fachleuten nicht erreicht, zumal nicht früh oder konsequent genug. Insofern könnte paraphrasiert werden: *It's the motivation, stupid!*[7]

In jüngsten Jahren scheint sich freilich einiges zu bewegen. So konnte die zitierte Studie (Mühleck et al. 2018) belegen, dass in der untersuchten Periode von 2010 bis 2014 die Inanspruchnahme fachspezifischer Hilfe leicht zugenommen hat. Die mediale Aufklärung über die Kurz- und Langzeitfolgen, die Einrichtung niederschwelliger Anlaufstellen und die Enträtselung des »Rätsels Magersucht« (nach Bruch 1982) scheinen Wirkung zu zeigen. Nichtsdestotrotz werden die Compliance- und Motivationsprobleme schlicht unterschätzt (Nordbø et al. 2012; Abbate-Daga et al. 2013), auch von Fachleuten, indem sie verharmlost oder umgedeutet werden (»Die Patientin ist selber schuld, wenn sie keine Hilfe will«).

Bei Jugendlichen im akuten Stadium, wenn sie noch in der Familie leben, dürfte der Anteil der Unterbehandelten noch größer sein, als offizielle Zahlen angeben. Zwar wissen besorgte Eltern sowie Haus- und Frauenärztinnen unterdessen, dass ein somatisch nicht zu erklärender Gewichtssturz von zehn oder fünfzehn Kilo innerhalb von drei oder vier Monaten ein dringender Anlass für die Überweisung an eine spezialisierte Beratungsstelle ist. Oft geschieht das auch und die Diagnose wird prompt bestätigt. Insofern sind alle beruhigt, umso mehr als die Jugendliche bereit ist, regelmäßig eine Therapie aufzusuchen. Aber leider wird dabei in vielen Fällen die Gewichtsphobie unterschätzt. Denn die Gegenüberstellung mit der Diagnose und den Therapieaussichten einer Gewichtszunahme verstärkt bei der AN-Patientin die Tendenz, entweder die Besuche im Sand verlaufen zu lassen oder aber auf Themen auszuweichen (besonders das Thema »Autonomie« fällt bei Fachleuten auf fruchtbaren Boden), deren Hauptzweck darin besteht, eine Gewichtszunahme zu vermeiden. Im schlimmsten Fall wird eine solche Alibi- oder Feigenblatt-Therapie ein Teil des Problems bzw. Problemsystems und mit ein Grund, dass die Krankheit ins Erwachsenenleben verschleppt wird.

Der Hauptgrund für die Unterversorgung von AN-Patientinnen – und dieser verhängnisvolle Umstand kann nicht genügend betont werden – liegt in der Störung selbst: AN heißt auch *Hungern*, um ein Kontrollgefühl zu erzeugen, bzw. *Rückzug*, um antizipierten Kontroll-

7 In Abwandlung des politischen Kampagnen-Slogans des Wahlkampfstrategen *James Carville* aus der USA-Clinton-Ära *(»The economy, stupid«)* [Es ist die Wirtschaft, Dummkopf!].

verlust zu vermeiden. Hungern vermittelt der Patientin eine Gewissheit, »alles« im Griff zu haben. Der Haken dabei ist, dass dieses Erleben nicht (mehr) der bewussten Kontrolle unterliegt und in der Realität keinen Kontrollgewinn, sondern einen Kontrollverlust bedeutet.

Magersüchtig zu sein, ist keine Wahl, es ist eine Krankheit (vergleichbar mit Asthma, Diabetes etc.). Sie geht mit einem *ich-syntonen* (zu sich selbst gehörenden) Erleben der AN-Symptome einher. Die Patientin nimmt ihren ausgehungerten Körper und das exzessive Hungern, das ihn erzeugt, als »normal« wahr. Sie ist einsichtsblind für Gefahren und Risiken ihres Verhaltens, sie erlebt sich weder als krank noch hat sie den Eindruck, Hilfe zu benötigen. In Umkehrung gesunder Verhältnisse, wo das Dissonanzgefühl des Hungers zum Essen anregt, scheint sich bei der AN das Hungern selbst als Methode der Dissonanzreduktion installiert zu haben. Nicht-Betroffene können anorektisches Erleben nicht nachvollziehen. Sie gehen davon aus, dass Essen der freien Entscheidung unterstellt ist. Es wird suggeriert, Magersucht sei eine Koketterie und die Mädchen könnten jederzeit damit aufhören, wenn sie nur wollten. Das ist grundfalsch! Die Verzerrungen der Wahrnehmung, des Denkens und Fühlens nehmen, je länger die Krankheit dauert, den Charakter von pathologischen Zwängen und eines Wahns an.

Eine angemessene Versorgung von AN-Patientinnen ist auch durch die Fachwelt selbst gefährdet. Neben dem erwähnten Risiko, dass Angebote mit der diagnostischen Abklärung enden, hat die Störung unter Fachleuten ganz allgemein eher schlechte Presse. Magersüchtige gelten weitherum als »interaktionell schwierige Patienten« und viele Kolleginnen und Kollegen rümpfen die Nase, wenn es um eine Therapiezuweisung geht. »Diese Mädchen und jungen Frauen sind aufs Essen und Nicht-Essen fixiert und verleugnen ihre Krankheit, sie haben nichts anderes als Kalorien im Kopf, sie sind abweisend und wollen gar keine Therapie; und wegen des Untergewichts sind sie ohnehin nicht introspektionsfähig und daher für die Psychotherapie ungeeignet«, bekommt man zu hören. Diese pessimistische Sicht ist aufgrund neuer Erkenntnisse aber nicht zu rechtfertigen. Im Gegenteil, die Therapien bei adoleszenten Patientinnen im frühen und mittleren Stadium sind mit einem familienbasierten und symptomorientierten Zugang mit guten Heilungsraten assoziiert (Herpertz et al. 2011).

Kurzum: Die Motivations- und Versorgungsprobleme wiegen bei der AN umso schwerer, als Spontanheilungen die Ausnahme sind. Nicht- oder Unterbehandlung vergrößern das Verschleppungs- und Drop-out-Risiko und gehen mit einem Anstieg der Häufigkeit komplexer und negativer Krankheitsverläufe über die Lebensspanne einher. Für die Betroffenen und deren Angehörigen ist das mit unermesslichem und unter Umständen lebenslangem Leid verknüpft; gleichzeitig fallen dem Gesundheitssystem entsprechend hohe Kosten an.

1.3.3 Essstörungen haben (noch) keine Lobby

In den Jahren 1993 bis 2002 sind in deutschschweizerischen Medien 12 647 Artikel zu Drogensucht, 5403 Artikel zum Alkoholmissbrauch und praktisch ebenso viele zur Nikotinabhängigkeit erschienen. Zum Thema AN und Bulimia nervosa waren es gerade 232 Artikel. Während in den eidgenössischen Räten von 1990 bis 2003 zum Vergleich 173 Vorstöße zum Drogenproblem und 38 zum Alkoholmissbrauch gemacht wurden, erregten die psychogenen Essstörungen kein einziges Mal die Aufmerksamkeit der Volksvertreterinnen und Volksvertreter (Spinatsch 2004). Angesichts der Leidens-, Problem- und Kostenlawine, die durch manifeste Essstörungen (nicht zu reden von der rasch zunehmenden Adipositas) auf uns zurollt, darf die Politik indessen nicht abseitsstehen.

Erfreulicherweise hat sich diese Situation in den vergangenen Jahren bis heute (2019) deutlich verbessert. Etliche Vereinigungen, die Fachleute aus Klinik, Wissenschaft und Psychotherapie zusammenbringen und das Thema der Essstörungen bzw. die Hilfen an die davon Betroffenen auf ihre Fahne schreiben, sind wie Pilze nach einem Regen aus dem Boden gesprossen. In Deutschland versteht sich beispielsweise die deutsche Gesellschaft für Essstörungen, DGESS e. V., explizit als Kristallisationspunkt für Forschung und als Lobby für die Bedürfnisse der Patientinnen und Patienten sowie deren Angehörigen. Die positive Entwicklung hat auch in der Schweiz nicht Halt gemacht, wo sich beispielsweise die Schweizer Gesellschaft für Essstörungen (SGES, hervorgegangen aus dem Expertennetzwerk Essstörungen Schweiz, ENES) für die Anliegen der Menschen mit Essstörungen und ihren Angehörigen starkmacht (https://sges-ssta-ssda.ch).

1.4 Faszination, Irritation, Besorgnis, Vorurteile und Ideologien

1.4.1 Faszination und Superlative

Ob exzessives Hungern aus religiösen Gründen (Fastenheilige), zu exhibitionistischen (Hungerkünstler) beziehungsweise politischen Zwecken (Hungerstreik) oder aus Krankheitsgründen (psychogene Essstörungen) geschieht, der Blick richtet sich stets auf den traktierten Körper als eine »soziale Begegnungszone«. Stellt man sich der Literatur zur AN, so fällt auf, dass Faszination und Irritation nahe beieinanderliegen: »Auf Ärzte und Laien wirkt diese Verhaltenskrankheit – wohl wegen der Radikalität der Verneinung eines menschlichen Grundbedürfnisses – immer wieder zugleich intellektuell faszinierend und emotional bewegend« (Köhle u. Simons 1979, S. 529). Den einen gilt die AN als »gefährliche Krankheit« (Bruch 1982, S. 19), den andern als »medizinischer Artefakt« (Shorter 1994, zit. nach Habermas 1996, S. 319).

Der Behauptung, die AN sei eine »neue« Krankheit des modernen Lebensstils, muss entgegengehalten werden, dass sie zum ersten Mal bereits vor 300 Jahren im Detail beschrieben wurde. Dem englischen Arzt *Richard Morton* (1637–1698), der sich seinen medizinischen Ruf mit einem Hauptwerk zur Lungentuberkulose sicherte, kommt auch das Verdienst zu, die AN als »nervöse Atrophie« zum ersten Mal protokolliert zu haben. Im Juli 1684 untersuchte er die 18-jährige Tochter von Mr Duke in St. Mary Axe, bei der wegen Sorgen und Aufregungen die Monatsregel ausgefallen war: »Ich erinnere mich nicht, jemals einen so entkräfteten Patienten, einem von Haut überzogenen Skelett gleichend, noch lebend in meiner Praxis gesehen zu haben« (Morton 1720, zit. nach Vandereycken, van Deth u. R. Meermann 1990, S. 135). »Eine anerkannte Stellung im Pantheon der Medizin« erhielt die AN als »Krankheit« indessen erst fast 200 Jahre später, nämlich 1873, durch den englischen Hofarzt William Gull und den französischen Neuropsychiater Ernest-Charles Lasègue (Vandereycken, van Deth u. R. Meermann 2003, S. 204). Seither hat sie offenbar »nichts von ihrer Faszination verloren« (Zipfel 2004, S. 297), und Superlative scheinen auch hinsichtlich ihrer Komplexität zu gelten: »[...] Viele psychiatrische Störungen sind multifaktorell bedingt, doch vermutlich keine in solchem Ausmaß wie die Anorexia nervosa« (Rakoff 1982, zit. nach Alexander-Mott a. Lumsden 1994, p. 123; Übers.: JL). Ihre Behandlung gilt geradezu als »Prototyp einer ›Somatopsychotherapie‹« (Schulte u. Tölle 1973).

Im Kontrast zu den »literarischen« Superlativen stehen die klinischen Erfahrungen, wo für gewöhnlich ein stiller Kummer herrscht. Die Lyrikerin Christine Lavant beschrieb in ihrem Buch *Aufzeichnungen aus einem Irrenhaus* den Anblick der 20-jährigen magersüchtigen »Hansi« folgendermaßen (2002, S. 18):

> »[...] ein volles Jahr liegt sie schon hier und wird alle Tage dreimal mit einem Schlauch durch die Nase ernährt, weil sie sich scheinbar vorgenommen hat zu verhungern. Sie ist nur mehr ein Skelett, muss aber einmal vollendet schön gewesen sein. Ihr blauschwarzes Haar fällt ihr meist vom Bett bis auf den Boden hinunter. Wenn nachmittags ihre Mutter kommt, hebt diese das Haar wie ein Heiligtum auf ... Wie oft mag das Herz dieser Mutter schon durchbohrt worden sein?!«

1.4.2 Irritation: Einflussreicher Schlankheitskult

Dass die Krankheitshäufigkeit abnimmt, sobald die AN »erst einmal verbreitet genug ist« (Bruch 1982, S. 19), entpuppt sich als Irrtum. Zwar ist der dürre, elfenhafte Twiggy-Look (*twiggy*, engl. »Zweiglein«) out, der die 18-jährige Coiffeuse-Lehrtochter Lesley Hornby (1,65 m, 43 kg, BMI 15,8) zum »Gesicht des Jahre 1966« *(Daily Express)* und darauf zum ersten Supermodel machte, und niemand wird sich zum Abnehmen noch mit Bandwürmern infizieren, wie es vor hundert Jahren empfohlen wurde (die Wirksamkeit der Bandwurmdiät konnte medizinisch nie nachgewiesen werden). Ungeachtet dessen ist der Trend gesetzt, assoziiert mit klingenden Namen: »I started under-eating, over-exercising, pushing myself too hard« (Calista Kay Flockhart alias Ally McBeal in der USA-Yuppie-Anwaltsserie). Spätestens seit den 1990ern nahmen sich die Medien des Themas bereitwillig an, teils zwecks legitimer Aufklärung, teils in schriller Aufmachung als Quotentreiber.

Der Castingshow *Germany's next Topmodel* des Senders ProSieben (erste Staffel ab 2006) wird vorgeworfen, dass sie mit sehr dünnen jungen Frauen einen »Mythos des Magerseins« (Fässler 2006) pflegt. In einer Rezeptionsstudie (Götz u. Mendel 2015) wurden fast 1500 Kinder und Jugendliche (6- bis 19-Jährige) zur Sendung befragt. Jene, die die Sendung nicht schauten, waren in der Minderheit, während 92 % der 16-jährigen Mädchen die Show regelmäßig sahen. Und bei diesen war laut Befragung der Gedanke, zu dick zu sein, signifikant häufiger anzutreffen. Die Verwirrung um die Wahrnehmung des eigenen Körpers und die Idee, zu dick zu sein, beginnen bei den regelmäßigen Konsumenten der Show bereits in der Altersstufe ab 10 Jahren. Allerdings wäre es der falsche Ansatz, den Mädchen die Sendung zu verbieten, hingegen sind die Eltern gefordert, dass sie den Töchtern beistehen und deren Medienkompetenz stärken (Götz u. Mendel 2015).

Auch geheimnisvolle Buchtitel, die es auf die Bestsellerlisten schaffen wie *Die Frau, die im Mondlicht aß; Mondfee*, tragen dazu bei, das Magersein als einen Mythos misszuverstehen (Scheen 1993; Johnston 2002). Mitunter wird das lebensgefährliche Hungern gezielt verharmlost, etwa in Modemedien, in Sportkreisen, wo Leichtsein (leichtsinnige) Vorteile bietet (Anorexia athletica), oder seitens der antipsychiatrischen Pro-Ana-Bewegung – »Pro Ana« steht für »Pro Anorexie« –, in der sich Menschen an einem extremen Schlankheitsideal orientieren und im Internet mit Slogans auftreten wie: »Anorexie ist ein Lebensstil, keine Krankheit.«

1.4.3 Auf dem Laufsteg

Im offiziellen Kommuniqué lautete die Todesursache: multiples Organversagen und Blutvergiftung infolge jahrelanger Magersucht. Die junge Ana Carolina Reston Macan, Tochter einer mittelständischen Familie, wurde als 13-Jährige beim Einkaufen in einem Shoppingcenter vom Inhaber einer lokalen Agentur entdeckt und ließ sich für Modeaufnahmen verpflichten. Drei Jahre später war die brasilianische Schönheit bereits international erfolgreich und von renommierten Agenturen engagiert *(Ford, Elite, L'Équipe)*. Als sie bei einem Casting in Hongkong von einem Modedesigner, der sie als zu dick und ihre Arme als zu voluminös bezeichnete, abgelehnt wurde, schwor sie sich absolute Magerkeit. Sie ernährte sich fortan nur noch von Äpfeln und Tomaten und entwickelte die typischen anorektischen Obsessionen (Klagen über angebliche Fettpolster, Einnahme von Appetitzüglern etc.). Zuletzt wog sie bei einer Körpergröße von 1,74 Metern noch 40 Kilogramm, was einen BMI von 13,2 ergibt. Sie starb am 15.11.2006 mit 21 Jahren an einer generalisierten Infektion im Rahmen einer bulimischen Anorexie. Danach gab ihre Mutter Miriam Reston zu Protokoll: »Hätte sie geahnt, dass man an Anorexie sterben könne, wäre sie damals energischer aufgetreten« (Benini 2007, S. 39).

In der Nachrichtensendung *10 vor 10* vom 07.09.2007 schilderte eine Patientin ihren Einstieg in den langen Leidensweg einer AN wie folgt:

(Aus dem Off:) »In der Psychiatrischen Poliklinik ist auch Sebastiana Eichmann stationiert. Seit sie 14 ist, leidet sie an Magersucht. Dünn sein wie ein Model, das war schon immer ihr Traum.«

Man sieht die magere Sebastiana E., die in einer Ausgabe der Zeitschrift *Faces* blättert: »Ich habe ... schon seit meiner Kindheit immer wieder den Models nachgeeifert, aus den Zeitschriften, auf den Plakaten ... Ich wollte Model werden.«

Interviewer: »Und aus diesem Grund haben Sie dann eigentlich mit Hungern begonnen?«

Sebastiana: »Das ist eigentlich immer ... mein Leitgedanke gewesen, warum ich habe dünner werden wollen ... und dünner werden wollen ... und mit Hungern begonnen habe.«

Im Jahr 2006 lancierte Spaniens Ministerin für Gesundheit und Verbraucherschutz, Elena Salgado, ein Projekt, das Wissenschaftler, Ärzte und Modeexperten zur Zusammenarbeit motivierte. Innert dreier Monate sollten sie Richtlinien für ein physisch gesundes Schönheitsideal in der Modebranche erarbeiten. Die italienische Ministerin für Jugendpolitik, Giovanna Melandri, schloss sich diesem Kampf auf politischer Ebene an. »Skelett-Models« mit einem BMI unter 18 sollten laut Parolen nicht mehr zu den Defilees auf den Laufstegen der Modewelt zugelassen werden, und im Juli 2007 war es schließlich so weit: Die Mailänder Stylistin Raffaella Curiel schickte 15 Mannequins nach Hause, weil sie für ihre Kreationen zu dünn waren.

Mit einem modernisierten Gesetzesentwurf von 2015 legte Frankreich nach, indem Models, damit sie überhaupt zu Modeschauen zugelassen werden, eine medizinische Bestätigung über ihren aktuellen Gesundheitszustand vorweisen müssen, während Zuwiderhandlung mit sechs Monaten Gefängnis oder 75000 Euro Buße geahndet wird.

Das Laufsteg-Verbot für Mager-Models, wie es sich in der Modewelt sukzessive durchzusetzen scheint, ist bei Verantwortlichen von Modemessen und Model-Agenturen aus nachvollziehbaren Gründen umstritten. Nicht ganz zu Unrecht wird argumentiert, dass das Schlanksein von Models nicht mit der seelischen Erkrankung der Magersucht gleichgesetzt werden darf. Viele Patientinnen, die wir in unserer Praxis auf diesen Zusammenhang angesprochen haben, lehnen ihn tatsächlich ab und bestreiten, dass für sie die Modewelt eine

Richtschnur in die Krankheit gewesen sei. Mitunter beklagen sie sich sogar darüber, in diesen »Model-Topf« geworfen zu werden. Andererseits ist aus epidemiologischer Sicht der Zusammenhang zwischen dem herrschenden extremen Schlankheitskult, wie ihn die Modewelt als Fenster zu einem fragwürdigen Körperideal sichtbar macht, und Magersucht nicht zu leugnen (vgl. nächstes Kapitel). Für die AN-Entwicklung bereits gefährdete junge Menschen werden dadurch noch gefährdeter. Unter zunehmender Kritik nicht zuletzt auch aus der Mitte der Mode-Branche selbst (etwa von Top-Models, die Verständnis für die Gesundheitsauflagen äußerten) bekannten sich in jüngster Zeit auch Modekonzerne wie *LVMH Moët-Hennessy-Vuitton SE* (umfasst über 70 Marken wie Dior, Louis Vuitton, Fendi oder Givenchy) und die französische *Kering* (umfasst Brands wie Gucci, Saint Laurent, Alexander McQueen oder Bottega Veneta) zu gesünderen Voraussetzungen auf dem Laufsteg.

1.4.4 Besorgniserregende Verhältnisse

Obwohl nur 5–10 % der Frauen über die konstitutionellen Voraussetzungen zur erklärten »Model-Idealfigur« verfügen, stellt der dünngliedrige, fett- und faltenfreie Körper das Leit- (und Leidens-)Motiv heutiger Mädchen und junger Frauen dar. Die Botschaft lautet: Bist du dünn, so bist du jemand! Und sie erreicht vor allem Mädchen und Frauen in Ländern mit »westlichem Lebensstil« (Hoek 2002). Während Mannequins in Männermagazinen seit 1959 stets leichter wurden, stieg das Durchschnittsgewicht der USA-Bevölkerung an (Garfinkel a. Garner 1982). Der neue Leitwert breitet sich über Print-, Film- und TV-Medien aus und erzeugt Druck insbesondere auf Mädchen und Frauen, und wer dem nicht widersteht, riskiert, die eigene Figur negativ zu bewerten, was wiederum mit einem schlechteren Selbstwertgefühl einhergeht (Guyot, Fairchild a. Hill 1981). Es reicht schon die kurze Betrachtung dünner Models in Modeheften dafür, dass bei gesunden Frauen Unzufriedenheit mit der eigenen Figur, Unsicherheit und Depression ausgelöst werden (Stice a. Shaw 1994). Bereits bei Fünfjährigen, die kurz mit der ultradünnen Barbie-Puppe spielen, ist ein negativer Effekt auf ihr Körperbild und Selbstwertgefühl nachweisbar (Dittmar, Halliwell a. Ive 2006).

Werden Wünsche und Befürchtungen heutiger Jugendlicher erforscht, so entsteht hinsichtlich der mittelfristigen Entwicklung von Essstörungen ein besorgniserregendes Bild. Die Jugendstudie *Swiss*

Multicenter Adolescent Survey on Health, SMASH (Narring et al. 2004), berichtet über eine alarmierende Entwicklung in der Einstellung der Mädchen zu ihrem Körper, insbesondere zu ihrem Körpergewicht: 70 % der Mädchen wollen abnehmen und 20 % gestehen ein, dass ihre Wünsche und Befürchtungen ständig um dieses Thema kreisen. Alarmierend ist nicht allein der hohe Prozentsatz, sondern auch die Tatsache, dass die Tendenz steigt: 1993 waren es erst 55 % der Mädchen, die abnehmen wollten. In einer europaweiten Studie fühlten sich 41 % der Mädchen zu dick (Kabera 1999). Diäthalten scheint normativ zu werden (Alsaker 1997), was insofern Bedeutung hat, als es zugleich einen der am besten nachgewiesenen Risikofaktoren für Essstörungen darstellt.

Der Einfluss des herrschenden Schlankheitsideals (-wahns?) scheint sich unbeachtet ihrer kulturellen Herkunft auf junge Frauen zu übertragen. Als in den 60er-Jahren griechische Gastarbeiterfamilien nach Deutschland kamen, erkrankten ihre Töchter hier häufiger an AN als in Griechenland, fast so häufig wie die Töchter im Gastland (Fichter 1985). Ähnliches scheint derzeit für türkische Familien in der BRD, arabische Studenten in London und afrikanische Familien in den USA zuzutreffen: In den eingewanderten Familien nähert sich die Erkrankungsrate jener des Gastlands (Hoek 2002; Schweiger, Peters u. Sipos 2003).

1.4.5 Fatale Vorurteile

Ein offensichtlich kaum auszurottendes Vorurteil liegt in der Annahme eines Zusammenhangs zwischen sexuellem Missbrauch in der Vorgeschichte und der Entwicklung einer AN. Obwohl die empirische Forschung zeigt, dass Missbrauchserfahrungen bei der AN nicht häufiger sind als bei anderen Störungen (Cierpka 2003), scheint sich das Bild der AN ganz besonders für die Konstruktion väterlicher Übergriffe zu eignen. Die Nichtfalsifizierbarkeit von Hypothesen nach dem Strickmuster: »Es handelt sich um eine AN, folglich muss irgendwann in der Familie ›etwas‹ geschehen sein«, führt zu Verdachtsmomenten, die sich wegen ihrer abgründigen Implikation in Ängste, Vorwürfe und vermutete »Gewissheiten« verwandeln und zunehmend selbsterfüllend ein von jeder Wahrheit unabhängiges, intensives Eigenleben führen können. Des Leids durch die AN nicht genug, kann sich in einer Familie aufgrund der ungeprüften oder unüberprüfbaren Annahmen eines sexuellen Übergriffs eine durch Misstrauen genährte

Spaltung (Schismogenese) entwickeln. Das Thema ist zu heikel, als dass sich ihm ein Familienmitglied entziehen könnte, und falls es jemand wagte, könnte dies bereits einen weiteren Hinweis in die Richtung des Verdachts bedeuten. Der familiäre schismogenetische Prozess (Entzweiung) als ein von allen geteiltes und durchaus real erlebtes Phänomen wird sonach zum »stellvertretenden Beweis«.

Beispiel 4: Sabina A. – Selbsterfüllungsrisiko bei Missbrauchsverdacht

Die 41-jährige Patientin Sabina A. mit chronischer AN vom bulimischen Typ sagte zu diesem Thema rückblickend: »Meine Situation war unerträglich. Als mir meine Therapeutin nahelegte, dass ich ein Opfer eines sexuellen Übergriffs sein musste, habe ich ihr geglaubt, weil ich ihr vertraute und weil ich wollte, dass sich endlich irgendetwas ändert.« Infolgedessen klagte sie ihre Familie an, sie zum Opfer eines sexuellen Übergriffs gemacht zu haben, und auf Anraten der Therapeutin verweigerte sie eine Aussprache mit ihrer Familie. Ihre Geschwister distanzierten sich in der Folge von ihr, und der Vater erschoss sich ein Jahr später in seiner Werkstatt. Unterdessen hatte sich die Therapeutin altershalber aus ihrer Praxis zurückgezogen.

Im Umgang mit dem Thema des sexuellen Missbrauchs tragen Fachleute eine zweifache Verantwortung. Einerseits besteht die Gefahr der Mythenbildung durch eine leichtfertige »Infektion« eines Systems mit extrem »ansteckenden« Ideen (Verdachtsmomenten), und anderseits gibt es das Risiko eines tatsächlich erlebten Unrechts, das übersehen wird, weil niemand den Mut hat, es anzusprechen. Hier sind größtmögliche Sorgfalt und Achtsamkeit der Professionellen gefordert.

Eine andere und nicht minder folgenschwere Ideologie liegt in der Annahme, dass die Familie grundsätzlich als ein Störfaktor fungiert und dass infolgedessen die Patientin daraus entfernt werden muss. Meist läuft der Vorwurf auf die Unterstellung hinaus, die Mutter sei unfähig, ihrem Kind genügend Liebe zu gewähren, es ruhig wachsen und sich entwickeln zu lassen, und sie behindere es stattdessen in seinem Gedeihen (Jores 1981). In Anbetracht der Ablösungsproblematik, die zeitgleich zu einer akuten AN für Konfliktstoff sorgt, findet sich genügend Nahrung für diese Behauptung, solange man bereit ist, Ursachen und Wirkungen entsprechend zu verbiegen. Doch die Prämisse ist nicht nur wissenschaftlich unhaltbar, sondern im höchsten Grad ungerecht, da gerade das engagierte Leid der Mütter, die als Fürsorgende meist zuerst auf den Plan gerufen werden, vom Gegenteil berichtet.

Dessen ungeachtet ist bis zum heutigen Tag in Fachberichten ab und an die Rede von der »kalten Mutter«, der »sich einmischenden Familie« oder den »abschiebenden Eltern«, sodass sie wie Mythen (bar jeglicher Prüfung im Einzelfall) perpetuiert werden. Wir haben in den vergangenen 30 Jahren in mehreren Hundert Therapien bei Menschen mit AN nach konkreten Hinweisen auf die »kalte Mutter« gesucht, allerdings ohne wirklich fündig zu werden. Wir haben alle Formen der Überforderung und Ohnmacht gefunden. Vor allem aber hat uns die Loyalität und tiefe Verbundenheit zwischen Eltern und ihren kranken Töchtern beeindruckt, das Leid der Geschwister und die mannigfaltigen Facetten familiärer Belastung. Auch in Fällen, wo die Krankheit bereits Jahrzehnte dauerte, waren es meistens die Mütter, die Eltern, allenfalls Geschwister, die die notwendigen (und endlich verbindlichen) Schritte für eine Therapie eingeleitet haben.

Oft sind die betroffenen Familien selbst Botschafter des Irrglaubens, eine Schuld an der AN zu tragen. Gründe dafür finden sich in ihrer Angst und Ohnmacht, da sie sich angesichts der lebensbedrohlichen Situation ihrer Töchter als blockiert erleben und in einem leidvollen Entscheidungsvakuum verharren, weil Ursachen und Wirkungen nicht mehr auseinanderzuhalten sind (Kröger et al. 2004). Es ist auch zu bedenken, dass das Motto »Es ist meine Schuld«, auch wenn es wissenschaftlich nicht zu belegen ist, immerhin ein Erklärungsmodell liefert, wenn auch auf Kosten des Selbstwertgefühls.

1.5 Eine prägende Erfahrung

Auch wenn gesichertes Wissen zu den Ursachen und klare Evidenzen zur besten Therapie der AN im Jahr 2019 immer noch zu wünschen übrig lassen, so ist die Entwicklung seit einem Halbjahrhundert deutlich hoffnungsvoller. Insbesondere hat sich die Erkenntnis durchgesetzt, dass der störungsimmanent-paradoxen Dynamik zwischen Hungern und seelischem Erleben die allergrößte Beachtung geschenkt werden muss. Frühere Therapiemodelle, die sich entweder nur auf die seelischen Probleme der AN-Patientinnen bezogen, ohne der Fehl- und Unterernährung hinreichend Beachtung zu schenken, oder nur auf die stationären Prozeduren zur Auffütterung, werden aus heutiger

Sicht kritisch beurteilt. Das war in der ersten Hälfte der 1970er-Jahre, als wir unser Medizinstudium absolvierten, anders. Die folgende Geschichte mit einem Blick zurück zeigt auf, wie sich das Bild der AN und der Umgang damit auch im Spiegel der gesellschaftlichen Veränderungen gewandelt hat.

Ein damals als begnadeter Lehrer bekannter Professor zeigte im Rahmen der klinischen Vorlesungen das Dia einer extrem mageren Jugendlichen mit blassem Madonnengesicht, die im Nachthemd vor einem grünen Tuch stand. Neben ihr hatte man eine weiße Messlatte hingestellt. Mit leerem Blick und ohne jegliche Neugier schien sie in den Vorlesungssaal zu starren. Das filzige Haar, die hängenden Schultern, der gekrümmte Rücken, die dünnen, an den Körper angezogenen Arme und das hervorstechende Becken erinnerten an das Bild aus einer anthropologischen Zeitschrift. Die Erläuterungen des Lehrers, dass es sich um eine begabte 15-jährige Gymnasiastin aus gutem Hause handle, hat im abgedunkelten Raum ein hörbares Raunen ausgelöst. Ein anderes Dia zeigte das anterior-posteriore Röntgenbild: Beiderseits im Bereich der Achseln und kontrastierend zur flauen Thoraxzeichnung hoben sich die metallscharfen Konturen eines Hammerkopfs und einer Beißzange ab, so als wäre hinter der Jugendlichen gleich noch ein Werkzeugkasten mit geröntgt worden. Damals waren wir Studierende außerstande, auf Anhieb zu verstehen, was es mit dem Bild auf sich hatte. Erst die Ausführungen des Professors lüfteten den Schleier: Die junge Frau hatte sich zwecks Gewichtsvortäuschung das schwere Werkzeug unter die Achseln gebunden, und statt es ihr gleich abzunehmen, wurde erst das Röntgenbild angefertigt, um – so der Professor – angehenden Ärztinnen und Ärzten einen bleibenden Eindruck von der krankhaften Neigung dieser Patientinnen zu vermitteln, das Gewicht zu manipulieren.

Ein Jahr später, als ich (JL) in derselben Klinik ein Praktikum absolvierte, habe ich erfahren, dass die Jugendliche an Magersucht gestorben war.

In Kliniken hatte damals ein System der Verhaltensmodifikation Einzug gehalten, das auf operantem Konditionieren beruht und unter dem Begriff der »Token Economy« bekannt ist. Als Fokus der Verstärkung diente dabei entweder das Essverhalten – z. B. das »Löffel-in-den-Mund-Stecken«, die Anzahl Bissen, das Leeressen des Tellers und anderes – oder aber die Gewichtssteigerung, gewöhnlich 100 bis 200 Gramm pro Tag.

Die klinische Erfahrung bei der AN, die ausschließt, dass allein durch die Aufffütterung und ohne Psychotherapie bereits Genesung erreicht werden kann, stellte die Medizin seit je her vor eine schwierige Aufgabe (Frahm 1966). Laut Eintrag in der Krankengeschichte wurde die erwähnte Patientin nach der Aufnahme ins Spital den damals üblichen Deprivationsbedingungen ausgesetzt (Entzug von Privilegien). Sie wurde in ein karg gehaltenes Klinikzimmer aufgenommen, das keine Gelegenheiten zur Ablenkung bot, die Kontakte zu den Eltern und Geschwistern wurden unterbunden, und es wurde eine strikte Bettruhe nach dem Essen angeordnet. Die Kontaktsperre gegenüber der Familie war bei der AN-Behandlung üblich und legitimierte sich durch den Verdacht, dass wesentliche Gründe für die Erkrankung in der Familie und besonders bei der (sogenannten überfürsorglichen) Mutter lägen. Infolgedessen war die Parentektomie (wörtlich das »Herausschneiden« der Eltern bzw. sinngemäß die Entfernung der Tochter aus dem als pathogen empfundenen häuslichen Kontext) die logische Standardprozedur.

Ein typisches stationäres Verhaltenstherapieprogramm sah unter diesen Gesichtspunkten unter anderem Folgendes vor (nach Hofner 1978, zit. nach Karren 1990, S. 84):

- Hospitalisierung (Trennung der Patientin von Elternhaus und Umgebung)
- Strenge Isolierung in einem kahlen Raum (mit Einwegscheibe), Ausschaltung aller nicht kontrollierbaren sozialen Kontakte
- Vollständige Kontrolle von Ein- und Ausfuhr
- Vermeidung von tiefenpsychologisch orientierten Themen und der Themen Essen und Gewicht
- Imitationslernen durch das Essverhalten des Therapeuten

Allfällige Gewichtszunahmen wurden mit Privilegien belohnt: Kontakt zu den Eltern und Geschwistern, Rückgabe persönlicher Utensilien wie Schmuck, Malzeug, Fernseh- oder Musikgeräte, Erlaubnis, sich auf der Abteilung aufzuhalten oder je nachdem übers Wochenende nach Hause zu gehen. Der Patientenakte konnte allerdings entnommen werden, dass die junge Frau, die uns ein Jahr zuvor im Vorlesungssaal ziemlich gespenstisch vorgekommen war, wegen ausbleibender Gewichtszunahme wochenlang in ihrem leeren Krankenzimmer und fernab von ihren Eltern und Geschwistern isoliert blieb. Es sah so aus, dass sie sich in dieser Zeit irgendeinmal entschieden hatte, den Glauben an ein besseres Leben aufzugeben. Mit dem Eintrag ihres Todes am Montag, den 2. Juni 1975, war ihre Krankengeschichte abgeschlossen und fand einen Platz in den unendlichen Kellerregalen des Spitalarchivs. Meine Gefühle ließen sich dort aber nicht so leicht deponieren. Obwohl ich weder dieser Jugendlichen noch ihren Eltern oder Geschwistern je wirklich begegnet war, hat dieses Schicksal Spuren hinterlassen und mich angespornt, mehr über diese seltsame Störung zu erfahren.

Weil die »therapeutische« Strategie der Deprivation hauptsächlich auf aversiven (Straf-)Reizen basiert, war sie bald umstritten, und verschiedene Autoren machten geltend, dass der Gewichtsgewinn am Ende einer stationären Behandlung nicht als Grundlage für die mittel- und langfristige Prognose taugt (Fichter 1985). Auf heutigen Spitalabteilungen, die weniger autoritär geführt werden als vor 40 Jahren, sind reine Deprivationstherapien kaum noch anzutreffen. Sie sind auch deshalb aus der Mode gekommen, weil sie gegenüber positiv belohnenden Verstärkerprogrammen, die ohne vorgängige Entbehrung auskommen, empirisch keine Vorteile bieten. Im Gegenteil, die Deprivationsmodelle verstärken bei der Patientin die Tendenz, die Behandlung als einen Zwangskontext wahrzunehmen, als Einengung einer persönlichen Freiheit. Bei gesunden, selbstsicheren und widerstandsfähigen Menschen mobilisiert der Entzug einer als legitim empfundenen Freiheit oder eines Besitzes eine Motivation zum Widerstand, der in der wissenschaftlichen Psychologie unter dem Begriff der »psychologischen Reaktanz« (Brehm 1966) abgehandelt wird. Bei labilen, (selbst-)unsicheren und fragilen Menschen löst derselbe Kontext allerdings eher »erlernte Hilflosigkeit« aus (Seligman 1979).

Wir wissen nicht, ob die junge Frau an den Folgen ihrer Reaktanz oder ihrer Hilflosigkeit gestorben ist, ob sie sich aufgelehnt hat oder ob sie sich dem trostlosen Schicksal, das ihr die Medizin beschieden hat, wehrlos ergeben hat. Nur sie selbst hätte es uns mitteilen können. Um es zu erfahren, hätte man sie aber fragen müssen (damit seien nicht die Fachleute von damals kritisiert, sondern die Modelle).

2 Erscheinungsbild, Diagnose und einige Fakten

Magersucht ist die Krankheit der Isolation und der Einsamkeit, man findet sie schrecklich und sucht sie zugleich, weil sie einen Sicherheitsraum bietet. Magersucht ist die Krankheit der Widersprüche, die nur die verstehen, die diese Krankheit kennen.

Sabine R., Tagebucheintrag

2.1 Erscheinungsbild

Meist haben die Familien bereits eine medizinische Vorgeschichte, ehe sie zur Erstsitzung erscheinen, sei es, dass die Tochter bereits in einem Spital abgeklärt worden war oder aber durch den Hausarzt zugewiesen wird, nachdem er eine entsprechende Diagnose gestellt hat.

Während sich die akute klinische Situation bei der AN als relativ uniform präsentiert, ist ihr Langzeitverlauf von einem zunehmend heterogenen Erscheinungsbild geprägt. Ein sich allen Auffütterungsversuchen hartnäckig widersetzendes Untergewicht, das sich oft über Jahre auf einem »magisch tiefen« Niveau eingependelt hat, bleibt freilich das dominierende Symptom. Auch wirken die pathologischen Ängste vor Kontrollverlust bei Verlassen der zwanghaft eingespielten Essrituale unvermindert weiter. Meist schämen sich die Patientinnen dafür, da sie längst bemerkt haben, dass sie zu einem Doppelleben verdammt sind. Ihr Innenleben, Denken, Fühlen und Streben ist fixiert auf ein einziges Thema, auf das Dünnsein; und alles, was damit zusammenhängt, fesselt ihre Aufmerksamkeit. Aus der Außenperspektive folgt ihr Leben der Choreografie eines (scheinbar) selbstauferlegten Märtyriums, wie es vom sogenannten »Homme anatomique« Claude Ambroise Seurat (1797–1833), einem Hungerkünstler, der mit Hungern seinen Lebensunterhalt verdiente, berichtet wird:

> »Ausgeschlossen von jeder Anteilnahme an den Genüssen des Lebens und wie zu einem lebendigen Tod verdammt« (Anonymus 1825, zit. in Vandereycken, van Deth u. R. Meermann 1990).

Gewissermaßen nebenher stellen sich wegen der chronischen Mangel- und Fehlernährung mit entsprechenden Bilanzstörungen über längere Zeit multiple körperliche Symptome ein. Allenfalls bei stoffgebundenen Suchtstörungen findet sich ein vergleichbarer Kontrast zwischen dem Schweregrad eines Leidenszustandes, so wie ihn Fachleute und Angehörige wahrnehmen, und der Indifferenz der Patientinnen gegenüber (medizinischen) Hilfen, für die sie notabene keine Notwendigkeit sehen.

Typisch ist, dass nicht die Patientinnen selbst eine Therapie initiieren, sondern ihre Eltern, Partner, Lehrerinnen oder Hausärzte.

Anamnestisch wird von den Angehörigen sehr oft ein initialer »Gewichtssturz« innerhalb weniger Wochen – meist infolge einer aus dem Ruder gelaufenen Diät – berichtet, der 50 % des Ausgangsgewichts unterschreiten kann. Mit der Zeit stellt sich eine unverrückbare Überzeugung ein, dass der Körper zu fett, zu schwer oder zu hässlich sei. Bei Knaben steht zuweilen ein »sportlich getarnter« Bewegungsdrang, wachsender »Bodywahn« oder ein fanatisch verfolgter Gesundheitsfimmel (Orthorexia nervosa) im Vordergrund. Die Psychologie der AN unterscheidet sich bei davon betroffenen Knaben und Männern kaum von jener bei Mädchen und Frauen. Unabhängig vom realen Körpergewicht (es kann objektiv weit unter der Norm sein) besteht meist eine massive, nicht einfühlbare Angst vor dem Essen oder einer Gewichtszunahme (Gewichtsphobie). Je früher diese maladaptive Entwicklung unterbrochen werden kann, umso eher ist noch ein Ausstieg möglich.

Beispiel 5: Inge P. – Kontrollverlust

Gespräch mit der 17-jährigen Inge P. während des Erstinterviews (bereits drei Monate nach einem erheblichen Gewichtsabfall sowie einem »zunehmend seltsamen Essverhalten« – so die Eltern –, haben diese reagiert und einen Abklärungstermin durchgesetzt):

Patientin Zuerst wollte ich nur ein wenig abnehmen, weil meine Oberschenkel zu dick waren; das ging zuerst ganz gut, und als ich eigentlich zufrieden gewesen wäre, habe ich plötzlich gemerkt, dass ich nicht mehr essen konnte und dass das Gewicht immer weiter runterging. Klar, das hat mich gefreut, und ich bin stolz darauf gewesen, dass es geklappt hat. Dann aber hat es angefangen, mich zu beunruhigen.

Therapeutin Und jetzt würden Sie lieber wieder zunehmen?

PATIENTIN Nein, ich weiß auch nicht warum, aber diese Vorstellung … da krieg ich gleich Vögel!

THERAPEUTIN Das heißt, für Sie wäre es besser, jetzt, wo es endlich klappt, weiter abzunehmen?

PATIENTIN Das ist irgendwie komisch. Weil es haben sich so zwei Stimmen in mir etabliert. Die eine sagt, dass mit mir etwas nicht stimmt, dass es nicht normal ist, sich so intensiv mit dem Gewicht zu beschäftigen. Die andere Stimme widerspricht aber und sagt, wenn's schon klappt, dann mach einfach weiter. Aber die Vorstellung, dass ich weiter abnehme, macht mir irgendwie auch Angst. Gleichzeitig gibt es aber ein gutes Gefühl, wenn ich auf der Waage stehe.

THERAPEUTIN Aha, summa summarum ist also die Vorstellung zuzunehmen schlimmer als jene, weiter abzunehmen?

PATIENTIN (überlegt) Wenn ich ehrlich bin, ja.

Die Eltern von Inge P. haben frühzeitig, gemeinsam und entschlossen auf die Veränderungen im Essverhalten ihrer Tochter reagiert. Zu diesem Zeitpunkt der Krankheitsentwicklung war die Gewichtsphobie offenbar erst im Entstehen und die »gesunden Kräfte« gewannen mit wenig Aufwand wieder die Oberhand. Im Rahmen der ersten Therapiegespräche zusammen mit ihren Eltern wurde der jungen Frau rasch klar, dass einer stationären Aufnahme in der Klinik nur dadurch zu entgehen war, dass sie die Verantwortung für eine gesunde Behandlung ihres Körpers selber übernahm. Insofern wurde sie darin bestärkt, als die Eltern ihr unmissverständlich bestätigten, dass sie dem krankhaften Hungertreiben nicht lange ohne Konsequenzen beizuwohnen gewillt waren. Gleichzeitig boten sie Inge aber ihre Unterstützung an, gemeinsam dem »Spuk« zu Hause ein Ende zu setzen und alles zu tun, was ihr dabei hilfreich erschien. Der Vater bot beispielsweise an, sein Arbeitspensum (als Buchhalter) vorübergehend zu reduzieren, um zu Hause präsenter zu sein. Doch Inge wünschte einzig eine verbindlichere Begleitung während der gemeinsamen Nachtessenszeiten (»ich will mir selber schöpfen, aber ich möchte, dass ihr mir sagt, ob es genug ist, um zuzunehmen, aber auch, ob es zu viel ist«) und mütterliche Hilfe bei der Vorbereitung des Lunches für den nächsten Tag, den sie in Vorratsdosen in die Schule mitnahm. Da die Kooperation größtenteils intakt war, genügten diese Maßnahmen, um die Entwicklung in gesündere Bahnen zu lenken. Nach acht Sitzungen und sechs Monaten hatte Inge P. wieder normales Körpergewicht im unteren Bereich erreicht. Rückblickend meinte sie: »Ehrlich, ich weiß selbst nicht, was damals mit mir geschehen ist.« Wir wissen nicht, ob ein Spontanverlauf ohne Therapie zum gleichen Ergebnis gekommen wäre. Möglicherweise hatte die Therapie vor allem prophylaktischen Charakter. Um solche Verläufe von der schweren Form der AN zu unterscheiden (wo Spontanheilungen sehr selten sind), sprechen wir von einer *anorektischen Episode.*

Kann die krankhafte Entwicklung nicht unterbrochen werden, so folgen bei der typischen AN nach einer initialen Gewichtsabnahme und Veränderungen im Essverhalten der sukzessive Rückzug aus der Peer-Gruppe sowie eine obsessive Hinwendung zu einem einzigen Thema: (Nicht-)Essen. Im Elternhaus beginnen die Patientinnen oft eine »Parallelernährung« zum Rest der Familie, mit eigenen Zeiten, Menüs und Macken, sodass jedes Essen zur familiären Belastungsprobe wird. Um die gemeinsame Mahlzeit zu vermeiden, ist ihnen jede Ausrede recht: »Ich hab schon nach dem Training etwas gegessen«, »Tante Martha ist mit Wurstsalat vorbeigekommen«. Angehörige geraten dabei oft bis an den Rand der Verzweiflung.

Allzu oft wird dem elterlichen Drama, das von massiven Ängsten, Depressionen und Verzweiflung begleitet wird (eine Mutter: »die Hausärztin hat mir jetzt Antidepressiva verordnet«), von Fachleuten zu wenig Rechnung getragen. Mitunter werden Eltern wie Zeugen behandelt oder als reine Informanten »einvernommen«, damit sie dem Therapeuten die diagnostische Bestätigung »abliefern«, statt dass sie wie direkt Mitbetroffene behandelt werden, die gerade aufs Schmerzlichste erleben müssen, wie eines ihrer Familienmitglieder auf einen Entwicklungspfad geraten ist, der die schlimmsten Befürchtungen weckt.

Bei chronischen Krankheitsverläufen, die sich über Jahrzehnte hinziehen und wo sich eigentlich »normale« Lebensprobleme, z. B. Beziehungskrisen oder Probleme am Arbeitsplatz, unmittelbar als Verschlimmerung der AN ausdrücken, sind Eltern besonders gefordert. Oft als einzige verbleibende Anlaufstellen nehmen sie auch im fortgeschrittenen Alter die kranken und verzweifelten Töchter bei sich auf und versuchen, deren seelische Wunden zu versorgen. Dabei verstricken sie sich in die Paradoxien dieser Erkrankung und fühlen sich von Therapeutinnen, Ärzten und Medizin oft im Stich gelassen.

2.2 Typische Merkmale der Anorexia nervosa

Es stellt sich eine starke Gewichtsabnahme durch Vermeidung hochkalorischer Speisen (vorsätzliches Fasten oder Hungern), durch selbstinduziertes Erbrechen oder Abführen, durch übertriebene körperliche Aktivitäten oder durch den Gebrauch von Appetitzüglern und/oder Diuretika ein. Eine unserer Patientinnen entzog sich Kalorien, indem sie sich heimlich regelmäßig Blut abzapfte (Zuweisung mit der Diagnose »Münchhausen-Syndrom«).

Im Verlaufe eines Gewichtssturzes kann eine Patientin ohne Weiteres über 10 kg innerhalb weniger Wochen abnehmen. Das Untergewicht reicht von einem mäßigen Untergewicht (BMI unter 17,5) bis zur extremen Magerkeit (Kachexie, BMI unter 13). Bei Krankheitsbeginn vor der Pubertät (präpubertäre AN) besteht die hoch relevante Gefahr, dass wegen Unterernährung der normale Wachstumsschub ausbleibt mit dem Risiko eines irreversiblen Kleinwuchses. Die unterdrückte sexuelle Reifungsentwicklung führt bei Mädchen zu einer primären Amenorrhoe und fehlendem Brustwachstum, bei Knaben zu kindlich bleibenden Genitalien. Die durch Untergewicht induzierte endokrine Störung manifestiert sich bei weiblichen Jugendlichen und Erwachsenen durch permanenten Ausfall der Regelblutung (sekundäre Amenorrhö) bzw. bei männlichen durch Libido- und Potenzverlust.

Das Wesen des Untergewichts bei der AN liegt im Fehlen einer primär körperlichen Ursache.

Eines der eindrücklichsten Symptome auf psychologischer Ebene ist die Panik vor einer Gewichtszunahme. Die Patientinnen befürchten einen Kontrollverlust und dass sie gleich über 100 kg schwer würden, sofern sie auch nur einen Bissen mehr als geplant äßen. Diese krankhafte Angst ist meist gepaart mit überwertigen Ideen bezüglich Essen, Nahrung und Kalorien und geht viel weiter als eine einfache Sorge um eine gute Figur oder gesundes Essen. Als eine Gewichts-*Phobie* ist sie kaum einfühlbar, und in extremen Fällen blockiert sie jegliches anderweitige Denken und Handeln.

Das Ernährungsverhalten ist zunehmend gestört. Für das Umfeld werden Essrituale sichtbar, die unübersehbar dem Zweck dienen, effektives Essen zu vermeiden oder hinauszuzögern (z. B. werden Speisen nur gekaut und im Versteckten wieder ausgespuckt). Mitunter werden hamsterartig Unmengen an Nahrungsmitteln gehortet, als ginge es um die Überwinterung in Hungerzeiten, wobei das meiste oft unberührt vergammelt. Eine bizarre Einteilung in erlaubte (= kalorienarme) und verbotene (= kalorienreiche) Speisen ist häufig. Nach kurzer Zeit der Krankheit verlieren die Patientinnen jedes Gefühl für die richtige Menge einer normalen Mahlzeit, während sie ein obsessives Interesse an der Ernährung entwickeln, Rezepte, Kochbücher und spezielle Kräuter sammeln, (für andere) kochen oder im Supermarkt Gemüse stehlen (kleptomane Episoden bezüglich »gesunder« Esswaren).

Parallel zum gestörten Essverhalten entwickelt sich eine Körperschemastörung. Besonders heikle Körperstellen (Bauch, Po, Oberschenkel) werden in ihren Formen völlig verzerrt wahrgenommen. Die häufigste Erscheinung ist die Wahrnehmung eines zu dicken Bauchs. Eine unserer Patientinnen duschte sich nicht mehr aus Angst, beim Spülen der Seife ihren Bauch zu spüren – für sie eine unerträgliche Vorstellung. Als sie sich selbst zeichnete, fehlte der Bauch komplett (vgl. Abb. 1).

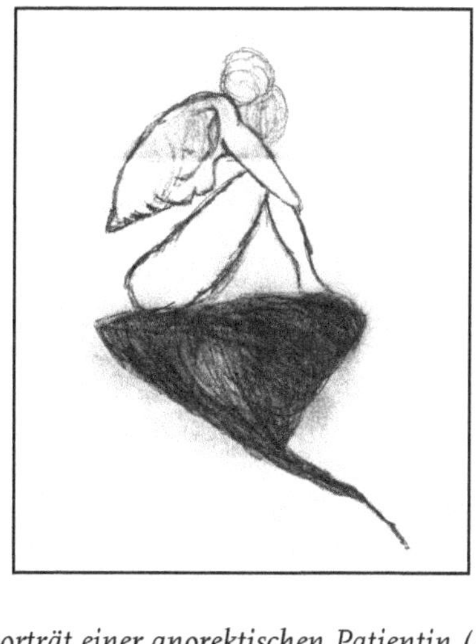

Abb. 1: Selbstporträt einer anorektischen Patientin (Bauch fehlt)

Auch bei kachektischem Untergewicht fühlen sich die Patientinnen noch zu dick oder geben Körperstellen an, die ihrer Empfindung nach »zu viel Fett« hätten. Was das Ausmaß der Fehleinschätzung eigener Körperdimensionen betrifft, so korreliert es positiv mit der Tendenz zu Hyperaktivität, mit Krankheitsverleugnung, psychosexueller Unreife, früherer ergebnisloser Hospitalisierung, mit Krankheitsdauer und

Aufnahmegewicht im Spital (Meermann 1997). Mit der Verzerrung des Körperschemas eng verquickt ist ein vermindertes Selbstwertgefühl (Shisslak et al. 1998).

Auf psychischer Ebene zeigen sich starke Stimmungsschwankungen, die anfänglich durch die Verleugnung des Hungers und die Gewichtsabnahme aufgefangen werden können. Wiederkehrende prominente Symptome sind das angestrengte Bemühen, Fehler zu vermeiden, eine ausgeprägte Leistungsorientierung und Perfektionismus, schwere Störungen der Affektregulation sowie Probleme mit dem Selbstwertgefühl (Shisslak et al. 1998; Jacobi, Paul u. Thiel 2004; Waller, Corstorphine a. Mountford 2007). Im weiteren Verlauf treten eine ausgeprägte Freudlosigkeit, Schlafstörungen und depressive Verstimmungen auf. Parallel zu einem regressiven Rückzug in die Familie ziehen sich die Patientinnen aus der Peergruppe zurück, isolieren sich sozial und vermeiden außerfamiliär jeden emotionalen Austausch.

Nicht selten gesellt sich zum Rückzug in den sicheren Hafen der Herkunftsfamilie *(secure haven)* eine impulsive Aggression gegenüber Geschwistern oder Eltern dazu, falls diese sich dem AN-Regime nicht unterstellen. Bei älteren Patientinnen, die in einer Partnerschaft leben, ist oft eine gleichermaßen dünnhäutige wie dominante Gereiztheit dem Partner gegenüber festzustellen (der es typischerweise »über sich ergehen lässt«).

Auf sozialer Ebene werden Patientinnen bei jahrelanger Dauer der AN in die Vereinsamung abgedrängt, zumal sie selbst aus somatischen und psychischen Gründen irgendwann nicht mehr in der Lage sind, ihren beruflichen Verpflichtungen nachzukommen. Aber auch die Menschen im Arbeitsumfeld neigen dazu, sich von den Betroffenen zurückzuziehen, etwa nach ebenso gut gemeinten wie unfruchtbaren Unterstützungsversuchen. Jüngere Patientinnen zeigen eine Neigung, Kontakte mit Peers zu vermeiden, um sich umso mehr jüngeren (z. B. durch Babysitting) oder älteren Menschen anzuschließen.

Empirische Studien zur Paarbeziehung von AN-Patientinnen deuten darauf hin, dass die Störung die ehelichen Beziehungsmuster in erheblichem Maß mitprägt (Reich u. Rutz 2007). Die Unfähigkeit, eigene Gefühle wahrzunehmen, auszudrücken und zu beschreiben (Alexithymie), und eine gestörte Intimität scheinen verantwortlich für das hohe Ausmaß an Unzufriedenheit der Paare zu sein (Woodside et al. 1993).

Meist lässt sich klinisch eine Form von Reifungsdissoziation erkennen, indem sich AN-Patientinnen intellektuell an der Erwachsenenwelt orientieren – z. B. zeigen sie eine Begabung zum abstrakten, analytischen Denken, mitunter aber auch einfach altkluges Gebaren – bei gleichzeitiger emotioneller Unreife, die sich etwa durch rasche emotionelle Überforderung, altersmäßig unangemessene »Trotzanfälle« im vertrauten Rahmen oder durch perfekte Anpassung gegenüber weniger vertrauten Menschen ausdrückt (Volksmund: »Straßenengel – Hausbengel«).

Trotz oft massiver körperlicher Einschränkungen durch Unter- und Fehlernährung haben die AN-Patientinnen einen Hang, der bis zum Drang gehen kann, sich übermäßige, exzessive körperliche Anstrengungen aufzubürden. Auf das Konto eines pathologischen Bewegungsdranges können bei AN-Patientinnen unter anderen folgende Aktivitäten verbucht werden:

- alles im Stehen oder Gehen erledigen, also nicht im Sitzen oder im gemütlichen Gehen (eine Patientin hatte ihren Laptop am Boden installiert, um in der Hocke daran zu arbeiten)
- stundenlange Märsche im Eiltempo, täglich und bei jeder Witterung, oft 30 bis 50 Kilometer
- exzessives Treppensteigen (eine Patientin stieg vor jeder Sitzung zweimal auf das Berner Münster), absichtliches Tragen schwerer Lasten (Steine im Rucksack), nächtliches Turnen mit Hanteln
- schwimmen bis zur Erschöpfung (eine Patientin musste vom Bademeister aus dem Pool genommen werden, da ihm auffiel, dass sie völlig erschöpft und kurz vor dem Ertrinken war)
- auf dem Schulweg hüpfen und im Slalom rennen
- ununterbrochenes Kaugummikauen, am Stuhlrand sitzen und die Beine in ständiger Bewegung halten

In der psychiatrischen Sprechstunde erkennt man die AN-Patientin dadurch, dass sie in einer Ecke des Warteraumes stehend wartet und sich nicht erlaubt, Platz zu nehmen. Erschöpfung, Müdigkeit und Schwäche, aber auch Sehnenscheidenentzündungen oder Fissuren in Fußknochen werden ohne Weiteres in Kauf genommen. Das Motiv für die Hyperaktivität liegt meist in der dadurch erhofften Steigerung der Kalorienverbrennung (die »Treiber« liegen vermutlich »tiefer«; denn versucht man, mit einer Bitte oder einem Hinweis auf den Bewegungsdrang mäßigenden Einfluss zu nehmen, löst das meistens Schrecken und Panik aus). In dieselbe Richtung zielen Maßnahmen zur Abkühlung der Körpertemperatur wie das stundenlange Abduschen mit kaltem Wasser oder das Schlafen mit zurückgezogener Decke.

Das Untergewicht und die reduzierte Körpertemperatur lassen die Patientinnen ständig frieren. Das ist neben dem Wunsch, den dünnen Körper den Blicken der Eltern zu entziehen, mit ein Grund für die Eigenart, sich auch im Hochsommer winterlich zu kleiden. Gleichzeitig finden sich bei AN-Patientinnen auch Bekleidungsgewohnheiten in die entgegengesetzte Richtung, die bis zur »exhibitionistisch« anmutenden »Unterbekleidung« gehen können. Sie beruhen auf augenscheinlicher Fehlwahrnehmung, da es der Patientin offenkundig entgeht, dass der dadurch wie »zur Schau« gestellte, krankhaft ausgemergelte Körper das Umfeld in erster Linie erschreckt.

Nach einiger Krankheitsdauer sind Gesicht und Körper von einer dichten Lanugobehaarung (Wollhaarflaum, wie er normalerweise beim Fetus auftritt) als körpereigener Temperaturregulierung befallen, die Haut wird pergamentartig durchsichtig und trocken, sodass sich die Blutgefäße wegen fehlender Fetteinbettung schlauchartig hervordrücken. Das Kopfhaar verfilzt wegen fehlender (oder übertriebener) Körperhygiene. Ein zunehmender Haarausfall kann bis zur Glatzenbildung gehen.

Ein verminderter Puls (Bradykardie) und niedriger Blutdruck (Hypotonie) können zum akuten Blutdruckabfall (dem hypostatischen Kollaps) führen, der sich als Ohnmachtsanfall (Synkope) auch lebensgefährlich auswirken kann (z. B. Sturz beim Duschen). Periphere Ödeme (Wassereinlagerung in den Geweben) in den Beinen und Füßen und in schlimmeren Fällen Petechien (punktförmige Hautblutungen) können sich einstellen.

Weitere Begleiterscheinungen sind Dekubitus am Gesäß, Magen- und Darmbeschwerden (Meteorismus, Völlegefühl, Verstopfung) sowie Osteoporose (Probleme im Calciumhaushalt). In schweren Fällen können sich eine Blutarmut (normochrom-normozytische Anämie), Probleme mit der Nierenfunktion (Elektrolytstörungen, Dehydrierung) sowie Probleme im Hormonhaushalt (Östrogene, Steroide) einstellen.

Bei der bulimischen AN entstehen durch das regelmäßige Erbrechen beidseitige Parotisschwellungen (entzündliche Vergrößerung der Ohrspeicheldrüsen, die dem Gesicht einen kantigen Eindruck verleihen), erhebliche Zahnschäden (Schädigung des Zahnschmelzes durch die Salzsäure) sowie Schwielen auf den Handknöcheln oder dem Handrücken (durch die Schneidezähne hervorgerufene Verletzungen beim Auslösen des Erbrechens mit Finger oder Hand, das sogenannte »Russell-Zeichen«, nach dem englischen Psychiater, der die Bulimia nervosa zum ersten Mal beschrieben hat; Russell 1979).

2.3 Funktion, Diagnose und Differenzialdiagnose

2.3.1 Gründe und Funktionen des Hungerns

Die AN gilt als eine primär psychogene Störung, sie »beginnt« im Gehirn. In Gang gesetzt wird sie durch einen bewussten Wunsch abzunehmen, nicht etwa durch Appetitlosigkeit (wie der Name Anorexie, abgeleitet von *altgr.* orexis = Verlangen, suggeriert) oder Abwesenheit des Hungers (Selvini Palazzoli 1978). Viele Gründe lassen junge Menschen daran denken, ihr Leben durch eine Gewichtsabnahme zu verbessern. Typische Auslöser sind Kränkungen, die umso gefährlicher sind, als sie von nahen Außenstehenden nicht erkannt oder nicht als solche bewertet und verharmlost werden, und die gleich einer Virusinfektion nach kurzer oder langer Inkubation als »Hungerstreik« in Erscheinung treten. Ein Jüngling wurde durch die verletzende Bemerkung eines Kollegen über seine »abstehenden« Ohren auf die Möglichkeit aufmerksam gemacht, den Körper durch Hungern unter Kontrolle zu bringen. Ein 13-jähriges Mädchen gestand im Verlaufe der Therapie weinend, dass sie zu hungern begann, nachdem sie auf dem Pausenplatz einen Satz über »den dicken Ranzen« einer andern Schülerin aufgeschnappt hatte. Ein halbes Jahr später, unterdessen schwer krank, konnte sie ganz genau beschreiben, wie die Jungs bei diesem Satz »hämisch« lachten. Infolgedessen hatte sie all ihr Bestreben darauf angelegt, nie Zielscheibe dieses Lachens zu werden.

Indessen fungieren nicht nur explizite oder vermeintliche Kränkungen als Auslöser für den Wunsch abzunehmen, sondern es findet sich in der Therapiepraxis eine weite Palette von Gründen. Sie reichen von Schlankheitswünschen (beispielsweise getriggert durch Mode, durch die väterliche Bemerkung zum Bauchfreitragen, durch den Vergleich mit einer Kollegin im Spiegelbild eines Schaufensters usf.) über »philosophisch-existenzielle« Gründe (AN als »Lebensstil«) bis zum gezielten Erheischen von Aufmerksamkeit. Und nicht so selten wird die Krankheit als simpler Hungerstreik genutzt, um rational durchaus einsehbare Ziele zu erzwingen. Dass es sich dennoch um eine AN handelt, beweist sich darin, dass die Betroffenen – vgl. das folgende Beispiel von Cornelia D. – außerstande sind aufzuhören, obwohl die Ziele eigentlich erreicht sind.

Beispiel 6: Cornelia D. – Funktionalisierung von Verhalten

Die 18-jährige Cornelia D. lebt als Einzelkind zusammen mit ihrer Mutter in der Wohnung über der Bäckerei ihres Vaters, der eine Häuserzeile weiter mit seiner Freundin eingezogen ist. Seit der Trennung vor vier Jahren betritt die Mutter den Bäckerladen nicht mehr, da die Freundin des Vaters ihren Platz eingenommen hat. Seither leidet sie wiederholt an Depressionen und nimmt Medikamente ein. Oft schafft sie es nicht, morgens aufzustehen, und bleibt liegen, während Cornelia das Haus in Ordnung bringt, ehe sie zur Schule geht. Die Eltern sprechen kaum noch miteinander, obwohl sie sich fast täglich begegnen. Nachdem Cornelia an einem Pfeiffer-Drüsenfieber erkrankt war, verlor sie auch dann noch an Gewicht, als es nicht mehr durch die Infektionskrankheit zu erklären war. Während einer kurzen stationären Abklärung in einer medizinischen Klinik wurde die Diagnose einer AN gestellt (BMI unter 15), und die Patientin wurde uns zusammen mit ihren Eltern zur Therapie zugewiesen. Der folgende Ausschnitt stammt aus dem Erstinterview. Beide Eltern halten sich zurück und lassen Cornelia reden. Cornelia findet das offenbar in Ordnung, und wenn die Eltern reden, dann fällt sie ihnen ins Wort (sie sitzt zwischen ihnen).

Cornelia Wie ist das denn in dieser Therapie ... Man hat mir im Spital gesagt, es gehe um die Magersucht, ich müsse herkommen wegen der Magersucht.

Therapeut Also, das kommt ...

Cornelia (fällt ins Wort) Wie ist das denn, wenn ich an Gewicht zunehme, ist das denn die ganze Therapie? Ist sie dann fertig?

Therapeut Also, eben, also das kommt darauf an, was Sie sich hier als Ziele ...

Cornelia (ins Wort fallend) Ich bin vielleicht magersüchtig. Aber ich muss wissen, ob denn die Therapie aufhört, wenn ich zunehme.

THERAPEUT Ich glaube, wenn Sie hier in Therapie kommen, Cornelia, dann werden Sie selber bestimmen, was Ihre Ziele sind und wann Sie glauben, dass diese erreicht sind. Vielleicht hat das Spital Sie wegen Magersucht zu uns zugewiesen, ja, das ist sogar so, das haben sie tatsächlich auf dem Zuweisungszeugnis so geschrieben ... Das ist offenbar die Beurteilung im Spital ... Aber was dann hier geschieht, ob Sie selber das als richtig erachten und, wenn ja, was Sie hier im Sinn haben, das werden Sie selbst entscheiden ... Das gilt allerdings auch für die Eltern, wenn ich das anfügen darf ...

CORNELIA Heißt das jetzt, die Therapie hört auf, wenn ich mein Gewicht erreicht habe?

THERAPEUT (verunsichert) Nein, nein. Nicht unbedingt, man kann sogar sagen, die eigentliche Therapie, wo es um Selbstsicherheit geht, um den Mut, stolz auf sich zu sein, und um die Fähigkeiten, sich unter Gleichaltrigen Respekt zu verschaffen und so weiter, das fängt dann eigentlich erst an ... Immer natürlich nur vorausgesetzt, dass jemand das dann auch will.

CORNELIA Also, wenn ich an Gewicht zunehme, dann müssen meine Eltern nicht mehr in die Therapie kommen?

THERAPEUT Das müssen Ihre Eltern dann selber entscheiden ... Es kommt oft vor, dass Eltern für ein paar weitere Sitzungen herkommen, einfach weil sie gemerkt haben, dass die Krankheit ihrer Tochter neue Wege auch für sie eröffnet hat. Das ist eine interessante Frage, die Sie stellen. Sie machen sich Sorgen um Ihre Eltern ...

CORNELIA Ja. Ich habe nicht so viele Jahre darauf gewartet, dass sie endlich so weit sind, dass sie bereit sind hierherzukommen und dass dann gleichwohl nichts geschieht.

THERAPEUT (längere Pause, betretene Eltern, zu ihnen gerichtet) Das beeindruckt mich sehr, ich meine den Familiensinn ... Es gibt hier Familiensinn ... Ihrer Tochter ... Offenbar gibt es in dieser Familie ... Ihre Tochter drückt ein Gefühl für Verantwortung aus, man fühlt sich füreinander verpflichtet. Das ist beeindruckend ... Umso mehr ... Die Familiensituation, so wie sie geschildert wird, ist alles andere als einfach. Für niemanden ist das einfach. Weder für die Eltern noch für die Mutter, den Vater und auch für Sie nicht, Cornelia ... Ich glaube, jetzt habe ich es besser verstanden. Es tut mir leid, dass ich eine lange Leitung gehabt habe. Das ist eine sehr mutige Haltung. Das ist so wie bei den drei Musketieren: Einer für alle! [Zum Vater] Auch für Sie muss es schwierig sein [Vater kriegt feuchte Augen] ... [Zu Cornelia]

Würden Sie es mir erlauben, allenfalls auch mit Ihren Eltern oder je nachdem mit dem Vater und der Mutter je einzeln zu sprechen? Wäre das für Sie in Ordnung?

CORNELIA Ich fände das sogar wichtig.

THERAPEUT Ich schlage vor, dass wir als Nächstes je eine Sitzung abmachen, wo Sie, Cornelia, alleine kommen, und eine Sitzung, wo die ... [Zu den Eltern] Möchten Sie je einmal alleine herkommen? [der Vater nickt, indem er sich mit dem Handrücken etwas verlegen Feuchtigkeit von den Wangen wischt, die Mutter tupft ihrerseits mit einem Papiertaschentuch Tränen aus den Augen. Beide Eltern bestätigen ihren Wunsch, je zu einer Einzelsitzung herzukommen. Cornelia wirkt sehr erleichtert.]

So offensichtlich das Hungern dieser Patientin in den Dienst der elterlichen Wiedervereinigung gestellt ist, so missverständlich wäre die Annahme, die AN wäre aus der Welt geschafft, sobald die Eltern nur »spurten«. Obwohl diese es im Rahmen der Therapie lernten, die familiären Problemthemen anzusprechen und Lösungen zu erarbeiten, und obwohl sie als getrenntes Paar Schritt für Schritt einen verbesserten Modus vivendi gefunden hatten, stellte sich keine Gewichtsnormalisierung ein. Das Wegfallen der (Schein-)Gründe für das Hungern hatte keinen Einfluss auf die Gewichtsphobie, eher im Gegenteil: Je deutlicher die Eltern das krankhafte Hungern zum Thema machten, umso vehementer kämpfte die Tochter nun für die Beendigung der Therapie (»das Ziel, das ich im Sinn gehabt habe, ist erreicht«). Die kämpferische (parentifizierte) Initiantin der erfolgreichen Familienkonferenz verwandelte sich in ein schmollendes, opponierendes Wesen, das erregten Zuständen verfiel, sobald die Eltern den ramponierten Gesundheitszustand aufs Tapet brachten. Sie stieg aber auch nicht aus der Therapie aus, obwohl das niemand hätte verhindern können. Es sah eher so aus, als wollte sie die Eltern testen. »Bin ich es wert, dass die Eltern mir trotz meines Widerstandes beistehen?« Diese Hypothese schien noch wahrscheinlicher, nachdem die Eltern mit fachlicher Unterstützung klar gemacht hatten, dass es jetzt einzig um die AN und das Ziel einer Gewichtszunahme ging (Tatsache ist, dass Cornelia das Ziel mit Unterstützung der Eltern erreichte).

Ungeachtet der (vermutlich vielen) Faktoren, die das psychogene Hungersyndrom bei Cornelia verursacht und am Leben erhalten haben, schien es eine *familiäre Klärungsfunktion* übernommen zu haben, indem es die Eltern zur Konfliktklärung an einen gemeinsamen Tisch brachte. Die Funktionalisierung eines Verhaltens im familiären Kontext unterliegt unter anderem den Gesetzen der Zweckmäßigkeit, der Interaktion, Bedeutungszuschreibung, der Muster- und Gewohnheitsbildung. Sie ist Teil der alltäglichen (Familien-)Wirklichkeitskonstruktion. Jedes kommunikativ relevante Verhalten – einerlei, ob »symptomatisch« oder »normal«, ob stabil oder kapriziös – kann je nach Kontext unterschiedliche Funktionen übernehmen. Insoweit ist das auch therapeutisch relevant, als der funktionale Aspekt eines Verhaltens als Ansatzpunkt für die therapeutische Veränderung genutzt werden kann. Hätte die Therapeutin beispielsweise von Anfang an auf der »diagnostischen Funktion des AN-Verhaltens«, d. h. auf einer ICD-10-Diagnose bestanden, statt Cornelias Auftrag der Familienzusammenführung ernst zu nehmen, so wäre zu diesem Zeitpunkt vermutlich keine Therapie in Gang gekommen.

Symptome haben als Zeichen einer Krankheit in erster Linie eine *Alarm-* oder *Hinweisfunktion*. Wie das Beispiel freilich zeigt, kann eine an sich sinnvolle Alarmfunktion durch andere Funktionen überdeckt sein. Mehrmals sind wir in Bezug auf das anorektische Hungern bereits auf die *intrapersonelle Funktion* eingegangen, die mit der Affektregulierung, der Erfahrung eigener Wirksamkeit und der Identitätsstiftung in Zusammenhang gebracht wird. Eine *interaktionelle Funktion* kann man Symptomen zubilligen, wenn sie die Kontrolle der Beziehungsdynamik übernehmen, etwa wenn Migräneattacken die Nähe und Distanz in der Paarbeziehung bestimmen oder wenn Cornelia – angeblich »absichtlich« – durch Hungern die elterliche Aufmerksamkeit auf sich lenkt. Schließlich können Symptome auch eine *existenzielle Funktion* annehmen, beispielsweise zur Zementierung einer Ideologie (Askese, Fastenheilige oder aktueller: »Pro-Ana« im Internet, Idealisierung der Krankheit als Lifestyle), zur *spirituellen* Hinwendung (bewusste Entsagung von einem Grundbedürfnis als Weg zur transzendenten Erfahrung) oder ganz allgemein als Richtschnur für die *Lebensführung* (gesundheitsbewusstes Fasten, Diätbewegungen).

2.3.2 Diagnostische Leitlinien

Für die klinische Diagnostik sind zwei wissenschaftlich anerkannte Manuale oder Leitlinien relevant, einerseits die ICD (= International Classification of Diseases, ein Klassifikationssystem der Weltgesundheitsorganisation für medizinische Diagnosen) und andererseits das DSM (= Diagnostic and Statistical Manual of Mental Disorders, das amerikanische Pendant). Auch für AN-Betroffene ist nicht unwichtig zu wissen, dass bei dieser Art der Diagnostik folgende Hintergründe ausschlaggebend sind:

- Zum einen folgen beide Manuale, ICD und DSM, einem (teilweise) »atheoretischen« Ansatz, das heißt, sie basieren nicht auf ätiopathologischen Konzepten, sondern auf einer deskriptiven Klassifikation (Dilling, Mombour u. Schmidt 2005). Sie sind das Ergebnis der Studien von Diagnosekommissionen auf der ganzen Welt, die aufgrund operationaler Kriterien eine möglichst große Übereinstimmung zwischen Diagnostikern weltweit anstreben. Die Klassifikation gibt weder den Stand des Wissens über die AN wieder noch impliziert sie ein kausales Erklärungs- oder Therapiemodell.
- Zum anderen sind beide Manuale stetigen Veränderungen unterworfen, die einerseits mit dem Stand des ätiologischen Wissens zu den Krankheiten im Zusammenhang stehen, zum anderen aber auch mit dem gesellschaftlichen Wandel und der entsprechenden Wahrnehmung von psychischen Störungen. Aktuell (2019) ist für die ICD die zehnte Ausgabe in Kraft, ICD-10, und die angepasste, teils stark überarbeitete Ausgabe ICD-11 ist für 2022 vorgesehen. Was darin bezüglich der AN anders sein wird, lässt die neueste Ausgabe der DSM-V erkennen (vgl. nächsten Abschnitt).

In der klinischen Begegnung mit AN-Patientinnen beeindrucken das ins Auge springende Untergewicht und bei gelingender Beziehungsaufnahme die tiefe Verunsicherung bezüglich der eigenen Identität, gepaart mit rational nicht zu begründenden Scham- und Schuldgefühlen. Es zeigt sich in der näheren Untersuchung eine angstvolle Verzerrung der Gefühle, des Denkens und der Wahrnehmung in Bezug auf das Selbst. Um den »klinischen Blick« zu objektivieren und die Diagnose zu stützen, wurde in den vergangenen Jahren eine Vielzahl von Materialien entwickelt (z. B. strukturierte Interviews, Fragebogen, Essprotokolle; Tuschen-Caffier, Pook u. Hilbert 2005). In der ambulanten und stationären Praxis richtet sich die Diagnose hauptsächlich nach folgenden Kriterien (ICD-10, F50.0):

1. *Untergewicht* von mindestens 15 % unter Normalgewicht oder Quetelet-Index (BMI in kg/m^2) von 17,5 oder weniger (Untergewicht entweder selbst herbeigeführt oder durch Ausbleiben der erwarteten Gewichtszunahme während der Wachstumsperiode)
2. *Gewichtsverlust selbst herbeigeführt* durch eine oder mehrere der folgenden Maßnahmen:
   a. Vermeidung von hochkalorischen Speisen
   b. selbst induziertes Erbrechen (Purging-Verhalten)
   c. Gebrauch von Appetitzüglern oder Diuretika (Purging-Verhalten)
   d. selbst induziertes Abführen (Purging-Verhalten)
   e. übertriebene körperliche Aktivität
3. *Körperschemastörung* in Form einer spezifischen psychischen Störung: Die Angst, zu dick zu werden, besteht als eine tief verwurzelte, überbewertete Idee. Die Betroffenen legen eine sehr niedrige Gewichtsschwelle für sich selbst fest.
4. Eine *endokrine Störung* auf der Hypothalamus-Hypophysen-Gonaden-Achse. Sie manifestiert sich bei Frauen als (primäre oder sekundäre) Amenorrhö, wobei im Rahmen einer Hormonsubstitution die Periode aber auch persistieren kann. Bei Männern äußert sich die endokrine Störung als Libido- und Potenzverlust. Ein erhöhter Spiegel von Wachstumshormon und Kortisol, Änderungen des peripheren Metabolismus von Schilddrüsenhormonen und Störungen der Insulinsekretion können ebenfalls vorliegen.
5. *Entwicklungsverzögerung und -hemmung* besonders bei Beginn der Erkrankung vor der Pubertät (Wachstumsstopp; fehlende Brustentwicklung und primäre Amenorrhö bei Mädchen; bei Knaben bleiben die Genitalien kindlich). Nach Remission wird die Pubertätsentwicklung häufig normal abgeschlossen; die Menarche tritt aber verspätet ein.

Es werden zwei Subtypen bezüglich Symptomatik, Verlauf und Prognose unterschieden: Anorexia nervosa vom restriktiven Typus (F50.00) und Anorexia nervosa vom Binge-Purging-Typus (F50.01).

Psychogene Essstörungen werden als »Verhaltensauffälligkeiten in Verbindung mit körperlichen Störungen und Faktoren« definiert. Sie umfassen neben der AN die BN (Bulimia nervosa) als eigenständiges Syndrom des Überessens und nachfolgenden Erbrechens oder

Abführens (Russel 1979) sowie weniger spezifische Essstörungen (im amerikanischen Klassifikationssystem DSM-IV erschien seit 1994 als »jüngstes Kind« der Gruppe die Binge-Eating-Störung (Essanfälle, vgl. de Zwaan u. Friedrich 2006).

Übergewicht (BMI zwischen 25 und 30) und *Adipositas* (BMI >30) gelten nicht als »psychogene« Essstörungen, da nicht erwiesen ist, dass sie in jedem Fall und zwingend psychogener Natur sind. Im Kapitel V (F) der ICD-10 sucht man deshalb vergeblich danach (sie erscheinen als metabolische Störung unter E66).

Hinsichtlich des Kriteriums der Essängste wird auch von einer Kulturabhängigkeit berichtet (Hsu a. Lee 1993), indem in asiatischen Ländern die Gewichtsphobie seltener gefunden wird. Daher wird vermutet, dass es auch andere Gründe zur Entwicklung einer AN gibt als modisches Diäthalten und Gewichtsphobie. Ein Beispiel ist die *Anorexia athletica*, bei der weder das Schlankheitsideal noch die Gewichtsphobie antreibend sind, sondern ein Leistungsideal. Diese Form der Magersucht scheint sich in den letzten zehn Jahren im Spitzensport gefährlich auszubreiten, wobei nicht mehr vor allem Tänzerinnen, Skispringer, Kunstturnerinnen oder Jockeys gefährdet sind, sondern neuerdings auch Triathleten, Läufer und Radprofis, ganz allgemein Athleten von Ausdauersportarten (NZZ am Sonntag vom 29.09.2018, vgl. Bräuer 2018). Im Verlaufe der Störungsentwicklung scheinen sich die Symptome unabhängig vom Einstieg anzugleichen (= *Äquifinalität:* ein Aspekt von Systemen, der es offenlässt, auf welchem Weg das Ziel erreicht wird – »viele Wege führen nach Rom«, »viele Ursachen – eine Wirkung«; demgegenüber steht die *Multifinalität:* Ein und dasselbe Verhalten führt zu ganz unterschiedlichen Resultaten – »Gesetz des Chaos«, »kleine Ursache, große Wirkung«).

Von den psychogenen Essstörungen im engeren Sinn wird die *Orthorexie* (griech. *orthos:* »richtig«; eine Besessenheit, »gesund« zu essen bzw. »ungesunde« Speisen zu vermeiden) abgegrenzt, die allerdings wissenschaftlich nicht als eigene Diagnose anerkannt ist. Sie zeichnet sich dadurch aus, dass Patientinnen Speisen in einem zwanghaften und letztlich willkürlichen System in »gesunde« und »ungesunde« einteilen und von dieser Beschäftigung tagsüber mehrere Stunden absorbiert sind, sodass ihre Affektlage zunehmend in Abhängigkeit von diesem Thema gerät.

Nicht zu den eigentlichen Essstörungen gehört der *Picazismus* (Pica-Syndrom oder kurz Pica, lat. »Elster«), bei dem eine qualitative

Normabweichung des Essverhaltens vorliegt, indem Betroffene die ungewöhnlichsten und zum Teil widerliche Dinge essen, wie Zigaretten, Insekten, Steine, Asche und dergleichen mehr (Knecht 2000). Ebenfalls nicht zur AN gehört die bereits 1886 vom italienischen Neurologen *Enrico Morselli* (1852–1929) zum ersten Mal beschriebene *Dysmorphophobie*, auch wenn AN-Patientinnen ganz ähnliche Symptome äußern (nicht einfühlbare, panikartige Ablehnung gewisser Körperteile). Die körperdysmorphe Störung wird den Zwangsspektrumstörungen zugeordnet (in der angelsächsischen Literatur gilt das allerdings auch für die AN). Im Klassifikationssystem ICD-10 wird sie als »hypochondrische Störung« geführt (F45.2) und beschreibt die von überwertigen Ideen geprägte Beschäftigung mit den Möglichkeiten, an Krankheiten oder körperlichen Entstellungen (Nase, Kinn, Gesicht, Penis etc.) zu leiden.

2.3.3 Diagnose der Anorexia nervosa nach DSM-V – Abschied von der Idee der Krankheitsverleugnung

Krankheitsverleugnung korreliert hochgradig mit der Therapieresistenz bei AN und war im DSM-IV (wie aktuell noch im ICD-10) als diagnostisches Kriterium aufgelistet. Der Begriff wurde definiert als Weigerung (*refusal*), die eigene Krankheit anzuerkennen und zu akzeptieren. Er verwies dabei allerdings nicht nur auf psychodynamische Therapien und Ich-Abwehrmechanismen, sondern in einer breiteren Definition auch auf maladaptative Copingmechanismen.

Es ist bemerkenswert, dass in der Überarbeitung des DSM-V, das seit 2013 in Kraft ist, sämtliche Formulierungen, die den AN-Erkrankten absichtliches oder willkürliches Verhalten, also eine Absicht unterstellen (wie *refusal*: Weigerung oder *denial of illness*: Krankheitsverleugnung), nicht mehr vorkommen.

»Leugnen« bedeutet, etwas abstreiten, etwas Offenkundiges als unwahr hinstellen oder behaupten, dass etwas nicht zutrifft.[8] Somit ist der Begriff eindeutig negativ konnotiert, intendiert eine aktive Absicht, die Realität als unwahr darzustellen und andere zu täuschen. Es wird eine Situation des »Nichtwollens« definiert, die nur der Stigmatisierung der Erkrankten Vorschub leistet.

Tatsächlich konnten Maier et al. (2014) in einer explorativen retrospektiven Pilotstudie von Jugendlichen u. a. zeigen, dass AN-Betroffene

8 Eine Vorform des Begriffs findet man im Althochdeutschen als »lougnen«, bei dem eine Verbindung zu »lügen« besteht, vgl. https://de.wiktionary.org/wiki/leugnen [09.11.2018].

das Gefühl haben, die Gesellschaft hege negative Stereotypen gegenüber AN-Erkrankten. Zudem wurde über konkrete Erfahrungen von Stigmatisierung und Diskriminierungen sowie über Ablehnung durch Peers berichtet. Des Weiteren enthüllte das Ausmaß der Übereinstimmung zwischen der Selbsteinschätzung der AN-Patientinnen und den stigmatisierenden Aussagen der Nicht-Betroffenen einen beachtlichen Grad an Selbststigmatisierung. Konkret berichtete ungefähr ein Drittel der befragten AN-Patientinnen von einem verzögerten Einstieg in die Behandlung wegen der Angst vor Diskriminierung und Stigmatisierung. In der Studie wurde daraus der Schluss gezogen, dass Stigmatisierung eine entscheidende Rolle bei jungen AN-Patienten spielt und dass sie ihre Motivation für die Inanspruchnahme professioneller Hilfe beeinflusst.

Unsere klinische Erfahrung zeigt uns, dass nicht nur die Patientinnen, sondern auch die Angehörigen unter der Stigmatisierung leiden. Deshalb machen wir in einer Therapie von Anfang an klar, dass es sich bei der AN nicht um ein Nichtwollen, sondern um ein Nichtkönnen – eine Krankheit – handelt. Das löst bei Eltern und Patientin meistens eine Reaktion der Erleichterung aus. Die Entkulpabilisierung bahnt zweckmäßigeren und legitimen Fragen nach Erklärungsmodellen und Behandlungsmöglichkeiten den Weg. Nichtsdestotrotz bleibt bei der Patientin die Selbststigmatisierung als Ausdruck einer tiefen Selbstabwertung oft hartnäckig bestehen.

Beispiel 7: Noemi S. – Angstbedingte Vermeidung der Wahrnehmung

Obwohl die 33-jährige, kränklich wirkende Noemi S. mit einem BMI um 14 offensichtlich außerstande war, für ihre eigene materielle Existenz zu sorgen, vertrat sie die Ansicht, sie sei selbst schuld an ihrem Leid. Die Krankheit trotzte zahlreichen Therapieversuchen in unterschiedlichen Settings, sodass ihr – gegen ihre Überzeugung – bereits vor mehreren Jahren eine Invalidenrente zugesprochen wurde. Seither lebte sie ein relativ eigenständiges Leben in einem der elterlichen Wohnung angegliederten und mit dieser durch eine Verbindungstür zugänglichen 1-Zimmer-Studio, das sie praktisch nur noch für Einkäufe und Arztbesuche verließ. Ihre Hauptaufgabe sah sie darin, die an MS erkrankte Mutter zu versorgen, für sie zu kochen und ihr allerlei Wünsche zu erfüllen. Drei Jahre zuvor war ihr Vater an einem Herzleiden gestorben, während ihre ältere Schwester seit Langem verheiratet in Südkorea lebte und es, wie die Patientin bitter hervorhob, nicht für nötig hielt, für die Beerdigung des Vaters nach Hause zu kommen. Noemi S. erschien in vierwöchigen Abständen zu ambulanten Sitzungen, wobei sie beide Begründungen dazu nebeneinander stehen ließ: »weil die Invalidenversicherung es zur Bedingung für die Rente macht« und »weil es mir guttut, mit jemandem zu sprechen, der eine Ahnung von meiner Krankheit hat«.

NOEMI Letzte Woche ist die Druckstelle am Gesäß [der Mutter] wieder aufgegangen, und deshalb ist Dr. W. [Hausarzt] fast täglich vorbeigekommen. Wir haben es jetzt geschafft, dass es nicht eitert. Es sieht ganz gut aus.

THERAPEUT Hat die Mutter dabei Schmerzen?

NOEMI Nein, auch Dr. W. sagt, immerhin habe sie keine Schmerzen.

THERAPEUT Und wie geht es Ihnen, Frau S.? Könnten Dr. W. oder ich etwas tun, um Ihnen die Aufgabe zu erleichtern, zum Beispiel eine engere Zusammenarbeit mit der Spitex?[9]

NOEMI Es ist gut, wie es ist, das ist doch meine Aufgabe, auf jeden Fall, ich sehe das so. Es gibt mir das Gefühl, dass ich die Rente verdiene. Die Aufgabe ist ja nicht einfach, und wenn ich sie nicht übernehme, müsste jemand anderes es tun.

THERAPEUT Ja, das ist genau so. Und Dr. W. hat mir ja mehrmals am Telefon bestätigt, dass Ihre Mutter Ihnen so dankbar sei. Er hat mir bestätigt, für die Mutter sei die Unterstützung ihrer Tochter ein richtiges Lebenselixier, die Mutter sage das immer wieder. Und trotzdem frage ich mich, wie es denn Ihnen dabei geht? Sie beziehen die Rente ja nicht wegen der MS der Mutter, sondern wegen Ihrer eigenen Erkrankung.

NOEMI Das sieht nur so aus. Natürlich sehe ich, dass ich anders bin als andere. Aber das ist doch keine Krankheit. Die Rente habe ich mir erschlichen, das ist doch klar! Eine Rente, weil jemand nicht genug isst, das ist doch absurd! Ich sage nicht, dass ich heute könnte, wenn ich nur wollte, aber früher ist es reine Rebellion gewesen. Also bin ich doch selber schuld.

THERAPEUT Ich respektiere es, wenn Sie das so sehen. Ich sage nur, ich sehe es anders. Ich sage nur, dass es echt bewundernswert ist, zu sehen, wie Sie das meistern, einerseits die anspruchsvolle Pflege

9 Spitex = ambulante Pflege in der Schweiz.

Ihrer Mutter, anderseits sich selber über Wasser zu halten bei einem Schicksal, wo sich andere dauernd beklagen würden. Sie beklagen sich nie, obwohl Sie allen Grund dazu hätten. So sehe ich das und gestehe Ihnen zu, dass Sie es vielleicht anders sehen.

NOEMI Ich glaube, Sie überschätzen das. Jeder würde doch das machen, was ich mache. Das ist doch selbstverständlich.

THERAPEUT Eben, das meine ich, Sie sehen das so, und ich respektiere das. Nur eben, ich sehe es ziemlich anders. Nichts ist selbstverständlich, ganz besonders das Gute nicht. Eigentlich hätten Sie nicht nur die Rente zugute, sondern auch einen Pflegelohn.

NOEMI Sie scherzen.

THERAPEUT Ich scherze in keiner Weise, das ist mein Ernst. Ich denke natürlich auch an die Zeit, hoffentlich in ferner Zukunft, wenn einmal Ihre Mutter nicht mehr da ist, alle Eltern sterben irgendwann einmal.

NOEMI (lange Pause) Daran möchte ich gar nicht denken [lange Pause] … aber ja, das ist schon ein Thema, eigentlich denke ich dauernd daran und will es nicht wahrhaben, hmm.

THERAPEUT Tut mir leid, dass ich da was … eh … Unangenehmes anspreche.

NOEMI Hm, ja. Aber das ist ja Ihre Aufgabe … Wie haben Sie das einmal gesagt? Anwalt der Zerrissenheit seien Sie?

THERAPEUT Genau. Die Realität nicht aus den Augen verlieren. Oft schürt sie Angst und bestärkt unsere Neigung, wegzuschauen.

NOEMI (nach langer Pause) Vielleicht muss meine Mutter zuerst gegangen sein, bevor ich mich um mich kümmern kann. Aber möglicherweise mache ich mir da auch nur etwas vor. Sicher wird es hart werden … Ja, das macht mir Angst.

Statt von Krankheitsverleugnung gehen wir von einer *angstbedingten Vermeidung der Wahrnehmung, krank zu sein,* aus. Zudem erinnern wir an die funktionale Perspektive: Aus der Sicht der AN-Erkrankten ist das Hungern nicht eine Krankheit, sondern die Lösung ihres Angstproblems.

Um den aus heutiger Sicht ungerechtfertigten Absichts-Unterstellungen zu entgehen, wird im DSM-V (und in der Folge auch bei der 2022 in Kraft tretenden Neuauflage der ICD-11) diagnostisch nur noch auf das beobachtbare Verhalten verwiesen. Die diagnostischen Leitlinien für die AN umfassen im DSM-V (307.1) drei Problembereiche:

- Durch zu geringe Energiezufuhr ist das Körpergewicht unter dem für das jeweilige Geschlecht, Alter, die Entwicklung und dem Gesundheitszustand zu erwartenden Gewicht.
- Hinter dem niedrigen Körpergewicht steht die Angst vor einer Gewichtszunahme und der Vorstellung, dick zu werden.
- Die Betroffenen haben eine Körperschemastörung sowie eine Störung in der Wahrnehmung ihres geringen Körpergewichts.

Das Ausmaß der AN wird eingeteilt in: mild BMI ≥ 17, gemäßigt BMI 16–16.99, schwer BMI 15–15.99, extrem BMI <15.

2.3.4 Differenzialdiagnose

Von anderen Essstörungen unterscheidet sich die AN vor allem durch das Untergewicht, wobei internistische Erkrankungen wie Morbus Crohn, Colitis ulcerosa, einheimische Sprue, Hyperthyreose oder ein Hirntumor (z. B. Insulinom, Hypothalamustumor), aber auch Amphetamin- bzw. allgemein ein Drogenabusus ausgeschlossen werden müssen. Massive Gewichtsverluste finden sich auch bei psychischen Störungen, etwa bei schweren Depressionen oder bei der Schizophrenie. Hier fehlen aber meist die Körperschemastörungen und die Gewichtsphobie.

Beispiel 8: Walter V. – Vorsicht mit der Diagnose

Bei Walter V., einem 29-jährigen Mann mit deutlichem Untergewicht (BMI 15) und chronischen Bauchschmerzen, wurden mehrere internistische Abklärungen gemacht. Da keine somatische Diagnose gestellt werden konnte, wurde er während sechs Jahren als »Anorektiker« von Stelle zu Stelle weitergeleitet. Insofern entpuppte sich dieser »Fall« als ein Lehrstück zur Differenzialdiagnostik, als alle Kriterien für die Diagnose AN tatsächlich gegeben waren – außer einem: der Gewichtsphobie. Walter V., der noch bei seinen Eltern wohnte, verneinte auf eine glaubhafte Weise phobische Ängste vor einer Gewichtszunahme und beteuerte ganz im Gegenteil einen ernsthaften Wunsch, endlich ein für sein Alter normales männliches Gewicht zu erreichen. Er war allemal damit einverstanden, dass wir seine Eltern zu einer Sitzung einluden, um uns bei ihnen nach dem alltäglichen Ess- und Gewichtsverhalten zu erkundigen. Nichts, aber auch gar nichts seitens deren Aussagen hätte auf ein gewichtsphobisches Verhalten des Patienten schließen lassen. Diesen Befund, dass wir eine AN wegen des offenkundigen Fehlens der Gewichtsphobie nicht stichhaltig bestätigen konnten, gaben wir dem zuweisenden Hausarzt zurück. Dieser informierte uns nur einen Monat später über einen dramatischen weiteren Verlauf. Der Patient musste an einem Wochenende wegen eines akuten Darmverschlusses (Ileus) in das Spital eingewiesen werden. Im Zuge der Notfalloperation fand der Chirurg einen »sehr regionalen« Morbus Crohn (chronisch entzündliche Darmerkrankung, vermutlich Autoimmunerkrankung, die zur Verengung der Darmpassage führen kann).

Im Verlaufsbericht nach der Operation war zu lesen: »Bisher sehr befriedigender Verlauf mit sehr zufriedenem und glücklichem Patienten. Er bekundet abdominal keine Beschwerden mehr. Anscheinend hat sich auch die psychische Problematik zu Hause deutlich gelöst.«

Bei einer telefonischen Befragung vier Jahre später gab der Patient an, dass er bereits sechs Monate nach der Operation 70 kg erreicht habe (BMI 20) und dass es ihm seither bestens ging. Er sah sich nicht als Opfer der Medizin, da ihm die Ärzte glaubhaft hätten versichern können, dass eine klinische Diagnose wegen des extrem begrenzten Befundes (nur kleinere, höchstens münzengroße »Plaques«) mit den damaligen diagnostischen Mitteln unmöglich gewesen sei.

2.3.5 Komorbidität

Für die AN wird eine hohe Komorbidität gefunden (Steinhausen 2002): 25,5 % für Angststörungen, 24,1 % für affektive Störungen, 12,1 % für Zwangsstörungen und 4,6 % für Schizophrenie. In anderen Studien wird der Anteil von Major Depression und Dysthymia mit 50 bis 75 % angegeben, wobei die Reihenfolge des Auftretens uneinheitlich ist (Reich u. Cierpka 1997; Jacobi, Paul u. Thiel 2004). Bei einem Zehntel der AN-Patientinnen finden sich Borderline-Persönlichkeitsstörungen (Herzog et al. 1995). Auch stoffgebundene Süchte sind häufiger als in einer nicht essgestörten Kontrollgruppe (Goldbloom 1993).

Die AN ist durch gravierende medizinische Folgen belastet, die ein Zusammengehen von Psychotherapie und somatischer Medizin notwendig machen, u. a.:

- Osteoporose (Lakunenbildung im Knochen). Eine Kombination von AN mit Depression scheint das Risiko erheblich zu vergrößern

- Störungen der Nierenfunktion infolge Dehydratation und Abusus von Lanxantien und Diuretika
- Erhöhte parasympathische Aktivität der autonomen kardiovaskulären Regulation (Diezemann 2001), Bradykardie, Hypotonie, hypotone Kollapse, Ödeme
- Hartnäckige Verstopfungen; Megakolon nach langem Laxantienabusus
- Zahlreiche Blutbild- und Elektrolytveränderungen. *Cave:* durch regelmäßiges Erbrechen erzeugte Hypokaliämie kann zu Herzrhythmusstörungen und Herzstillstand führen.
- Zerebral konnte mit neueren Techniken des biologischen und funktionellen »Brain-Imaging« bei der restriktiven AN ein gesteigerter Metabolismus des subkortikalen Hirns nachgewiesen werden (vgl. Schiepek 2003, S. 141). Die ebenfalls nachgewiesene Hirnatrophie scheint sich im Verlaufe der Gewichtsnormalisierung zurückzubilden (Pseudoatrophie).

Der Großteil der somatischen Befunde scheint allerdings nicht für die AN spezifisch zu sein, sondern auch bei anderweitigen Hungerzuständen aufzutreten. Die Bedeutung einer statistischen Häufung von urogenitalen Normabweichungen und des Ullrich-Turner-Syndroms bei AN ist unklar (Noelle 2003).

Insofern die klinischen Zeichen der AN augenfällig sind – selbstinduzierter Gewichtssturz, deutliches Untergewicht, gewichtsphobisches Verhalten, Ausfall der Regelblutung –, bietet die Diagnosestellung zwar selten Probleme. Ungeachtet dessen müssen differenzialdiagnostisch andere Ursachen jedoch unbedingt ausgeschlossen werden. Schon deshalb empfehlen wir jungen Therapeuten mit oder ohne medizinische Ausbildung, bei jeder AN-Therapie die Zusammenarbeit mit somatischen Fachleuten zu suchen (ein weiterer Grund ist das medizinische Monitoring des Untergewichts im ambulanten Kontext, die sogenannte »Klinik zu Hause«).

2.4 Zur Epidemiologie

AN ist nicht neu und sie ist auch nicht »ein Phänomen heutiger Dekadenz«, es ist vielmehr eine Krankheit im Zusammenhang mit einer maladaptiven Individualentwicklung. Auch wenn es immer wieder missverstanden wird: Primär ist AN eben nicht eine Ernährungskrankheit, sondern eine psychische Störung, und das Untergewicht ist eine Folge davon. Die vom Hausarzt erhobenen somatischen Befunde, soweit sie überhaupt auffällig sind, sind wiederum eine Folge des Untergewichts, sie haben mit den Ursachen der seelischen Störung wenig bis nichts zu tun.

Die Ursachen sind größtenteils ungeklärt. Eine breite wissenschaftliche Zustimmung findet die empirisch gut gesicherte Annahme einer multifaktoriellen Ursache, die genetische, neurobiologische, (entwicklungs-)psychologische und soziale (familiäre, gesellschaftliche) Faktoren umfasst (Herzog, Munz u. Kächele 2004). Jüngste Studien bringen die Krankheit – zumindest den restriktiven, »asketisch anmutenden« Typus – in die Nähe zu den Angst- und autistischen Störungen (Baron-Cohen et al. 2013).

Primär handelt es sich bei der AN um eine (Entwicklungs-)Störung des Kindes- und Jugendalters mit zwei Häufigkeitsgipfeln der Erstmanifestation, einerseits bei 12 bis 13 (meist präpubertär) und bei 17 bis 18 Jahren (adoleszente Form; Otte, Basler u. Schwoon 1978). Häufigstes Ersterkrankungsalter ist mit 20 bis 40 % aller Fälle die Adoleszenz. In diesem Lebensabschnitt ist die Anorexia nervosa die dritthäufigste chronische Erkrankung und hat unter den psychiatrischen Erkrankungen von Kindern und Jugendlichen das höchste Sterberisiko (unter Anwendung wissenschaftlicher Richtlinien, besonders des Primats einer Gewichtsrehabilitation, scheint sich die Prognose in den vergangenen Jahren zu verbessern, zumindest für das Jugendalter). Die präpubertäre Form ist seltener (und oft kombiniert mit Angst- oder Zwangssymptomen) und nach dem 30. Lebensjahr sind Ersterkrankungen eher die Ausnahme.

Bemerkenswert ist die Komorbidität mit Zwangserkrankungen (Cederlöf et al. 2015): Das Risiko eines Patienten mit einer bestehenden Zwangserkrankung komorbid an AN zu erkranken, ist 17-fach erhöht. Schlüsselt man es auf die Geschlechter auf, so ist es bei Männern sogar 37-fach erhöht, bei Frauen ca. 16-fach (die Komorbidität gilt auch umgekehrt, AN-Patienten haben ein deutlich erhöhtes Risiko für Zwangserkrankungen).

Oft ist der Beginn durch ein belastendes Ereignis als Auslösefaktor gekennzeichnet, beispielsweise durch einen Schicksalsschlag im engsten Kreis (Tod eines nahen Menschen, eines geliebten Haustiers, Trennung der Eltern), eine somatische Krankheit (z. B. Pfeiffer-Drüsenfieber), eine belastende Erfahrung (Hänseleien, Liebeskummer) oder andere Ereignisse. Indessen kann sich die Störung für die Betroffenen selbst eher schleichend einstellen (»Eigentlich wollte ich nur ein wenig abnehmen, zwei oder drei Kilo, und allmählich habe ich bemerkt, dass ich nicht mehr aufhören kann«).

In der Bevölkerung ist AN nicht zufällig verteilt, sondern betrifft 8- bis 40-mal häufiger das weibliche Geschlecht (Steinhausen 2005), wobei über die Gründe für die deutliche weibliche Präferenz nur spekuliert werden kann (kulturell?, geschlechtsspezifische Erziehung?, biologische Unterschiede?). Essstörungen im Allgemeinen sind häufiger geworden, rangieren sie derzeit doch auf Platz vier der häufigsten psychischen Störungen junger Frauen, nach Depressionen, substanzbedingten Süchten und bipolaren Krankheiten (Schweiger, Peters u. Sipos 2003). Ältere Studien gingen auch für die AN im Speziellen noch von einer Zunahme aus (Theander 1970, zit. in Otte, Basler u. Schwoon 1978). Doch neuere Untersuchungen zeigen eine Stabilisierung der Inzidenzraten (= Anzahl neuer Fälle pro Jahr) seit den 80er-Jahren (Hoeck a. van Hoeken 2003; Milos et al. 2004). Andere Betrachtungen gehen von einem differenzierten Bild aus, indem alterskorrigiert in der Gruppe der 15- bis 19-Jährigen zunehmende und bei Frauen und Männern über 25 stabil bleibende Inzidenzraten gefunden werden (Buddeberg-Fischer et al. 1998; Lucas et al. 1999). Jüngste Studien wiederum sprechen für eine erhöhte Inzidenz im Kindes- und Jugendalter (Smink, van Hoecken a. Hoek 2013).

Im Rahmen einer Repräsentativerhebung im deutschsprachigen Raum zu Jugendlichen im Alter von 14 bis 17 Jahren zeigt eine Schweizer Prävalenzstudie, dass das Vollbild der AN mit einer Prävalenzrate (= Zahl der Erkrankten im Verhältnis zur Zahl der Untersuchten) von 0,7 % eine eher seltene Erkrankung ist (Steinhausen, Winkler a. Meier 1997). Doch sie ist die gefährlichste Form unter den Essstörungen und derzeit immerhin Grund für die häufigste Todesursache von jungen Frauen zwischen 15 und 24 (Kamber 2005). Die Lebenszeitprävalenz (= Anteil der Bevölkerung, der irgendwann im Verlaufe des Lebens erkrankt) wird für die AN mit 1,3 % beziffert (Jacobi, Paul u. Thiel 2004). In Risikobereichen wie Ballett, Sport oder der Modebranche ist die AN häufiger. Bei Prävalenzmessungen muss beachtet werden, dass die behandelte Prävalenz (klinisch erfasste Patienten) meist tiefer liegt als die wahre Prävalenz (alle Fälle). Bei Essstörungen wird eine große Anzahl von »Grenzfällen« vermutet, die in der Statistik nicht erscheinen.

Eine groß angelegte Prävalenzstudie zu den Essstörungen in der Schweiz, vom Bundesamt für Gesundheit (BAG) in Auftrag gegeben und durch das Universitätsspital Zürich durchgeführt (Schnyder et al. 2012), zeigt, dass die drei Essstörungen (AN, Bulimie, Binge-Eating) »in der Schweiz mit einer Lebenszeit-Prävalenz von 3,5 % keine seltenen Erkrankungen darstellen« (S. 61). Was die AN betrifft, kommt die Studie mit 0,7 % Lebenszeit-Prävalenz zu vergleichbaren Ergebnissen wie in anderen Studien.

2.5 Wichtige Risikofaktoren

Ein internalisiertes Schlankheitsideal, eine eng damit korrelierende Unzufriedenheit mit dem eigenen Körper sowie daraus abgeleitetes Diät- und gezügeltes Essverhalten bei Mädchen und jungen Frauen gehören zu den am besten dokumentierten Risikofaktoren für die Entwicklung und das Aufrechterhalten von Essstörungen (Guyot, Fairchild a. Hill 1981; Stice 2002).

Die epidemiologische Forschung hat mehr als 30 weitere Faktoren identifiziert, denen ein Einfluss auf die Entstehung, Auslösung und Aufrechterhaltung von Essstörungen zugeordnet werden kann (Jacobi, Paul u. Thiel 2004). Neben den psychosozialen und kulturellen Faktoren, die Diäthalten fördern, handelt es sich um Risikofaktoren auf genetischer, metabolischer, neurobiologischer, psychologischer und familiärer Ebene, von denen nachfolgend einige genannt werden sollen.

2.5.1 Der Faktor Untergewicht – Die Minnesota-Studie

In der oft zitierten *Minnesota-Studie* (Keys et al. 1950) wurden 36 freiwillige US-Bürger aus über 200 jungen, gesunden Wehrdienstverweigerern ausgewählt und in ein Hungerexperiment mit – aus heutiger Sicht – fragwürdiger ethischer Legitimation aufgenommen. Der Biologe Ancel Kays, Gründer eines Labors für Körperhygiene an der Minnesota-Universität in St. Paul, machte sich während des Zweiten Weltkrieges als Ernährungswissenschaftler für die Armee stark und untersuchte nach Kriegsende in Anbetracht der Hungersnöte im Nachkriegseuropa die Wirkung des Hungers auf den Menschen (Schneider 2004). Das bemerkenswert einfache Design des Experimentes lief darauf hinaus, dass die an sich gesunden jungen Männer drei Monate lang normal ernährt und in dieser Zeit verschiedenen klinischen Tests unterzogen wurden. Danach folgte das eigentliche Experiment, eine sechsmonatige Hungerperiode mit einer zu 50 % normalkalorischen Ernährung. Ziel war es, dass die Männer in dieser Zeit ein Viertel ihres Gewichts verlören (ca. BMI 14). Im Anschluss daran folgten nochmals eine dreimonatige Phase normalkalorischer Ernährung, die Aufütterung auf das Normalgewicht und eine Rehabilitation. Die Resultate ließen an Klarheit nichts zu wünschen übrig. Das Hungerexperiment führte zu einer Drosselung des Grundumsatzes auf 40 %; besonders interessant waren indessen die Folgen des Hungers auf die Psychologie der – notabene seelisch völlig gesunden – Männer:

- Sie reagierten apathisch und depressiv, vernachlässigten ihre Körperpflege, die Gedanken waren auf das Essen fokussiert, der Hunger überdeckte einfach alles.
- Die Männer zogen sich sozial zurück und interessierten sich nur noch für Themen, die irgendwie mit Essen zu tun hatten.
- Die sexuellen Bedürfnisse waren im Kontrast zum jugendlichen Alter der Männer wie abgestorben, Liebesfilme hatten auf sie nur insoweit Wirkung, als es darin ums Essen ging.
- Sie verbrachten Stunden mit Essen, sammelten Kochrezepte und kauften Kochutensilien wie Herdplatten oder Teekrüge, auch stahlen einige zwanghaft Nahrungsmittel.
- Es stellte sich der Verlust des Gefühls für Hunger und Sättigung ein.
- Beschrieben wurden des Weiteren Heißhungerattacken, Übelkeit, Erbrechen, Schwindel, Stimmungsschwankungen, Konzentrations- und Schlafstörungen, Haarausfall, Seh- und Hörstörungen, Suizidgedanken sowie Kreislaufprobleme: Hypotonie und Bradykardie.

Unter anderem mit Bezug auf diese Ergebnisse wurde die *Set-Point-Theorie* formuliert, die besagt, dass jeder Mensch über ein angeborenes, individuelles »Wohlfühlgewicht« – den »Set-Point« – verfügt. Aktuell geht man eher von der Idee eines Fließgleichgewichtes statt von der eines fixen Set-Points aus. Im Hungerzustand versucht der Körper, durch biologische (Gegen-)Regulation – man spricht vom »Hungerstoffwechsel« – ein Gleichgewicht aufrechtzuerhalten (Pudel 1997, nach Reich u. Cierpka 1997, S. 18).

Die für das Verständnis der AN vielleicht wichtigste Implikation des Minnesota-Hungerexperimentes – das unter heutigen Ethikstandards zum Schutz des Individuums kaum noch durchgeführt werden dürfte – ist die Erkenntnis, dass die meisten psychischen und physischen Symptome bei der AN allein eine Folge des Untergewichts sind, und zwar unabhängig von dessen Ursachen (psychisch oder alimentär). Ist es aber einmal hergestellt, so greifen im Vollbild der Krankheit die AN-typischen seelischen Merkmale (Unsicherheit, Angst, Zwänge, Kontrollbedürfnis, Körperwahrnehmungsstörungen) und die biologischen Komponenten wie in einem Räderwerk zirkulär ineinander und halten die anorektische Hungerdynamik in Gang.

2.5.2 Biologisch-genetische Faktoren

Die Minnesota-Studie lehrt uns, dass die abnormen biologischen Befunde bei der AN im Zusammenhang mit dem extremen Hungerzustand interpretiert werden müssen. Die Stammesgeschichte hat uns mit Anpassungsreaktionen an Hungerzustände ausgestattet (wobei evolutionäre Auslöser für das »phylogenetische« Lernen, Hungerzustände zu bewältigen, selbstredend nicht die AN, sondern Nahrungsmangel waren). Eine Schlüsselrolle scheint dem von den Fettzellen (Adipozyten) ausgeschüttete Hormon Leptin zuzukommen. Es setzt im Hypothalamus an und triggert über zahlreiche Neuropeptide – wie Neuropeptid Y (Aufnahme von Kohlenhydraten), Galanin (Aufnahme von Fett), Dopamin (»stressbezogene« Nahrungsaufnahme), Agouti-related Protein (den Appetit stimulierend) und andere – das Hunger- und Sättigungsgefühl (Wauters et al. 2000).

Leptin spielt eine zentrale Rolle für die Homöostasis des Körpergewichts und reagiert sensibel auf Veränderungen des BMI. Verminderter BMI führt zur Abnahme des Leptin-Blutspiegels und Hypoleptinämie setzt eine Kaskade von Folgeerscheinungen in Gang wie Amenorrhö, Schlafstörungen, kognitive Einschränkungen, motorische Unruhe und Hyperaktivität (das könnte die »Möbiusschleifen« oder Teufelskreise erklären, die bei der AN so typisch sind: Unterernährung führt zur Abnahme des Leptins im Blut, diese zu Hyperaktivität, was wiederum zum rascheren Verbrauch von Energie und kognitiven Einschränkungen führt und so weiter). Umgekehrt erfolgt mit einer Normalisierung der Ernährung wiederum ein Anstieg des Leptins im Blut auf Normalwerte. Während ein tiefer Leptinspiegel im Blut (< 2 ng/ml) für die Diagnose einer AN spricht, führt eine reine Leptinsubstitution wegen der hohen Komplexität der Zusammenhänge leider nicht zur Überwindung der Krankheit. Immerhin wird aber die

Leptingabe zur Therapie der Hyperaktivität diskutiert (Hebebrand, Muller a. Holtkamp 2007).

Alles in allem belegt eine wachsende Anzahl von biologischen Studien den zentralen Stellenwert molekularer Regulationsprozesse in Bezug auf die endokrinologische und zentralnervöse Gewichtskontrolle (Vink et al. 2001; Urwin et al. 2002) und weckt Hoffnung auf »maßgeschneiderte« Medikamente zur Therapie der AN. Indessen muss, wie eingangs dieses Abschnitts erwähnt, die Richtung der Kausalität beachtet werden. AN ist primär eine psychische Störung, und die somatischen und neuroendokrinologischen Veränderungen sollten als Folgeerscheinungen eines Hungersyndroms aufgefasst werden, das ganz unterschiedliche Ursachen haben kann (d. h., eine Therapie der AN, die einzig auf die Gewichtsnormalisierung hinzielt, ist ungenügend).

Zur Klärung des genetischen Anteils wurden die Raten der Erkrankung bei Geschwistern und Eltern von Patientinnen sowie bei Zwillingen untersucht. Verwandte von AN- und BN-Patientinnen zeigten in einer Studie eine (sieben- bis zwölffach) höhere Rate für Essstörungen als Verwandte von nicht erkrankten Kontrollpersonen (Lilenfeld et al. 1998). Frühe Zwillingsstudien ergaben eine Konkordanzrate von über 50 % für monozygote und unter 10 % für dizygote Zwillinge. Wegen zahlreicher methodischer Schwierigkeiten – wenige Fälle, Diagnostik, Stichprobenauswahl (Steinhausen 2005) – wurden die Ergebnisse kritisiert, und neuere Untersuchungen ergaben widersprüchliche Ergebnisse. »Der Einfluss von genetischen Faktoren auf die Entwicklung von Essstörungen kann daher bisher nicht eingeschätzt werden« (Tuschen-Caffier, Pook u. Hilbert 2005, S. 19). Dessen ungeachtet halten andere Autoren an einem genetischen Faktor fest, indem nachgewiesen werden konnte, dass an einer restriktiven AN erkrankte Personen häufiger eine bestimmte Genvariante tragen, die sich auf das Stresshormon Noradrenalin auswirkt (Urwin et al. 2002). Für Stress und Angst scheinen AN-Patientinnen besonders anfällig zu sein.

Eine kürzlich publizierte internationale Genomstudie, realisiert von über 200 Forschern und geleitet von einem weltweit in der Genetik psychiatrischer Erkrankungen führenden Team an der amerikanischen Universität North Carolina gibt einen vertieften Einblick in die Biologie der Magersucht (Duncan et al. 2017). Die Studie mit insgesamt 3495 AN-Patientinnen (und 10982 Kontrollen) deckte auf, dass die AN mit signifikanten Besonderheiten auf dem Chromosom 12 einhergeht. Dieses Chromosom enthält zwischen 1000 und 1400 Gene, die mit verschiedenen genetischen Erkrankungen in Verbindung gebracht werden (z. B. Morbus Osler, eine angeborene Erkrankung der Blutgefäße, oder Phenylketonurie, eine angeborene Stoffwechselstörung). Wie weit die erwähnten Auffälligkeiten ein erhöhtes AN-Risiko voraussagen, ist Gegenstand heutiger Forschung. In früheren Untersuchungen wurde dieselbe Genregion mit der Entstehung von Typ-1-Diabetes und Autoimmunkrankheiten in Zusammenhang gebracht. Zudem ergab sich eine positive Korrelation mit Schizophrenie (und anderen psychiatrischen Erkrankungen) sowie mit Neurotizismus. Die Ergebnisse bekräftigen die Ansicht, dass AN keine »rein psychosoziale« Krankheit darstellt, sondern dass aufgrund ihrer Genetik auch eine »biologisch-psychiatrische« Seite sowie eine Verbindung mit metabolischen Gegebenheiten angenommen werden muss.

In die gleiche Richtung biologischer Zusammenhänge – solche mit Autismus-Spektrum-Erkrankungen – deutet eine neuere Studie (Baron-Cohen et al. 2013), die an 66 AN-Patientinnen (ohne Autismus) zwischen 12 und 18 Jahren aufzeigt, dass sie signifikant mehr autistische Züge aufweisen als Mädchen ohne AN (n = 1609). Unklar bleibt, ob diese Auffälligkeiten als Persönlichkeitszüge oder aber als Symptome der AN zu deuten sind.

Abgesehen von ihrer enormen wissenschaftlichen Bedeutung für das bessere Verständnis der AN – und der damit verbundenen Hoffnung auf wirksame Therapien – können solche Studien mit dazu beitragen, die alten Zöpfe der Pseudokausalitäten – »anorektische Familie«, »ungenügende Mutter« – für immer abzuschneiden. Es gehört zu einem redlichen Therapiebemühen, Betroffene und Angehörige über den wissenschaftlichen Erkenntnisstand und über die Fragen, die damit einhergehen, ins Bild zu setzen (Psychoedukation). Für Betroffene wie auch für Eltern ist das oft nichts Neues. Ähnliche Sätze wie folgt hört man oft aus dem Mund von Patientinnen: »Irgendwie spüre ich, dass es stärker ist als mein Wille«, »Es ist, als würden zwei Stimmen reden, die eine ist unerbittlich und stark und will, dass ich hungere, die andere ist wie ein Engelchen auf meiner Schulter und möchte, dass alles ist wie vorher«. Spricht man beispielsweise Eltern zum Verhalten an, das Autismus-Spektrum-Störungen auszeichnet (Detailversessenheit, mangelnde Flexibilität, Starrheit, Konzentration auf sich selbst), erlebt man nicht selten perplexe Betroffenheit und Bemerkungen wie »Sie beschreiben just unsere Tochter«.

Indessen gibt es keinen Grund, daraus fatalistische Schlüsse zu ziehen (»ist ja ohnehin alles biologisch«). Risiko-Gene haben aus populationsgenetischen Gründen höchstens einen schwachen Effekt auf die Krankheitsentwicklung. Hätten sie eine dominierende Wirkung, so würde die verminderte Reproduktionsfähigkeit dafür sorgen, dass sie aus dem Genpool verschwänden (Hyman 2016). Zudem beschreibt die Genetik nur die eine Seite der Medaille, während die andere damit zu tun hat, dass Menschen lernen, sich mit ihren Genen zu arrangieren und sich an Kontexte anzupassen. Der mächtigste Trumpf der Psychotherapie besteht geradezu in dieser Tatsache – auch eine Erkenntnis der modernen Wissenschaft –, dass das menschliche Hirn entgegen früheren Ansichten nicht aufhört, sich durch Lernerfahrungen zu verändern. Solange es nicht durch eine Krankheit beeinträchtigt ist und wenn es durch eine anregende Umwelt stimuliert wird, reorganisiert es sich lebenslang (Neuroplastizität). Deshalb bedeuten Gene bei der AN kein Schicksal. Dafür sprechen auch die Ergebnisse neuester Follow-up-Studien; die Prognose der AN vor allem im Jugendalter verbessert sich mit zunehmendem Verständnis der beitragenden Faktoren und den daraus gezogenen therapeutischen Konsequenzen.

2.5.3 Psychologische Faktoren, Bindungsmuster, familiäre Einflüsse

Auf *psychologischer Ebene* werden Zwanghaftigkeit und Perfektionismus als wichtige prämorbide Risikofaktoren für AN erwähnt (Fairburn et al. 1999). Diskutiert wird auch eine Disposition mit hohem Angstpegel und negativer Emotionalität (Leon et al. 1993), Alexithymie (Unvermögen, Gefühle richtig zu beschreiben; vgl. Sifneos 1973; Cochrane et al. 1993), Selbstunsicherheit, Aggressionshemmung sowie pathologischen Einstellungen und Wahrnehmungen hinsichtlich Körper- und Selbstbild (Garner a. Bemis 1982).

Als mögliche Quelle negativer Gefühle, die eine Normalentwicklung gefährden können, gilt auch die Reifungsverzögerung, das heißt, Probleme mit dem »relativen Pubertätsstatus« oder Timing (Flammer u. Alsaker 2002, S. 80) – der Volksmund spricht dabei von einem »Spätzündersyndrom«. Typisch ist die Kombination einer intellektuellen »Frühreife« mit emotioneller »Dünnhäutigkeit«.

Eine Studie zu den *subjektiven Ursachen- und Krankheitsmodellen* von (ehemaligen) AN-Patientinnen weist auf die Wichtigkeit psychologischer Faktoren hin (Rettenwander 2005). Über 90 % der Patientinnen sahen in einem tiefen »Gefühl der Selbstunsicherheit«, im »Gefühl, perfekt sein zu müssen« sowie in einer »Leistungsorientierung« Ursachen für ihre Krankheit. Zwei Drittel gaben eine »Unzufriedenheit mit der (gesellschaftlich) zugedachten Frauenrolle« als Grund an (S. 155). Über 80 % gaben körperliche und/oder psychische »Grenzverletzungen« an. Die Autorin unterscheidet teils weniger massive Grenzverletzungen – wie wenn Eltern etwa die Post der adoleszenten Tochter öffnen oder ihr verbieten, die Toilettentüren abzuschließen –, teils aber auch massive Formen: Erschreckende 27,3 %, das heißt 9 von 33 Frauen, berichteten in dieser Studie von einem sexuellen Missbrauch als subjektiv eingeschätzte Ursache für die AN. Die Autorin zitiert dazu auch andere Studien, die ebenfalls berichteten, dass »ein bis zwei Drittel der von ihnen untersuchten essgestörten Patientinnen von sexuellem Missbrauch betroffen waren« (S. 174). Bei der Bulimia nervosa scheint sexueller Missbrauch allerdings häufiger zu sein als bei der AN.

Indessen bestätigen nicht alle Studien zu möglichen Zusammenhängen zwischen sexuellen Grenzverletzungen und psychogenen Essstörungen vergleichbar hohe Zahlen. Aufgrund einer Literaturübersicht zum Thema ziehen Willenberg et al. (2000) das Fazit,

> »dass bei psychogenen Essstörungen sexuelle Grenzverletzungen in der Vorgeschichte im Vergleich zu anderen Populationen nicht häufiger berichtet werden, also keinen für dieses Krankheitsbild spezifischen Risikofaktor darstellen. Es ist daher gerechtfertigt, im Umgang mit Familien Hinweise, die auf sexuelle Grenzüberschreitungen hindeuten könnten, kritisch zu betrachten, ohne vorschnell einen weit reichenden Verdacht zu äußern« (S. 57).

Unter den *Auslösern* der Störung finden sich in der Regel kritische Lebensereignisse wie der Verlust eines nahen Menschen, Scheidung der Eltern, das Erleben einer Zurücksetzung in der Klasse oder verschmähte Liebesgefühle. Es ist zu bedenken, dass die *subjektive Verarbeitung* den Grad des Rückzugs bestimmt, nicht das »objektive« Ereignis (so kann auch der Tod eines Hamsters zum Auslöser werden).

Dass ein *unsicheres Bindungsmuster* für psychische Störungen im Allgemeinen und für die AN im Speziellen einen Risikofaktor darstellt, geht aus verschiedenen Untersuchungen hervor. Eine Untersuchung fand bei 65 Studentinnen, die alle an einer Essstörung litten, signifikant ein unsicher-vermeidendes Bindungsmuster (Cole a. Kobak 1996, zit. nach Strauss u. Schmidt 1997, S. 9). In einer jüngeren Studie (Becker-Stoll 2015) wurden die anorektischen Symptome in den Zusammenhang mit Bindungsunsicherheit gestellt und als Ausdruck einer beeinträchtigten Emotionsregulation bei mangelhaften Copingstrategien interpretiert. Häufiger scheinen Essstörungen und insbesonders die AN mit der Kategorie *unverarbeitetes Trauma* in Verbindung zu stehen (O'Shaughnessy a. Dallos 2009).

Befunde der *Verhaltensgenetik* weisen darauf hin, dass bei der psychischen Entwicklung neben dem *genetischen* Einfluss, der in den meisten Studien kaum mehr als 50 % beträgt, die *Umwelt* entscheidend ist, wobei sich die familiäre Umwelt dem Individuum in zwei unterschiedlichen Formen präsentiert. So wachsen Geschwister nicht nur in gemeinsamen Umständen auf (»geteilte Umwelt«, *shared environments*) wie dem Wohnquartier, dem elterlichen Einkommen, dem religiösen Hintergrund usf., sondern auch in »nichtgeteilten Umwelten« (*nonshared environments*, Dunn u. Plomin 1996). Letzteres betrifft beispielsweise die Stellung eines Kindes in der Geschwisterreihe oder die Rolle als »Mutters Sorgenkind« oder »Papas Darling«. Es sieht so aus, dass Unähnlichkeit zwischen Geschwistern zwar auch das Ergebnis der Gene ist, zum größeren Teil aber jenes einer nichtgeteilten Umgebung. Letztere verantwortet jene Unterschiede in Bezug auf eine bestimmte Eigenschaft, die bei eineiigen Zwillingen – die im Großen und Ganzen genetisch übereinstimmen – durch die gemeinsame Umwelt nicht erklärbar sind. Bei allen Evidenzen in Bezug auf einen genetischen Hintergrund bei der AN muss daher davon ausgegangen werden, dass sich eine AN-Patientin von ihren Geschwistern auch dadurch unterscheidet, dass sie unterschiedliche (nichtgeteilte) Erfahrungen mit den »gemeinsamen« Eltern macht (Plomin a. Daniels 2011). Damit wird das Augenmerk auf die Entwicklungs- und Lernprozesse in Familienbeziehungen gerichtet, wo Passungen durch komplexe Feedback-Loops und dynamische Wechselwirkungen differenziell verstärkt werden. Von diesem Standpunkt aus kann vermutet werden, dass auch ein Kind, das eine (konstitutionelle) Vulnerabilität für eine Essstörung aufweist, eine »andere« Mutter (bzw. einen »anderen« Vater) erlebt als sein nichtverletzliches Geschwister. Das gilt auch umgekehrt, indem die Mutter einer vulnerablen Tochter gegenüber ein anderes »Verhaltensfenster« öffnet als deren Geschwistern gegenüber. Wenn also eine Elternperson mit therapeutischer Unterstützung ihr Denken, Fühlen und Verhalten dem verletzlichen Kind gegenüber ändert (in Bezug auf die Störung feinfühliger wird), heisst das nicht, dass auch dessen Geschwister »veränderte« Eltern erleben oder dass sich Eltern als Persönlichkeiten grundlegend verändern (eine Mutter, rückblickend auf eine erfolgreiche AN-Therapie mit ihrer Tochter: »Nicht nur sie (die Tochter) hat sich im Verlauf der Therapie verändert, auch unsere Beziehung ist heute ganz anders, so wie umgekrempelt, obwohl sich eigentlich in der Familie nichts verändert hat«). Die Unterscheidung zwischen geteilten und ungeteilten Umwelten bestärkt die Notwendigkeit, den Kontext einzubeziehen, und bringt zwangsläufig systemisch-bindungsbasierte Zusammenhänge in den Blickpunkt therapeutischer Betrachtung. Der US-amerikanische Psychotherapieforscher *David Orlinsky* (Generic Model of Psychotherapy, zusammen mit *Kenneth I. Howard*) kritisiert denn auch die Kontext- und Kulturvergessenheit heutiger Psychotherapieforschung und die Ausrichtung auf Störungen statt auf Menschen:

> »Psychotherapie muss ›kontextueller‹ werden ... Die zentrale Anforderung an ein besseres Untersuchungsparadigma ist ›Kontext, Kontext, Kontext‹. Eine angemessene Theorie des ›Kontexts‹ wird es uns ermöglichen, die Art und Vielfalt an Variablen zu bestimmen, die in Forschungsstudien enthalten sein müssen, um die Wirksamkeit von Psychotherapie adäquater zu erfassen« (Orlinsky 2008, S. 345).

Wegen der ausgeprägten Interaktion mit Umgebungsfaktoren wurde bei der AN bereits früh auf die Wichtigkeit *familiärer Faktoren* hingewiesen. Als gemeinsame Merkmale von Familien mit AN wurden transaktionelle Muster wie Loyalitätskonflikte, symmetrische Opfereskalation, Familiengeheimnisse, Verstrickung, Überfürsorglichkeit, Rigidität, Konfliktvermeidung sowie Konfliktumleitung und Dreiecksprozesse genannt (Minuchin, Rosman u. Baker 1981; Wirsching u. Stierlin 1982; Selvini Palazzoli 1989; Weber u. Stierlin 1989; Cierpka 2003; Sorge u. Schwarze 2006). Im Sinne des wissenschaftlichen Prinzips, dass die Risikovariable der interessierenden Outcome-Variablen zeitlich vorausgehen muss, konnte bei sorgfältiger Analyse die ursächliche Bedeutung dieser Transaktionsmuster und ihre Spezifität für AN nicht verifiziert werden (Vandereycken 2002). Eine Absage an ein ätiologisches Konzept der »anorektischen Familie« heißt nicht, dass ergo die Befunde der Familientherapiepraxis unbedeutend sind. Im Gegenteil, als unspezifische Vulnerabilitätsfaktoren tragen sie im Einzelfall zur Aufrechterhaltung des anorektischen Verhaltens auf vielfache Weise bei und eignen sich als Ansatzpunkt für die wirksame (Familien-)Therapie (Minuchin, Rosman u. Baker 1981; Selvini Palazzoli et al. 1981; Weber u. Stierlin 1989; Dare a. Eisler 1997).

Klinische Beobachtungen und kontrollierte quantitative Studien zeigen, dass nicht nur manifeste Essstörungen in einer Familie, sondern auch *Einstellungsvariablen*, die das familiäre Modellverhalten prägen, relevant für die Entwicklung und die Behandlung von Essstörungen sind. So korreliert beispielsweise eine gestörte Einstellung zum Essen in der Generation der Mütter mit Essstörungen bei den Töchtern, wobei Korrelationen nicht mit Ursachen verwechselt werden dürfen. In der Praxis haben wir zudem öfters eine Art »Ansteckungs-Effekt« von Geschwistern erlebt, wobei nicht mit Sicherheit ausgeschlossen werden kann, dass die Krankheit beim Geschwister ohnehin ausgebrochen wäre. Meistens erwies sich die AN beim »angesteckten« Geschwister als weniger dramatisch und die Erholung geschah rascher, indes haben wir auch das Gegenteil erlebt, wo das »angesteckte« Geschwister an der AN gestorben ist.

2.6 Verlauf, Prognose und »Cross-over«

Wie bei anderen Entwicklungsstörungen des Kindes- und Jugendalters wirkt sich eine gute Sekundärprävention günstig auf die Prognose aus. Je früher in der Pubertät die Störung beginnt, je früher sie erkannt wird und je kürzer das Intervall zwischen Störungs- und Therapiebeginn ist, umso besser ist die Prognose. Eine Erkrankung vor der Pubertät prädiziert allerdings auch einen problematischen Verlauf. Günstig ist es, wenn frühzeitig störungsspezifische Veränderungen wie Gewichtszunahme, Normalisierung des Essverhaltens und der Körperwahrnehmung erreicht werden (Hauser 1993; Grawe 1998; Reich u. Cierpka 2001). Für einen ungünstigen Verlauf sprechen u. a. Heißhungeranfälle und Erbrechen, Komorbidität, Therapieverweigerung, niedriger BMI zu Beginn einer stationären Behandlung und bei Klinikaustritt, später Störungsbeginn (Onset > 20 Jahre) und körperliche Folgeschäden (Jacobi, Paul u. Thiel 2004; Steinhausen 2005). Bei voll ausgebildetem Krankheitsbild ist Spontanremission ohne medizinische und (genügend lange) Psychotherapie selten (Csef 1999).

Langfristig wird nur in 30 bis 50 % aller Fälle Heilung erreicht (bei Adoleszenten bis 70 %). Zusammen mit anderen Suchterkrankungen gehört die AN zu den wenigen psychiatrischen Krankheiten, die tödlich enden können, je nach beobachtetem Zeitraum in bis über 15 % der Fälle. Die häufigste Todesursache bei der AN ist das Verhungern (inmitten voller Speisekammern!), dann folgen Suizid (stark erhöhte Suizidgefährdung) und Komplikationen wie Herz-Kreislauf-Versagen oder Sepsis (Zipfel et al. 2004).

Fast bei einem Viertel der Patientinnen kommt es zu einem »Überspringen« von der AN in die Bulimie, zum sogenannten »Cross-over« (Herzog, Keller a. Lavori 1988). Seltener ist der umgekehrte Wechsel von einer primären Bulimie in die AN. Das »Cross-over« von der AN in die BN ist insofern bedeutungsvoll, als es sich um einen der wenigen in den wichtigsten Katamnesestudien übereinstimmenden Prädiktoren für eine schlechte Prognose handelt (Hsu 1988). Paradoxerweise kann das »Cross-over« im Verlaufe der therapeutischen »Entstörung« bei einer AN aber auch als ein »gutes« Zeichen gewertet werden. Wenn sich bei zunehmender Habituation der Ess- und Gewichtsängste vermehrt Heißhungerattacken und Essgelüste einstellen, werden Ess- und Brechanfälle wahrscheinlicher. Im frühen Stadium werden sie von starken Scham- und Schuldgefühlen begleitet, die dem »Ess-Craving« offensichtlich weniger effektiv Einhalt gebieten als die Gewichtsphobie. In unseren (indes nicht wissenschaftlich verarbeiteten) »Cross-over«-Fällen, wo sich eine primär restriktive AN im Verlauf der Gewichtsnormalisierung in eine Bulimie verwandelte, sahen wir meistens gutartige Verläufe. In den meisten Fällen gewannen die Patientinnen nach ca. einem Jahr unter Fortsetzung der Therapie und Kooperation mit Bindungspersonen auch die Kontrolle über die Ess-Brech-Anfälle zurück (eine 19-jährige Gymnasiastin, die im Rahmen einer restriktiven AN Normalgewicht erreicht hat: »Am schlimmsten ist es, wenn ich abends nach der Schule nach Hause komme und niemand da ist, dann werde ich von einem Hungergefühl überwältigt und kann dem Kühlschrank nicht widerstehen; es ist vielleicht komisch, aber in der Magersucht ist das viel einfacher gewesen, sie hat mich vor diesen Versuchungen geschützt.«).

Ein »Cross-over« bricht nicht »schicksalshaft« über einen jungen Menschen herein, sondern entwickelt sich aus bestimmten Gegebenheiten und Gelegenheiten heraus. Typische Lernkontexte sind verzweifeltes Herumprobieren in der Einsamkeit nach einem Essanfall oder der Gruppendruck in einer Klinik, wo die einen »es« machen, die anderen »noch« nicht. In der Therapie nutzen wir das bulimische Symptom als einen weiteren Türöffner für die Erfahrung von Selbstwirksamkeit, indem die Patientin im (Lern-)Kontext des Therapiesystems bei ihren Eltern oder der Fachperson jene Hilfen holt, die sie benötigt, um das Symptom zu kontrollieren.

Beispiel 9: Larissa C. – »Cross-over«-Bulimie

Larissa C., 19-jährig, leidet seit drei Jahren an AN vom restriktiven Typ, hat innerhalb weniger Wochen sechs Kilo zugenommen. Die Eltern sind beunruhigt wegen der sich häufenden Essanfälle.

VATER Ja, das habe ich auch schon bemerkt, dass Larissa wieder nicht an den Tisch kommt und sagt, sie habe schon gegessen. Aber weil sie ja zugenommen hat, habe ich gedacht, das ist vielleicht gut so. Sie ist ja auch in einem Alter, wo sie eigene Wege gehen will. Und das finde ich besser als vorher, wo sie alleine herumgehungert hat und das Haus nicht verlassen wollte.

MUTTER Das finde ich auch, allerdings macht es mir Sorgen zu sehen, wie Larissa leidet ... Wenn sie in der Nacht noch einmal in die Küche geht ... Ich habe ... Ich wollte sie nicht stellen, sondern ich habe einfach gehört, dass sie in der Küche ist, dann bin ich aufgestanden und habe sie angetroffen, so in einem Fressanfall ... Muss man dazu wohl sagen, [zu Larissa] oder?

THERAPEUT (zu Larissa) Die Eltern trauen Ihnen Selbstständigkeit zu, was meinen Sie?

LARISSA Ja, es hat sich vieles verändert zu Hause. Meine Eltern geben sich große Mühe, mir nicht dreinzureden und sich an die Abmachungen zu halten ... Nur [weint] ... Es ist halt so, dass ich einfach ... Ich halt das dann nicht mehr aus, diesen Riesenhunger ... Der steuert mich einfach, und ich habe ein schlechtes Gewissen, wenn ich dann gegessen habe ... und weil sich die andern so große Mühe geben, und nur ich ...

THERAPEUT Haben Sie auch schon erbrochen?

LARISSA (überrascht) Ja, zweimal.

THERAPEUT Und, hat es funktioniert, ging's Ihnen danach besser?

LARISSA (verunsichert) Also, ja ... Und nein. Im Moment hat es mich sehr entlastet, aber eigentlich nur ganz kurz ... Und nachher war es noch viel schlimmer. Ich fühlte mich abscheulich und sagte mir, das machst du nie wieder.

THERAPEUT Bravo! Chapeau! Sie lernen schnell!

MUTTER Aber das kann doch nicht gut sein, wenn Larissa jetzt erbricht?

THERAPEUT Genau! Und sie hat es selbst entdeckt. [Zu Larissa] Was sind Ihre Schlussfolgerungen?

LARISSA Ich habe gemerkt, dass das eine ganz gefährliche Sache ist, weil's eben so schnell geht, so praktisch ...

THERAPEUT Ja, genau, wenn Sie damit anfangen, dann betreten Sie erst so richtig den innersten Kreis der Hölle. Die Anorexie ist sehr schlimm, sie kann tödlich enden. Das Schlimme an der Bulimie ... Sie wissen das, dass man zu dem Verhalten, wenn jemand isst und dann erbricht, Bulimie sagt?

MUTTER Ja, Bulimie.

VATER Mhm.

THERAPEUT Das Schlimme daran ist, dass es einem die besten Jahre des Lebens nimmt. Wenn Sie hungern, dann ist das das eine, wenn Sie ... ich sag's jetzt direkt ... fressen und kotzen, dann tun Sie nichts anderes mehr als das, das ist dann der innerste Kreis ... der Hölle!

LARISSA Ja, ich habe das gemerkt ...

VATER Willst du denn das?

LARISSA Nein, sicher nicht.

THERAPEUT Gut, man muss wissen, Essanfälle, auch nächtlich, sind eine Übergangszeit. Paradoxerweise sind sie ein gutes Zeichen, weil, sie bedeuten einen Wandel am Horizont, dass sich alles am Ändern ist, und das ist an sich gut so ... Und das ist auch beeindruckend ... Ich meine, Larissa, dass Sie das aushalten und nicht heimlich erbrechen, sondern dass Sie sich damit gleich outen. Dass Sie sogar rasch gemerkt haben, dass das keine Alternative ist, das Erbrechen, ist beeindruckend, wirklich!

LARISSA Danke.

THERAPEUT Gesetzt den Fall, Sie haben nächste Nacht wieder so einen Essdrang ... Angenommen, das kommt wieder, nächste oder übernächste Nacht, was werden Sie dann tun, um auf jeden Fall das Erbrechen zu vermeiden? Werden Sie das alleine lösen, das Problem, oder denken Sie, da könnten Sie Hilfe brauchen?

LARISSA Das Schlimmste, wenn es kommt, ist das, dass ich alleine ... Dass ich dem nicht gewachsen bin. Es ist einfach stärker.

THERAPEUT Dem?

LARISSA Ja, dem Essanfall. Ich schäme mich auch dafür.

THERAPEUT Wie sieht der aus, der Essanfall? Wie sieht er eigentlich aus, in der Nacht, wenn er kommt, hat er ein Nachthemd an? [Alle lachen.]

LARISSA Nein, ich glaube nicht, der ist vielmehr so ... hämisch, er grinst, und in der einen Hand hat er Honig, in der anderen eine Keule, dann fühle ich mich wie erschlagen ...

THERAPEUT Das beschreiben Sie sehr schön. Das ist wie Zuckerbrot und Peitsche, so macht man Menschen gefügig.

LARISSA Ja, so kommt es mir vor. Und ich hab auch Angst, dass ich da noch tiefer hineingerate.

THERAPEUT Und wer könnte dabei helfen? Wer könnte Ihnen beistehen?

LARISSA (zur Mutter) Es wäre vielleicht gut, wenn ich dich dann wecken könnte ... Aber das ... du musst ja auch schlafen ...

MUTTER Das lass nur ruhig meine Sorge sein.

Die Versuchung, an diesem Punkt »zurück in die Stabilität der Krankheit« zu finden, ist durchaus vergleichbar mit der Neigung des Menschen, sich unter bestimmten Umständen lieber in die diktatorische Ordnung zu flüchten, als sich der *Furcht vor der Freiheit* zu stellen (Fromm 1995). Ist eine Patientin erst einmal hier angelangt, so ist es wichtig, ihr der neuen Entwicklungsphase angepasste Beziehungsangebote zu machen, in deren Umsetzung sie die Erfahrung von Zuwendung und Geborgenheit ohne den befürchteten Kontrollverlust macht.

Über viele Jahre machen wir in unserer Sprechstunde die Beobachtung, dass der lange Weg in die Gesundheit über typische Phasen führt. Die Symptome scheinen sich nicht in zufälliger Reihenfolge zu bessern. Handelt es sich um eine bulimische AN, so werden meist als Erstes das Erbrechen und danach das Symptom des massiven

Untergewichts »aufgegeben« (stets »im Austausch« mit lohnenderen Beziehungserfahrungen). Danach nehmen die Essanfälle ab, indem sie durch ein mitunter extrem strukturiertes Essen und vermehrten Bewegungsdrang abgelöst werden. Mit der zunehmenden sozialen An- und Einpassung normalisiert sich auch das Essverhalten, zuerst zu Hause, mit der Zeit auch außerhalb der gewohnten Umgebung und im öffentlichen Raum. Erst danach – oft erst nach Jahren der Normalität – stellt sich eine langsame Normalisierung der Körperwahrnehmung ein. Stets aber geht der Weg in die Gesundheit mit einer Zunahme der Sozialkontakte einher. Allerdings nicht linear im Sinn von: »Jetzt ist Zeit für die Autonomie«, sondern zuweilen mit »regressiven Bedürfnissen«, wie das folgende Beispiel zeigt.

Beispiel 10: Monika S. – Im Bett der Mutter

Dass eine Patientin in der Regel besser über ihre eigenen Bedürfnisse Bescheid weiß als ihre Tante, zeigt folgendes Beispiel, das von der Mutter der 21-jährigen (!) Monika S. erzählt wird.

MUTTER Und dann hat sie [Monika] mich gefragt, ob sie zu mir ins Bett schlüpfen dürfe. Ich hab das meiner Schwester erzählt, weil ich so verunsichert war. Weil, vorher, in der Krankheit war sie [Monika] ja so abweisend und distanziert, da dachte ich, ist denn das gesund, wenn sie jetzt zu mir ins Bett will, wo sie doch erwachsen werden soll? Meine Schwester hat gleich gesagt, du spinnst ja! Eine 21-Jährige gehört doch nicht ins Bett der Mutter! Das hat mich wirklich sehr verunsichert, und ich möchte es mit Ihnen diskutieren.

THERAPEUT Und, ist Monika dann in Ihr Bett gekrochen? Haben Sie's zugelassen?

MUTTER Ja, eben. Das hat mich doch so verunsichert. Deshalb hab ich es dann meiner Schwester erzählt.

THERAPEUT Aha. Erst nachher. Gut. Und? Was denken Sie denn jetzt dazu?

MUTTER Ich hab da auch gelesen, dass die Mütter von Magersüchtigen ihre Töchter nicht loslassen können ... Also, das war das Buch, das mir meine Schwester gegeben hat ... Das stand da drin ... Jetzt hab ich natürlich auch ein schlechtes Gewissen ... Aber Monika wollte einfach ...

THERAPEUT Entschuldigung, ich hab nicht ganz verstanden ... Nicht loslassen? Oder wie war das?

MUTTER Ja, so hat's dort gestanden ... Meine Schwester ist Lehrerin, und sie hat auch Kurse in Psychologie besucht ...

THERAPEUT Was heißt denn das genau, »nicht loslassen«?

MUTTER Ja eben, das verunsichert mich. Eigentlich bin ich doch nicht überprotektiv. Sonst wären doch die beiden anderen Kinder irgendwie ...

THERAPEUT Auch magersüchtig, klar!

MUTTER Ja, oder vielleicht nicht gerade ... Aber irgendwie ...

THERAPEUT Also, Sie sind nicht überprotektiv?

MUTTER (lacht) Nein, eigentlich nicht.

THERAPEUT Überprotektiv würde doch heißen, dass Sie's besser wissen als Monika, oder?

MUTTER Wie meinen Sie?

THERAPEUT Ja, dass Sie's besser wissen als Ihre Tochter, was für sie gut ist.

MUTTER Ja, das ist wahr.

THERAPEUT Hat's ihr gutgetan?

MUTTER (überlegt) Ich glaube, es hat ihr wirklich gutgetan. Sie war danach sehr ruhig und locker.

THERAPEUT Und was ist daran überprotektiv?

MUTTER Ja, eigentlich nichts.

THERAPEUT Sie haben Ihrer Tochter geholfen, ihre eigenen Bedürfnisse wahrzunehmen, das ist doch eigentlich ganz gut ... Auf jeden Fall, ich finde das gut. Wenn Monika sich durchsetzt und ihre Bedürfnisse umsetzt, so ist doch das reine Autonomie ... Oder nicht?

MUTTER Ja. Eigentlich schon ... Warum lass ich mich von meiner Schwester ... Wissen Sie, als ältere Schwester hatte sie schon früher immer den Eindruck, sie müsse mich belehren ...

3 Eine Vielfalt von Modellen und Ansätzen

Psychotherapie könnte vielleicht noch als Anwendung von Methoden konzipiert werden, wenn man sich für die Indikationsstellung ganz auf die Störungsperspektive beschränkte. Aber wir haben gesehen, dass die Ressourcen eines Patienten u. U. wichtiger für die Indikationsstellung sein können als seine Störungen, von der interpersonalen Perspektive und der funktionalen Bedeutung seiner motivationalen Schemata einmal abgesehen.

Klaus Grawe (1998, S. 706)

3.1 Integration, Kombination, Behandlungsketten

Die Historie der AN ist durch eine Vorherrschaft ungeprüfter Annahmen, klinischer Dogmen und therapeutischer Beliebigkeit gekennzeichnet. Bis in jüngster Zeit wurde beim Versuch, sie zu interpretieren und Betroffenen zu helfen, ein breites Feld von Ansätzen entwickelt. Kaum ein biologischer, medizinischer, psychiatrischer, psychologischer, soziologischer oder psychotherapeutischer Ansatz, der nicht irgendeinmal angewendet worden wäre, sodass mit Fug und Recht von »Polypragmasie« (*griech.* sinngemäß: »konzeptloses Ausprobieren vieler Methoden«) gesprochen werden kann. Eine so offensichtliche Erklärungsvielfalt ist in der Medizin häufig ein Hinweis auf die Unkenntnis eines kausalen Krankheitsmodells oder auf gravierende Kenntnislücken in einem multifaktoriellen Geschehen. Das Königsziel wissenschaftlicher Bestrebungen ist das kausale Modell, das dann erreicht ist, wenn vorhandenes Wissen bei einer Krankheit »präzise Erklärung und zuverlässige Prognosen erlaubt« (Mohr 1981, S. 169) und somit eine »Symmetrie« zwischen Erklärung (Retrognose) und Prognose herstellt.

Obwohl das klinisch-empirische Interesse an der Störung in den vergangenen Jahrzehnten rasant zugenommen hat und Forschungsaktivitäten auf allen Seiten zu verzeichnen sind, stehen wir erst am Anfang eines tieferen Verständnisses der Krankheit. Nichtsdestotrotz hat sich der Kenntnisstand heute so weit entwickelt, dass sich die lange Reihe von teilweise obskuren Modellen gelichtet hat. Die verbleibenden klinisch angewandten Modelle sind vor allem jene, die als Ganzes oder in Teilen ihre Wirksamkeit empirisch unter Beweis stellen. Die evidenzbasierte Ausrichtung hat auch Vorstellungen zur

AN korrigiert, die noch vor nicht langer Zeit ziemlich populär waren (z. B. »krank machende Familie«, »fehlende Mutterliebe«). Dass trotzdem noch mehrere Ansätze nebeneinander existieren, notabene mit empirischem Rückhalt, muss möglicherweise dem Umstand zugerechnet werden, dass es *die* AN, wie sie in der ICD-10 suggeriert wird, als Einheit nicht gibt, sondern dass sich jeder einzelne Fall durch eine einzigartige Konstellation der Faktoren auszeichnet.

Eine Annäherung an eine kausale Sicht liefern die Standardisierung verhaltenstherapeutischer Programme und die Manualisierung der Therapie. Die theoretische Grundlage dazu ist die empirische Psychologie, insbesondere die Lerntheorie. Bei relativ gut definierbaren Störungen wie beim Paniksyndrom (Margraf 2003), aber auch bei der Behandlung von spezifischen Essstörungssymptomen, z. B. bei Störungen der Figur- und Körperwahrnehmung oder bei Essanfällen (Tuschen-Caffier u. Florin 2002; Legenbauer u. Vocks 2006) gewinnen standardisierte Modelle Oberhand. Dies dürfte ein Hinweis darauf sein, dass tatsächlich wichtige Aspekte bei psychogenen Essstörungen einen lerntheoretischen Hintergrund haben. Das manualisierte Prozedere setzt allerdings die Eigenmotivation der Patientinnen voraus.

Die Annahme, dass es sich bei der AN um eine komplexe, multifaktorielle Störung handelt, wird durch die Erfahrung belegt, dass die Gesundung sich über Therapiephasen mit ganz unterschiedlichen Bedürfnissen entwickelt. Vor diesem Hintergrund hat sich die Idee der *Behandlungskette* etabliert, die berücksichtigt, dass bei der Behandlung jede Phase unterschiedliche Maßnahmen erfordert, etwa ein unterschiedliches Setting: stationär, teilstationär oder ambulant. Behandlungsketten können allerdings eine Therapie auch behindern, da damit in der Regel ein häufiger Personalwechsel verbunden ist. Darüber hinaus ist damit auch ein Forschungsproblem angesprochen, indem das Therapie-Outcome (Erfolg oder Misserfolg) bei vielen Krankheitsverläufen nicht der Wirkung eines Modells, einer einzelnen Phase, einem Setting oder dem Talent einer einzelnen Fachperson zugeordnet werden kann. Vielmehr muss die Prozessgesamtheit in Betracht gezogen werden, das heißt, bei dem Ergebnis während einer bestimmten Phase sollten auch die vorherigen und nachfolgenden Phasen eingerechnet werden (von Wietersheim, Kordy u. Kächele 2004), was die Forschung vor schier unlösbare Probleme stellt.

Doch ungeachtet dessen ist zu sagen, dass gerade bei der AN

> »eine schulenspezifische therapeutische Intervention zu einer bedauerlichen Reduktion psychologischer Handlungsalternativen führen [würde]. Denn diese Störung zeichnet sich durch eine Vielfalt somatischer, emotionaler, kognitiver und behavioraler Probleme aus, die nicht nur als Probleme eines Individuums, sondern als Probleme eines gesamten Familiensystems gesehen werden können. Sie steht im Zusammenhang mit anderen Problemen des Individuums und der Familie, deren Entwicklung durch eine Reihe von Sozialisationsbedingungen begünstigt werden kann, an deren Aufrechterhaltung vermutlich eine Vielzahl somatischer, psychischer und systemischer Faktoren beteiligt sind. Die prädisponierenden, auslösenden und aufrechterhaltenden Bedingungen sind bei jedem Individuum und jedem Familiensystem in einzigartiger Weise kombiniert« (Karren 1990, S. 128).

Diese Feststellung ist insoweit berechtigt, als tatsächlich keines der anerkannten Psychotherapie-Paradigmen (verhaltenstherapeutisch, psychodynamisch, systemisch) und kein Therapiemodell für sich in Anspruch nehmen kann, erwiesenermaßen (empirisch gesichert) die einzig richtige Behandlung zu sein. Die »einzig richtige« Therapie der AN, das Allerweltsheilmittel, dessen Nichtbeachtung juristische Folgen hätte, ist nicht in Sicht. Umso ratsamer ist es für die Praxis, die unterschiedlichen Modelle im Auge zu behalten. Effektiv zeichnen sich erfolgreiche Therapien dadurch aus, dass sie Paradigmen, Methoden und klinische Situationen fallspezifisch kombinieren.

Im Folgenden gehen wir auf die gängigsten Erklärungsansätze und Modelle der AN-Therapie ein. Am Schluss des Abschnitts 3.2 erwähnen wir unter »ferner liefen« auch Modelle, die aus heutiger Sicht eher kritisch zu beurteilen sind.

3.2 Das evidenzbasierte Modell

> *Zusammengefasst konnte keine langfristige Überlegenheit der einen spezialisierten Behandlung der AN über eine andere spezialisierte Behandlung demonstriert werden.*
>
> Schlussfolgerung aus einer Meta-Analyse (Zeeck et al. 2018)

Wir beginnen mit evidenzbasierten Modellen, die eher im stationären Setting von Kliniken Anwendung finden. Im Vergleich zur Lage noch vor wenigen Jahrzehnten hat sich die Evidenz der Psychotherapie der

AN ohne Zweifel verbessert (AN-spezifische Therapiemodelle, mehr Forschung). Wie allerdings das einleitende Zitat aus einer jüngst erschienenen Meta-Studie (Zeeck et al. 2018) deutlich macht, ist keines dieser Modelle den andern eindeutig überlegen. Die Analyse basiert auf Primär-Untersuchungen (26 RCTs [= randomisierte kontrollierte Studie, *randomized controlled trial*] und 44 naturalistische Studien) mit dem Ergebniskriterium der Gewichtszunahme, die nach strengen Qualitätskriterien aus einem Pool von Publikationen zwischen 2007 und 2018 ausgelesen wurden.

Trotz der eindrücklichen Zunahme der Forschungstätigkeit zur Behandlung der AN wird der »State of the Art« zur wissenschaftlich abgestützten Therapie weiterhin als ernüchternd beurteilt. Die Prozessforschung (*process research*) weist zudem darauf hin, dass es keinen einheitlichen Verlaufstyp gibt, dass eine individuelle Prognose des Verlaufs weitgehend unmöglich ist und dass deshalb ausdrücklich der Frage der Differenzialindikation allerhöchste Relevanz eingeräumt werden muss: Welche Patientin braucht in welcher Phase ihrer Erkrankung wie viel von welcher Therapie? (Herzog u. Schweitzer 1994; Steinhausen 2005).

3.2.1 State of the Art der Wirksamkeitsforschung zur Anorexia nervosa

Ein erster Konsensus mit wissenschaftlicher Bedeutung erschien nach der Jahrtausendwende in Form von einigen »Schlüsselkriterien« (*Key priorities for implementation*), publiziert vom britischen NICE-Institut (*National Institute for Clinical Excellence* 2004):[10]

- Bei den meisten Erwachsenen mit AN ist eine ambulante Psychotherapie angemessen, sofern sie durch eine kompetente Fachperson bzw. Institution und unter ständiger somatischer Kontrolle stattfindet.
- Sofern bei Menschen mit AN eine stationäre Therapie notwendig wird, sollte sie in einer Institution stattfinden, die über entsprechende Erfahrungen und Möglichkeiten verfügt, eine sorgfältige Auffütterung unter internistischer Überwachung (besonders in den ersten Tagen) und in Kombination mit psychosozialen Hilfen durchzuführen.

10 Verfügbar unter: https://www.nice.org.uk/guidance/CG9/chapter/key-priorities-for-implementation [letzter Zugriff: 22.01.2020]; sinngemäße Übersetzung: JL.

- Der Einbezug der Familie ist unter Berücksichtigung störungsspezifischer Faktoren bei Kindern und Adoleszenten indiziert.

Im Unterschied zu *Richtlinien* oder *Standards*, die für ein Problem richtungsweisende Vorgaben definieren, haben Schlüsselkriterien oder Leitlinien keinen bindenden Charakter. Diese sind vielmehr

> »systematisch entwickelte Aussagen, die den gegenwärtigen wissenschaftlichen und klinischen Erkenntnisstand wiedergeben und Behandlungspersonen und ihre Patienten bei der Entscheidungsfindung für eine angemessene Versorgung in spezifischen klinischen Situationen (Prävention, Diagnostik, Therapie und Nachsorge) unterstützen. Leitlinien tragen zur Verbesserung der Versorgungsergebnisse bei, minimieren Risiken, erhöhen die Therapiesicherheit und Wirtschaftlichkeit und reduzieren das Risiko für inadäquate Diagnose- und Behandlungsmethoden« (Hämmerli et al. 2013, S. 869).

Leitlinien verpflichten die Fachperson in einem gegebenen Einzelfall also nicht zu einem definierten Vorgehen und haben daher bei ihrer Missachtung auch in keiner Hinsicht juristische Implikationen. Sie sind vielmehr als wissenschaftlich untermauerte Empfehlungen und Entscheidungshilfen für den klinischen Alltag zu verstehen. Es liegt für die AN-Therapie eine nur geringe bis mäßige Evidenz für bestimmte Modelle vor, und die Gründe dafür sind vielfältig. Neben den nach wie vor zu geringen Fallzahlen und Schwierigkeiten mit Kontrollgruppen ist es die Multimodalität von gängigen Therapiemodellen (kombinierte Paradigmen, Einzel- und Mehrpersonengespräche, ambulante, teilstationäre und stationäre Settings, Behandlungsketten), die es praktisch verunmöglicht, gültige Aussagen zur Globaltherapie oder zu den einzelnen Therapieaspekten zu machen.

Ohne näher auf die Therapieforschung bei der AN eingehen zu wollen (vgl. beispielsweise die Cochrane-Review zur familienbasierten AN-Therapie, Fisher, Hetrick a. Rushford 2010, und das bemerkenswerte Feedback dazu, Berka, ebd.), sollen zum besseren Verständnis nur wenige Hinweise zu Effektstärken und Empfehlungsgraden gemacht werden. Gemäß *Oxford Centre for Evidence-Based Medicine* (2009) werden fünf Abstufungen von Evidenzstärken definiert (Tab. 1):

	Abstufung von Evidenzstärken
1a	einheitliche Aussagen hochwertiger – mindestens dreier – Studien (randomized controlled trials, RCTs)
1b	Aussagen einer hochwertigen Einzelstudie (bzw. weniger als drei RCTs)
2a	einheitliche Aussagen guter Studien (methodisch gut kontrolliert, aber ohne Randomisierung)
2b	Aussagen einer guten Einzelstudie (quasi-experimentelle, deskriptive Studie)
2c	Studien zum „Outcome" einer Maßnahme
3a	einheitliche Aussagen von Fall-Kontroll-Studien (Vergleichs-, Kontrollstudie)
3b	Aussagen einer einzelnen Fall-Kontroll-Studie
4	Fallpräsentationen, Kohortenstudien minderer Qualität (klinische Erfahrung anerkannter Autoritäten)
5	Expertenmeinung, nicht weiter begründbar

Tab. 1: Abstufungen von Evidenzstärken (in Anlehnung an: Oxford Centre for Evidence-Based Medicine 2009; Herpertz et al. 2011)

Aus den Evidenzstärken werden aktuell folgende Empfehlungsgrade abgeleitet (durch formale Konsensusabfrage der Mitglieder einer Leitlinienarbeitsgruppe):

- Empfehlungsgrad A = »Soll«-Empfehlung (Evidenzebene 1a und 1b)
- Empfehlungsgrad B = »Sollte«-Empfehlung (Evidenzebene 2 oder 3)
- Empfehlungsgrad C = »Kann«-Empfehlung (Evidenzebene 4)
- GCP (*Good Clinical Practice) oder* KKP *(Klinischer Konsenspunkt)* = In Fällen, in denen wegen Fehlens wissenschaftlicher Studien keine Literaturrecherche, aber klinische Erfahrung vorliegt, kann die angesprochene Maßnahme mit »Gute klinische Praxis« gekennzeichnet werden.

Mit den zitierten britischen NICE-Schlüsselkriterien und den Leitlinien der American Psychiatric Association (APA 2006) vor Augen sowie aufgrund systematischer Literaturrecherchen und mehrerer Konsenskonferenzen von erfahrenen Fachleuten wurde auch für den deutschen Sprachraum eine zusammenfassende und vergleichende Übersicht zu Essstörungen erstellt. Es wurden entsprechende Leitlinien entworfen, die auch in der Schweiz Anerkennung finden (Herpertz et al. 2011). In der folgenden Aufzählung sticht unmittelbar hervor, dass in zwei Fällen immerhin ein Empfehlungsgrad B vorliegt (Gewichtsrehabilitation, Familienbasierung), wobei die restlichen Empfehlungen dem schwächsten Grad des »klinischen Konsenspunktes« (KKP) entsprechen (Herpertz et al. 2011, S. 678):

- Die Behandlung sollte störungsorientiert sein und die körperlichen Aspekte der Erkrankung berücksichtigen (KKP).
- Ambulante, teilstationäre und stationäre Behandlung sollten in Einrichtungen und bei Therapeuten erfolgen, die Expertise in der Therapie von Essstörungen haben und störungsspezifische Therapieelemente bereithalten (KKP).
- Bei der Behandlung sollte berücksichtigt werden, dass der Heilungsprozess in der Regel einen Zeitraum von vielen Monaten, wenn nicht Jahren umfasst (KKP).
- Eine unter Zwang durchgeführte Behandlung der Anorexia nervosa sollte nur nach Ausschöpfung aller anderen Maßnahmen inklusive der Kontaktaufnahme mit anderen Einrichtungen erfolgen (KKP).
- Bei jungen Patientinnen (Kindern, Adoleszenten), die noch in der Herkunftsfamilie wohnen, sollten die Sorgeberechtigten beziehungsweise nahen Angehörigen in die Behandlung einbezogen werden (Empfehlungsgrad B).
- Bei stationärer Behandlung ist eine weitgehende Gewichtsrestitution anzustreben (Empfehlungsgrad B).
- Im stationären Rahmen sollte eine Gewichtszunahme von 500 g bis maximal 1000 g pro Woche angestrebt werden, im ambulanten Rahmen sollte das Ziel eine Zunahme von 200 bis 500 g pro Woche sein. Die Patientinnen sollten regelmäßig morgens ungefähr um die gleiche Zeit in leichter Bekleidung gewogen werden (KKP).
- Um im Rahmen der Behandlung der Anorexia nervosa angemessen Nahrung zuzuführen, ist für den therapeutischen Alltag die Orientierung am Körpergewicht am besten geeignet (KKP).

Auch zehn Jahre nach Publikation der NICE-Schlüsselkriterien ist die Studienlage bei der AN immer noch in den Kinderschuhen. Vor zwei Jahren wurden die Guidelines zwar einer Revision unterzogen (Mai 2017, Eating disorders: recognition and treatment, verfügbar unter: https://www.nice.org.uk/guidance/ng69 [letzter Zugriff: 09.05.2019]), doch bei näherer Betrachtung fällt vor allem ins Auge, dass sich am Wenigen an gesichertem Wissen hinsichtlich der komplexen biologischen, psychologischen und sozialen Zusammenhänge, an der Vielfalt therapeutischer Modelle und an den allgemein gehaltenen Empfehlungen (*Best Practice*) nicht viel verändert hat. In Ermangelung eines streng nach evidenzbasierten Kriterien validierten Modells der Therapie stützt sich die Behandlung in jedem Einzelfall vor allem auf klinisch bewährte Expertenerfahrungen, flankiert durch »allgemeine Empfehlungen«. Es ist zurzeit der höchste Ausdruck wissenschaftlicher Übereinstimmung (»State of the Art«, vgl. Voderholzer u. Hohagen 2016, S. 307):

- »Betroffenen mit Essstörungen soll frühzeitig eine Behandlung angeboten werden, um eine Chronifizierung zu vermeiden.
- Es sollte berücksichtigt werden, dass die Betroffenen einer Veränderung ihres Gewichts- und Essverhaltens meist ambivalent gegenüberstehen und sie daher aktiv für eine Behandlung motiviert werden müssen. Das sollte über den gesamten Behandlungsprozess im Auge behalten werden.
- Ambulante, teilstationäre und stationäre Behandlungen sollten in Einrichtungen und bei Therapeuten erfolgen, die Erfahrungen in der Therapie mit Essstörungen haben und spezifische Konzepte anbieten.«

3.2.2 Evidenzbasierte Familientherapiemodelle

Behandlungsresistenz wird als »Markenzeichen« der AN beschrieben (Abbate-Daga et al. 2013) und die Vermeidung einer Symptomverbesserung als Schlüsselproblem ihrer Therapie. Das äußert sich in fehlender Inanspruchnahme von Hilfen sowie Therapieabbrüchen (23 % bis 75 % Ausfälle in ambulanten Settings, Kaplan a. Garfinkel 1999) und infolgedessen in chronischen Verläufen (Nordbø et al. 2012).

Familiäre Beziehungsressourcen zu nutzen, um Compliance- und Motivationsproblemen bei psychisch belasteten Jugendlichen zu bewältigen, gehört zum Kerngeschäft der systemischen Therapie und ist wissenschaftlich gut begründet (von Sydow et al. 2007; Retzlaff 2008).

Familienbasierte Modelle mit empirischem Anspruch (prominent ist das für die ambulante AN-Therapie entwickelte *Maudsley Modell,* vgl. Abschnitt 3.9) setzen im ambulanten und stationären Rahmen auf elterliches Engagement, elterliche Loyalität und Autorität. Die Eltern werden von den Fachleuten angeleitet, die Kontrolle über das Essverhalten ihrer Tochter zu übernehmen. Untersuchungen zeigen, dass durch den Einbezug der Familie ein Therapiekontext begründet wird, der der Behandlungsresistenz der Patientinnen entgegenwirkt. Beispielsweise hat in diesem Rahmen die sogenannte Krankheitsverleugnung der Patientin keinen signifikanten Einfluss auf die Erfolgsrate (Couturier a. Lock 2006). Offenbar können Vertrauen, Loyalität und Glaubwürdigkeit, die sich zwischen Eltern und Kindern etablieren, die Veränderungsängste bei der Tochter wettmachen. Demgegenüber sorgt das dyadische Setting ohne Einbezug der Eltern für schwierige Verläufe und frühe Abbrüche. Insofern ist das von großer Bedeutung, als gemäß zahlreichen Verlaufsstudien die Prognose bei adoleszenten AN-Patientinnen umso besser ist, je eher im mittleren und ganz besonders im frühen Stadium eine symptomorientierte Therapie stattfindet. Im späteren Stadium hingegen, also bei Erwachsenen mit einer längeren Krankheitsgeschichte, werden Therapieeffekte immer fraglicher (Keel a. Brown 2010).

In Anbetracht dessen muss der Frage nach dem Umgang mit der sogenannten Therapieresistenz im frühen Stadium der AN-Entwicklung mehr Aufmerksamkeit eingeräumt werden. Die Frage lautet: Wie kann man eine junge Person,

- die nicht essen *kann*, weil sie mit Essen unweigerlich Identitäts- und Kontrollverlust, Unsicherheit und panische Angst verbindet,
- die nicht einsieht, dass sie krank ist, weil sie ihre Situation als positiv, angepasst und ihrem Selbst zugehörig erlebt,
- die eine Therapie (in ihrer Sicht aus guten Gründen) vermeidet, sich ihr widersetzt oder sie abbricht,
- die jedoch ohne Zweifel essen *muss*, weil sie sonst chronisch krank wird oder stirbt,

möglichst bald nach Krankheitsbeginn für eine symptomverbessernde Therapie motivieren? Wie oben erwähnt, gibt es auf diese Frage empirisch abgestützte Antworten, indem erfolgreiche Modelle bei adoleszenten Patientinnen zwei Gemeinsamkeiten mit Evidenzgrad B aufweisen. Zum einen streben sie *primär eine Symptomverbesserung* bzw. die Wiederherstellung eines gesunden Ernährungszustandes an (Normalisierung von Gewicht und Essverhalten). Zum andern greifen sie, um dieses Ziel zu erreichen bzw. die Therapieablehnung zu überwinden, auf die *Zusammenarbeit mit den Eltern als wichtigste Ressource* zurück. Die Modelle kombinieren familiensystemische und humanistische Praxis mit verhaltenstherapeutischen und realimentären Elementen. Sie erlauben überdies ein gewisses Maß an (Semi-)Standardisierung der Therapieprozesse in Form definierter Phasen mit speziellen Themen und Zielen (Lock et al. 2001).

Im Rahmen einer eigenen Untersuchung (Grünwald et al. 2013; Liechti u. Liechti-Darbellay 2011) haben wir AN-Patientinnen unabhängig von ihrem Alter, Dauer und Schweregrad der Krankheit gefragt, ob ein Einbezug der Eltern überhaupt erwünscht sei. Die Befragung ergab folgendes Ergebnis:

- Die Mehrheit der Patientinnen wünscht den Einbezug der Familien, sofern sie hinreichend über den Sinn aufgeklärt worden sind und die Entscheidung dazu mitverantworten.
- Eine Minderheit lehnt vorerst den Einbezug der Familien ab, kommt aber im späteren Verlauf der Therapie darauf zurück, vor allem in Situationen, in denen sie im Alltag Hilfen zur Störungsbewältigung benötigen (z. B. beim Essensmanagement).
- Die meisten Patientinnen sehen in der Stärkung der Motivation zum Durchhalten durch wechselseitige Verpflichtungen in intimen Beziehungssystemen die wichtigste Funktion des Familieneinbezugs.

Die Praxisstudie mit Prä-Post-Design sowie einer qualitativen Ergänzungsstudie untersuchte 35 Therapieverläufe in einer gemischten AN-Gruppe (restriktiver und bulimischer Typ) im Alter zwischen 12 und 32 Jahren. Obwohl der elterliche Einbezug kein explizites Einschlusskriterium darstellte (er ist in diesem Modell der informierten Entscheidung der Patientin überlassen), fanden alle Therapien mit einem oder beiden Elternteilen statt. Das spricht dafür, dass AN-Patientinnen, sofern sie 1) sich in einer sicheren Therapiebeziehung wähnen und 2) die Fachperson Sinn und Zweck gut begründen kann, Eltern einbeziehen *wollen*. Dass Eltern ihrerseits nicht mitmachen, ist die Ausnahme, sind es doch ohnehin in der Regel sie, die Hilfe suchen. Die seltenen Fälle, bei denen es trotz Wunschs der Patientin nicht gelingt, die Familie zu rekrutieren, sind mit sehr auffälligen Familienverhältnissen verknüpft (z. B. wenn Eltern selbst an schweren psychischen Störungen leiden, bei sehr alten oder völlig zerstrittenen Eltern). Meist liegen die Gründe für die Ablehnung bei den Patientinnen selbst, indem sie die Eltern nicht »zusätzlich« belasten wollen (Bestrafungsängste, Scham- und vor allem: Schuldgefühle). Wird allerdings der Klärung der Pros und Kontras genügend Raum gegeben, so überwiegt der Wunsch zur Zusammenarbeit mit den Eltern; man könnte sogar sagen: eine Sehnsucht nach familiärer Unterstützung.

Alles in allem: Eltern als Gatekeeper für Verpflichtungs-, Motivations- und Veränderungsprozesse in die AN-Therapie einzubeziehen, ist einer der wenigen Sachverhalte, *der sich nachweislich positiv auf die Drop-out- und Rückfall-Prophylaxe auswirkt.*

3.2.3 Evidenzbasierte mehrfaktorielle Modelle

Neuere Verständnismodelle versuchen das vielfältige Erscheinungsbild der Krankheit sowie die komplexe und teilweise widersprüchliche Befundlage auf biologischer, psychischer und sozialer Ebene in einen evidenzbasierten Zusammenhang zu bringen (Treasure a. Schmidt 2013). Forschung auf breiter Front führte in den vergangenen Jahrzehnten zu einem ätiologischen Modell, das zahlreichen untersuchten Faktoren eine Rolle als Risikofaktoren, Auslösefaktoren und die Störung aufrechterhaltende Faktoren zuweist (vgl. Abb. 2).

Tendenziell wird mithin von einer primär *neuropsychiatrischen Störung* (Herpertz-Dahlmann, Seitz a. Konrad 2011) ausgegangen. Zwar haben einst so populäre Modelle wie jenes der »psychosomatischen Familie« (vgl. Abschnitt 3.7.1), das eher auf klinischer Intuition als auf »harten Daten« basiert, an Bedeutung verloren. Doch ungeachtet dessen erleben familienbasierte Modelle – wie Phönix aus der Asche – eine Wiedergeburt auf evidenzbasierter Grundlage. Entschlackt von spekulativen und familienstrukturellen Annahmen, unterstützen diese Modelle die Eltern darin, die Kontrolle über das Essverhalten der Tochter zu übernehmen. In einer umfassenden Cochrane-Review zum Stand der Wirksamkeit (Fisher et al. 2010) wird der Familientherapie, insbesondere den verhaltensorientierten Varianten, im Vergleich mit den üblichen Behandlungen eine bessere Wirksamkeit zuerkannt, allerdings mit noch nicht hinreichender Evidenz, um daraus verbindliche Schlüsse zu ziehen. Im englischsprachigen Raum figurieren die familienbezogenen Therapiemodelle unter dem Begriff *Family-based Treatment* (FBT, familienbasierte Behandlung).

Risikofaktoren

Psychologische Faktoren:
- obsessive und zwanghafte oder autistische Persönlichkeitszüge
- kognitive Rigidität (vgl. Treasure a. Schmidt 2013: Schwierigkeiten, von einer Aufgabe zur anderen überzugehen = Set Shift, starke Aufmerksamkeit für Details bei fehlender Wahrnehmung des Gesamtzusammenhangs)
- Perfektionismus, geringer Selbstwert
- übertrieben sensible Reaktion auf Kritik und Verlassenheit
- unsichere Bindungen
- Schwierigkeit, die eigenen Gefühle wahrzunehmen und auszudrücken (Alexithymie) sowie die Gefühle anderer wahrzunehmen, ängstliche Gefühlsvermeidung

Neurobiologische Faktoren:
- Verringerung der dopaminergen Neurotransmission im mesolimbischen Belohnungssystem
- Anomalien der neuronalen Schaltkreise, die mit Noradrenalin und Serotonin arbeiten

Genetische Faktoren:
- 50 %ige Konkordanz bei eineiigen, unter 10 % bei zweieiigen Zwillingen

⇩

Auslösende Faktoren

- körperliche Veränderungen in der Pubertät (hormonelle, emotionelle u. a. Umstellungen)
- Trauma (z. B. Tod eines geliebten Großelternteils, sexueller Missbrauch), Trennung (z. B. Scheidung der Eltern, subjektiv erlebte Zurückweisung durch Gleichaltrige, Schulwechsel etc.)
- als kritisch erlebte Feedbacks aus dem Umfeld (zum Gewicht, Aussehen etc.)

⇩

Anorexiesymptome

- Hungern, Untergewicht, Gewichtsphobie, Reaktanz
- gestörte Körperwahrnehmung, »Belle Indifférence«
- Purging-Verhalten (Erbrechen, Laxantienabusus, Bewegungsdrang)

Erhaltungsfaktoren

- neurobiologische, psychologische und soziale Folgen der Unterernährung und des pathologischen Essverhaltens
- Interaktions- und Kommunikationsmuster (Problemsystem)

Abb. 2: Risiko-, Auslöse- und erhaltende Faktoren der Anorexia nervosa (leicht verändert nach Gebhard, Dorogie u. Holzer 2016, ursprünglich nach Treasure a. Schmidt 2013)

Um eindeutige Aussagen zur eindeutigen Wahl eines Therapiemodells zu machen, fehlt es eklatant an einschlägiger Forschung. Indes ist ein wachsender Konsens in der wissenschaftlichen Literatur dahingehend, dass im frühen Stadium der Krankheitsentwicklung, vor allem bei adoleszenten Patientinnen, die noch zu Hause leben, der Einbezug der Eltern in die Therapieprozesse erfolgen sollte (Couturier, Kimber a. Szatmari 2013). Mitunter werden familienbasierte Modelle bereits als *First-Line Therapy* – Erstlinientherapie, Therapie erster Wahl – bezeichnet (Rienecke 2017).

3.2.4 Fortschritte durch evidenzbasierte Therapien

Zusammenfassend kann gesagt werden, dass in den vergangenen Jahrzehnten vor allem evidenzgeleitete Therapiemodelle zur Überwindung von Mythen – etwa die AN sei Folge von gestörten Familien, sie sei unheilbar etc. – geführt und einseitig fixierte Sichtweisen korrigiert haben – etwa die Vorstellung, eine Aufarbeitung der Vergangenheit sei notwendig für die Heilung oder es gehe bei der AN nur ums Essen. Obwohl das empirische Fundament zum besseren Verständnis dieser Störung zweifelsohne noch viel mehr Forschung bedarf, werden mittlerweile Empfehlungen ins Feld geführt, wonach sich eine AN-Therapie richten sollte. Beispielsweise haben Therapiemodelle, die sich allein den psychischen Aspekten gewidmet haben, versagt. Wissenschaftliche Untersuchungen zeigen, dass der Normalisierung des Essverhaltens und der Körperwahrnehmung für die nachhaltige Besserung zentrale Bedeutung zugemessen werden sollte. Eine Essstörung sollte daher stets auch als eine Störung des Essverhaltens behandelt werden (Koch- und Esstrainings in Gruppen, computerassistiertes Ess-Feedback, vgl. Södersten et al. 2019). Ein normales Körpergewicht, das über längere Zeit gehalten werden kann, scheint die beste Voraussetzung zu liefern, um im Rahmen einer störungsspezifischen Therapie die Gewichtsphobie zu bewältigen, wie es in einem englischen Sprichtwort heißt: »The proof of the pudding is in the eating« (Probieren geht über Studieren). Oder mit einem anderen Vergleich: Die Schuhe zu binden lernt man, indem man es tut.

Empirische Untersuchungen zur AN-Behandlung lassen die Vermutung zu, dass erfolgreiche Therapiemodelle auf drei Säulen basieren: 1) Verbesserung der Sekundärprävention, das heißt die möglichst rasche Überwindung der Compliance- und Motivationsprobleme nach Ausbruch der Krankheit, 2) Normalisierung von Gewicht und Essverhalten bzw. die Überwindung der Gewichtsphobie und der Körperwahrnehmungsstörung sowie 3) Verbesserung der sozialen und emotionalen Fähigkeiten und Fertigkeiten zur Autonomiestabilisierung. In jeder Therapie müssen diese drei Säulen individuell angepasst werden und jede hat eine tragende Funktion in Bezug auf eine gesunde Entwicklung.

Beispielsweise sollte bei stationären Therapien, die das Wiedererlernen eines normalen Essverhaltens ins Zentrum stellen, das Risiko nicht unterschätzt werden, dass die Patientin nur deshalb zunimmt, um die Bedingungen für den Klinikaustritt zu erfüllen. Auch ist es eine trügerische Annahme, eine Patientin sei gesund, sobald sie Normalgewicht erreicht bzw. die Gewichtsphobie bewältigt habe. Oft beginnt an diesem Punkt überhaupt erst die »eigentliche« Psychotherapie.

3.3 Das Suchtmodell

Das Suchtmodell postuliert Ähnlichkeiten mit substanzbedingten Süchten: permanente Minderwertigkeits- und Schuldgefühle sowie Missbrauch von Essen und Hungern als Mittel zur Affektregulierung, kognitive Fixierung auf Nahrungsmittel (»Suchtmittel«), schamvolle Heimlichkeiten, Krankheitsverleugnung und Dissimulation, Angst vor Kontrollverlust, Festhalten am pathologischen Verhalten trotz offensichtlicher Folgeschäden (Miller u. Rollnick 1999), Komorbidität mit anderen Suchterkrankungen sowie Effekt der Dosissteigerung (z. B. bezüglich der Gewichtsabnahme oder der Ess- und Brechanfälle). Dass Fasten oder Essanfälle auf neuropsychologischer oder neurobiologischer Ebene Abhängigkeitsmechanismen auslösen, ist empirisch indes nicht nachgewiesen (Schweiger, Peters u. Sipos 2003).

Wie bei anderen suchtartigen Erkrankungen schildern AN-Patientinnen das (oft unter großem Leidensdruck zugestandene) Unvermögen, die Handlungssteuerung ihrem rationalen Denken zu unterstellen. Stattdessen wird rationales Denken in die Verbiegung der Realität investiert (Rationalisierung). Das Nebeneinander unvereinbarer Gedanken, Gefühle und Handlungen ist in der psychologischen Literatur als »neurotisches Paradox« (Eysenck 1978) bekannt.

Berühmt ist das von Sigmund Freud beschriebene Bild vom Reiter und seinem Pferd als eine Metapher für das Verhältnis zwischen dem Ich und dem Es: »Aber zwischen Ich und Es ereignet sich allzu häufig der nicht ideale Fall, dass der Reiter das Ross dahin führen muss, wohin es selbst gehen will« (Freud 1982, S. 514). Das Ich leitet den Willen an, die Ziele des Es in die Tat umzusetzen, als wären es seine eigenen.

Wären rationale, intellektuelle Einsichten ein hinreichendes Mittel dafür, Denken und Handeln in Bezug auf ein gesundes Essen in Einklang zu bringen, so wäre Psychotherapie unnötig und allenfalls eine Ernährungsberatung angezeigt. Denn Hilfesuchende »würden sich selbst einfach sagen, was man tun muss, und es dann machen« (Hubble, Duncan u. Miller 2001, S. 114). Dessen ungeachtet gehört zum Wesen der Suchterkrankung die Unmöglichkeit, den Widerspruch für sich aufzulösen. Mit zunehmender Dauer der Erkrankung scheint das »neurotische Paradox« krasser zu werden. Die langfristigen Kosten werden zugunsten des kurzfristigen Nutzens ausgeblendet (eine bulimische Patientin: »der Fressanfall beginnt eben bereits am Morgen mit dem Einkaufen, erstreckt sich über die Zubereitung des Essens bis zum Moment der Erschöpfung nach dem Erbrechen; in dieser Zeit bin ich wie betrunken, ich befinde mich wie in einer Trance, habe nichts anderes vor Augen als den Fressanfall«). Irgendwann scheint es dann zu kippen, und die negativen Aspekte fallen immer deutlicher ins Gewicht – z. B. der Zwang, den Ess-Brech-Anfall stets zum gleichen Zeitpunkt im Tagesablauf zu planen und ungestört, unter genau definierten Voraussetzungen zu vollziehen. In der Folge isolieren sich die Betroffenen zumindest innerlich bei Aufrechterhalten einer sozialen Fassade, wobei die Gefühle »unbeschreiblicher Einsamkeit« stärker werden. Nicht selten sehnen sich Patientinnen in dieser Phase nach den »früheren Zeiten« zurück, in denen der Essanfall noch einen lustvollen »Kick« bedeutete. Als wie hartnäckig sich der Kampf mit dem Widerspruch der Sucht erweisen kann, zeigt folgendes Beispiel.

Beispiel 11: Susanna M. – zu Hause ist's was anderes

Die 19-jährige Susanna M., die bereits mit 14 Jahren an einer AN erkrankte und im Verlauf verschiedener Spitalaufenthalte ohne nachhaltige Gewichtszunahmen zusätzlich »das Erbrechen lernte«, lokalisierte ihr Problem »im Kopf«. Sie lebt zusammen mit ihrer verwitweten Mutter und einem stark übergewichtigen Bruder.

SUSANNA Ja, irgendwie probiere ich wirklich, mir Mühe zu geben.

THERAPEUTIN Denken Sie, Ihre Mutter spürt das auch?

SUSANNA Ja, ich denke schon. Muss sie ja. Gestern habe ich einen Zeitungsartikel gelesen. Das war über eine Klinik in Norwegen, die haben so ein Institut. Da kriegen die Patientinnen viel zu essen, und nach dem Essen gehen sie in einen ganz warmen Raum, denn das soll ihnen guttun. Ich habe übrigens auch immer kalt nach dem Essen. Sie dürfen sich in diesem warmen Raum nicht bewegen. Das ist ja ganz logisch, dass sie dann zunehmen. So kann man schon das Normalgewicht erreichen, die Frage ist nur, was kommt danach? Und es steht in diesem Artikel, dass dies das beste Mittel sei, das allerbeste, was Magersüchtige tun könnten. Aber was geschieht danach, nachdem sie nach Hause gekommen sind?

THERAPEUTIN Interessante Frage, ja.

SUSANNA Damit kann eine Klinik 100 % Erfolg haben. Vielleicht wehrt sich die eine Magersüchtige etwas mehr als die andere. Aber was ist nachher? Das meinten sie bei mir in der Klinik P. auch, dass sie das Gewicht mit einer Sonde rasch hochbringen.

THERAPEUTIN Was müsste dann noch geschehen?

SUSANNA Ja, dann muss man dranbleiben. Schließlich muss in erster Linie der Kopf mitkommen. Man hat ja dann das Gewicht erreicht, fühlt sich aber dick, fett und was weiß ich.

THERAPEUTIN Wie muss ich jetzt diese kritischen Bemerkungen verstehen? Denn an und für sich geht es ja hier auch in erster Linie darum, das Normalgewicht zu erreichen.

SUSANNA Ja, schon ... Es ist etwas anderes, hier geht es darum, im Umfeld von zu Hause etwas zu verändern. Und das ist ein anderes Umfeld als das in der Klinik. Im Spital ist es keine Kunst, zuzunehmen. Aber man denkt dann, zu Hause kann ich ja wieder abnehmen. Denn zu Hause hat man viel mehr Freiräume, da wird man weniger kontrolliert.

THERAPEUTIN Und warum soll es denn besser sein, zu Hause das Normalgewicht zu erreichen?

SUSANNA Zu Hause geht das *echter* zu.

THERAPEUTIN Das müssen Sie mir erklären, Susanna, was heißt das, »echter«?

SUSANNA Zu Hause ist es viel schwieriger, zuzunehmen, denn man kann ja besser ausweichen als im Spital, wo immer eine Krankenschwester zur Seite steht.

THERAPEUTIN Das verstehe ich nicht ganz ...

SUSANNA Ja, zu Hause kann man leicht mogeln. Zu Hause kann ich immer mogeln und meine Mutter austricksen. Man kann das zwar auch im Spital, wenn man etwas Erfahrung hat.

THERAPEUTIN Ich verstehe noch immer nicht, weshalb ist es denn besser, im familiären Umfeld zuzunehmen?

SUSANNA Das ist doch nicht schwer zu verstehen! Zu Hause ist es ein größerer Kampf, um zuzunehmen, und der ist echter. Ich denke, je echter der Kampf ist, desto besser sitzt es nachher. Im Spital denkt man einfach, gut, dann nehme ich halt zu. Man arrangiert sich mit der Magersucht. Man denkt an später, wo man ja wieder abnehmen kann.

THERAPEUTIN Können Sie mir erklären, von welchem Kampf Sie sprechen?

SUSANNA Vom inneren Kampf, vom Kampf mit dem Negativen. Wenn ich in der Lage bin, von mir aus zu sagen, jetzt nehme ich zu, dann ist das doch besser, als wenn sich die Magersucht einfach mit dem Spital arrangiert.

THERAPEUTIN Ja, das leuchtet mir ein. Das ist ein interessanter Gedanke.

SUSANNA Zu Hause ist man im gewohnten Umfeld, dort ist man in die Sucht hineingekommen, dort hat man sich in die ganze Sache hineingesteigert [macht mit der Hand eine spiralförmige Bewegung], man hat sich in diesem Umfeld immer mehr in diese Sache hineingesteigert. Und wenn man im gleichen Umfeld sich wieder aus dieser Sache hinaussteigern kann, einfach wieder hinaussteigern, dann ist es doch irgendwie echter. Das Ergebnis sitzt mehr, als wenn sich die Sucht mit dem Spital arrangiert. Schließlich kann man ja genau ausrechnen, wie lange man noch im Spital bleiben muss, wenn man das Zeugs runterschluckt. Und zu Hause hat sich dann nichts verändert. Nichts. Die Leute zu Hause sind immer noch gleich überfordert mit einem.

THERAPEUTIN Das heißt, die Therapie zu Hause ... Das heißt, zu Hause das Umfeld zu verändern, dem würden Sie eine bessere Chance zurechnen, als einfach ins Spital zu gehen und zuzunehmen.

SUSANNA Ja klar.

THERAPEUTIN Was muss sich denn zu Hause verändern?

SUSANNA Das weiß ich auch nicht, das ist ja bei jedem etwas anders.

THERAPEUTIN Bei Ihnen?

SUSANNA Bei mir? Also ... Das Wichtigste ist, dass sich meine Mutter nicht mehr so leicht austricksen lässt. Wenn sie strenger wird, ist das für mich zwar schwieriger. Aber ohne einen gewissen Druck geht es nicht. Vielleicht wenn die Mutter strenger wird, dann muss ich mich ja Neuem stellen. Jetzt ist es einfach, ich kaufe einfach für einen Fressanfall ein und schließe mich ein. Vielleicht, dass ich dann die Sucht nicht mehr brauche, wenn ich mich Neuem stellen muss. Aber das macht mir natürlich auch Angst. Das ist wie eine Zwickmühle.

THERAPEUTIN Was kann ich beitragen, um die Zwickmühle abzubauen?

SUSANNA Sie helfen ja bereits dadurch, dass Sie meiner Mutter helfen.

3.4 Das Depressionsmodell

Eine Verbindung zwischen Ess- und Affektstörungen ist klinisch offensichtlich. Da die AN gehäuft mit klinisch relevanter Depression einhergeht und beide Störungen endokrine Veränderungen wie z. B. abnorme Cortisolwerte gemeinsam haben, wurde auch ein ursächliches Depressionsmodell vorgeschlagen (Vanderlinden et al. 1992, zit. nach Gröne 1997). Da eine wirksame Behandlung der Essstörung meist auch die depressive Symptomatik bessert, wurde das Depressionsmodell infrage gestellt, und die Depression wurde eher als Folgeerscheinung des Untergewichtes interpretiert.

Bei vorhandener Depression wird eine Pharmakotherapie (z. B. mit selektiven serotonin-Wiederaufnahme-Hemmern, SSRIs) empfohlen (APA 2006), die oft auch auf die Zwangs- und bulimische Symptomatik eine positive Wirkung hat. Indes muss beachtet werden, dass bei Mangelernährung die Nebenwirkungen verstärkt auftreten können.

3.5 Das Angst- bzw. Angstvermeidungsmodell

Bereits in den 1970ern wurden lerntheoretische Modelle entwickelt, die die AN auf verhaltenstheoretischer und familienstruktureller

Basis erklärten und entsprechende Behandlungen nahelegten. Dabei wurden jene Faktoren ins Zentrum gerückt, die auch heute noch Bedeutung haben (Otte, Basler u. Schwoon 1978):

- das aktuelle Beziehungsgefüge innerhalb der Familie
- das Selbstbild und Sozialverhalten der Patientin und deren entwicklungsbedingten Ursachen
- das Körperschema und
- das Ess- und Gewichtsverhalten im engeren Sinn

Das behaviorale Modell greift auf die Lerntheorien zurück und erklärt anorektisches Verhalten als Ausdruck der Angstvermeidung im Sinne der Dissonanzreduktion als »eines der am besten gesicherten Phänomene der Psychologie« (Grawe 2004, S. 307). Eine Quelle von Dissonanz- bzw. Angsterleben findet sich in entwicklungspsychologischen Gegebenheiten des Kindes- und Jugendalters, besonders in der Zeit des Pubertätsübergangs. Zwei Strategien der Angstreduktion stehen zu Gebote (Otte, Basler u. Schwoon 1978):

- Zum einen das »Coping-Modell«, das heißt »erwachsen werden« im Sinne einer »Ko-Individuation« oder »bezogener Individuation« (Stierlin 1989). Eine Voraussetzung für dieses Modell ist die Verfügbarkeit entsprechender (Entwicklungs-) Ressourcen.
- Zum andern das »phobische Modell«: »klein bleiben« und auf Vermeidungsziele mit Folgen der Entwicklungsabweichung fokussieren. Hungern als Ablenkungsarrangement, als probates Mittel dafür, einer bedrohlichen Situation auszuweichen.

Erwartungen und Ansprüche, die Essgestörte an sich selbst richten, sind oft diffus, überhöht und insofern zum Scheitern verurteilt, als sie sich nur mit perfekten, letztlich unerreichbaren Ergebnissen zufriedengeben. Ihre kognitiven Gewohnheiten werden auf diese Weise zirkulär sowohl Quelle wie auch Endpunkt für Versagens- und Minderwertigkeitsgefühle. Der einzige Ausweg, der noch zu funktionieren scheint, ist die Vermeidung der Konfrontation mit der Wirklichkeit, der Rückzug, die Abkehr von der Dialektik zwischen Ich und Du. In neuerer Zeit wird gefragt, ob nicht ohnehin bei verschiedenen emotionalen Störungen vergleichbare Störungsprozesse – negative Verstärkung des Vermeidungsverhaltens durch Dissonanz- und Angstreduktion – im Spiel sind (Eifert 2005).

Wie fundamental wichtig die »Hungerlösung« für die Betroffenen ist, kann man an den Strapazen ablesen, die sie auf sich nehmen. Sie joggen oder radeln täglich viele Stunden in der Welt herum, üben sich in Liegestützen bis zur Erschöpfung oder turnen mit Hanteln und anderem Sportgerät herum (solange es nur dem wirklichen oder vermeintlichen »Abstrampeln« von Kalorien dient), sie erzwingen das Erbrechen des Wenigen, das sie zuvor gegessen haben, »reinigen« den Magen mit Essig nach, um auch das letzte Fetttröpfchen daraus zu entfernen, oder spülen ihn mit literweise Tee nach, den sie mit 20 Süßstofftabletten pro Tasse süßen, schlucken Unmengen an Abführmitteln aller Art, setzen sich Klistiere ein oder zapfen sich regelmäßig Blut ab – und vor allem sorgen sie dafür, dass erst gar keine Kalorie in den Körper gelangt.

> »Die Magersucht ist nicht einfach eine Gewohnheit, die nicht durchbrochen werden kann, im Gegenteil, ihre Aufrechterhaltung erfordert Leiden und unermüdliche harte Arbeit.« – »Sie [die Magersüchtigen] drillen sich auch darauf, die Welt anders zu sehen. Sie überschätzen nicht nur den Umfang ihres eigenen Körpers auf Fotografien oder im Spiegel, so als ob sie nicht in Perspektiven sehen könnten, sondern sie überschätzen, etwa in Versuchssituationen, den Umfang anderer Menschen und desgleichen abstrakte Entfernungen. Es besteht eine Parallele zwischen der Schwere der Erkrankung und dem Grad beständigen Überschätzens. Je mehr sie sich verschätzen, desto stärker ist ihr Widerstand gegen eine Behandlung. Das Gleiche lässt sich auch klinisch beobachten. Je stärker das Bedürfnis nach Selbsttäuschung, umso weniger wird die Magersüchtige bereit sein, die Wertvorstellungen und Begriffe, mit denen sie operiert, in Frage zu stellen. Die Fehlwahrnehmungen und Selbsttäuschungen dienen als Schutz vor der tiefsitzenden Angst, ein nutzloser, nicht integrierter Mensch zu sein, der nicht in der Lage ist, sein eigenes Leben zu führen. Auch dieser Faktor trägt dazu bei, dass die Krankheit zu einem sich selbst erhaltenden Dauerzustand wird. Kommt es zu keiner einschneidenden Unterbrechung dieses Zustandes, und wird der Kranken nicht geholfen, die Welt realistischer zu sehen, besteht die anorektische Einstellung unter Umständen Jahre fort. Das Ende kann der Tod sein [...], doch häufiger sind qualvolle Isolierung und chronische Invalidität« (Bruch 1982, S. 95,100).

Angst und Angstvermeidung zählen auch bei fortgeschrittener Krankheit zu den zentralen Störungsfaktoren, die das kranke Geschehen aufrechterhalten und vorantreiben. Infolgedessen stellen sich nach und nach die fatalen Auswirkungen der chronischen Unter- und Fehlernährung in den Vordergrund: multiple Organschäden (unter anderem Knochenschwund, Herzrhythmusstörungen, Zahnschäden), affektive Abflachung, kognitive Verzerrungen und endokrinologische Veränderungen (bei frühem Beginn vor der Pubertät: Kleinwuchs).

Lerntheoretische Modelle wurden bereits vor fünfzig Jahren auf die AN angewendet und beziehen sich auf den »Störungsgewinn« des anorektischen Verhaltens. In Bezug auf die symptomverstärkenden Faktoren werden dabei zwei Modelle auseinandergehalten (Otte, Basler u. Schwoon 1978): einerseits das »Modell Angstreduktion«, das sich auf die angstreduzierenden Folgen des symptomatischen Verhaltens bezieht (Hungern als affektregulierendes »Stress-Ventil«, negative Verstärkung durch Vermeidung angstauslösender Stimuli). Anderseits das »Modell Durchsetzung«, bei dem die sozialen Konsequenzen des Hungerns im Zentrum stehen (positive Verstärkung durch »Durchsetzung« bzw. Kontrollgewinn in der Familie). Aus heutiger Sicht erstaunlich: die Autoren argumentierten schon damals mit einem dynamischen, selbstreferenziellen, zirkulären Modell (Otte, Basler u. Schwoon 1978, S. 8044):

> »Von einem bestimmten Punkt des aktiven Hungerns und zunehmender Essensmanipulationen ab werden sich jedoch bei den Eltern außer Sorgen und positiver Beachtung auch Ärger und Wut über das manipulative Verhalten der Tochter einstellen, womit zwar die Beachtung weiterhin gesichert ist, aber das latente Konfliktklima verschärft wird. Als positive Konsequenz erlebt die Patientin auch hierbei die Beachtung und vor allem die Möglichkeit der Kontrolle, der Durchsetzung gegen die Eltern. Gleichzeitig wirkt die Wut der Eltern jedoch Angst auslösend, was wiederum die Ohnmachtsgefühle der Patientin steigert und im Sinne des sich einschleichenden Circulus vitiosus dazu führt, dass die Patientin die eben erfolgreich erprobte Strategie zur Sicherung von Beachtung und Sorge mit größerer Wahrscheinlichkeit einsetzen wird.
>
> Die Gewichtsabnahme der Patientin bringt die Eltern ihrerseits in eine ›Doublebind‹-Situation (vgl. Abschnitt 5.1, S. 191–192), da sie sowohl

durch liebevolle Zuwendung als auch durch ärgerliche Ablehnung oder Kontrolle das pathologische Verhalten verstärken, aber auch nicht ›nicht reagieren‹ können, da der immer bedrohlicher werdende Zustand ihrer Tochter eine Nichtbeachtung nicht zulässt. In diesem Stadium der Entwicklung ›beherrscht‹ die Patientin das Feld.«

3.6 Psychodynamische Modelle

Psychodynamische Modelle thematisieren frühkindliche Triebkonflikte, traumatische Erfahrungen, Objektbeziehungen, Defizite der Ich-Entwicklung und Identitätsbildung, die für die AN als ursächlich betrachtet werden. Sie zielen darauf ab, die entsprechenden Auswirkungen auf das aktuelle (Ess-)Verhalten bewusst zu machen. Die Symptome werden als Neuinszenierungen unbewusster infantiler Konflikte verstanden und als psychosomatische Abwehrmaßnahmen gedeutet, etwa um die weibliche Sexualität oder das Erwachsenwerden abzuwehren (Triebtheorie).

Vor dem Hintergrund einer labilen Autonomie wird im Rahmen der Objektbeziehungstheorie im Hungern ein Versuch der Selbstabgrenzung gegenüber den Eltern gesehen, der es erlaubt, Abstand zu nehmen, ohne sich trennen zu müssen (Reich u. Cierpka 2001). Wir denken, dass hauptsächlich diese Theorie verantwortlich für die verbreitete Ansicht ist, dass die AN-Patientin eine »noch zu enge« Bindung zu ihren Eltern pflege und daher in ihrem Bestreben unterstützt werden müsse, sich von den Eltern abzugrenzen (und sich allenfalls zu trennen). Wie wir im Kap. 5 näher ausführen werden, favorisieren wir eine bindungstheoretische Interpretation des Hunger-Verhaltens, die in eine diametral entgegengesetzte Richtung weist. Sie unterstellt dem anorektischen Verhalten die Funktion einer missglückenden Sozialstrategie eines verängstigten Menschen, um bei den Eltern Nähe und Sicherheit zu erfahren (sekundäre Bindungsstrategie). Infolgedessen besteht die Aufgabe der Fachperson nicht darin, eine angeblich »zu enge« Bindung aufzulösen, sondern das familiäre System darin zu unterstützen, die Bindung »sicherer zu machen«. Da eine sichere Bindung im Jugend- wie im Erwachsenenalter positiv mit vielen Aspekten der Autonomie korreliert, werden damit auch die Voraussetzungen für einen glückenden Ablösungsprozess optimiert. Im Lichte dessen ist die (unbewusste) Strategie des Hungerns ein sozial sinnvoller Versuch, mit einer Notlage fertigzuwerden.

Die Selbstpsychologie (Kohut 1993) postuliert aufgrund des pathologischen Narzissmus eines schwachen Selbst eine eingeschränkte Fähigkeit, eigene Körperlichkeit wahrzunehmen. Dieser Perspektive praktisch entgegengesetzt wird in der AN auch die Heimat der Rebellin gesehen, »die mit ihrem Körper ›Nein‹ sagt, da sie nicht mit ihrem Mund ›Nein‹ sagen kann« (Bourcillier 1992, S. 307).

Die in Hamburg geborene US-amerikanische Psychoanalytikerin und Exponentin der Neopsychoanalyse *Karen Horney* (1885–1952) beschreibt in ihrem Buch »Neurose und menschliches Wachstum« (2017) die maladaptive Entwicklung als einen »neurotischen Prozess«, gewissermaßen als eine Antithese zur gesunden Entwicklung. Letztere würde es der AN-Patientin erlauben, ein normales Körpergewicht ohne quälende Ängste anzustreben, den vielen Aspekten von Essen gegenüber offen zu sein (Genuss, Ernährung, Gesundheit, in Gesellschaft essen etc.), von Zwängen befreit zu sein und den eigenen Körper zu akzeptieren, ein stabiles Selbstwertgefühl zu erleben, Freundschaften zu pflegen und (Beziehungs-)Stress ohne Selbstschädigung zu bewältigen und so weiter. Der Zugang zu all dem ist der neurotisch geplagten Seele aber verwehrt, da sie längst gelernt hat, nicht auf erfolgte, sondern vor allem auf erwartete Demütigung mit »Furcht, Angst oder Panik« zu reagieren (Horney 2017, S. 110).

Unter dem Eindruck des steigenden Kostendrucks im Gesundheitswesen sind in den vergangenen Jahrzehnten zeitbegrenzte psychodynamische Kurz- und Fokaltherapien entwickelt worden (Küchenhoff 2005). So wird neuerdings auch bei psychodynamischen Modellen eine aktive Symptomorientierung als dringlich eingestuft: »Psychoanalytisch denken, verhaltenstherapeutisch handeln?« (Schors u. Huber 2004). Sehen sich psychodynamische Modelle einerseits einer breiten Palette tiefenpsychologischer Konzepte verpflichtet, so sind sie andererseits offen für die Tendenz zu kombinierten Ansätzen (Herzog u. Hartmann 1997).

3.7 Familientherapeutische Modelle

Bereits früh wurde auf die Wichtigkeit des Einbezugs der Familien in der AN-Behandlung hingewiesen. Aus einer Follow-up-Studie bei 115 Fällen von AN zieht Grolnick (1972) den Schluss, dass es einen ganz pragmatischen Grund für den Einbezug der Familie in die Therapie gibt: Auf der Suche nach gemeinsamen Merkmalen der vier Patientinnen, die inzwischen verstorben waren, fand er, dass nur bei ihnen die jeweilige Familie jede Aufnahme des Kontakts mit den betreuenden Ärzten und Schwestern vermieden hatte. Über ähnliche Erfahrungen berichten Petzold et al. (1970): »Scheitern der Behandlung sowie letale Verläufe wurden nur bei solchen Patienten gesehen, bei denen es nicht gelungen war, die Familie mit in die Behandlung, im Sinne einer ›Familienkonfrontationstherapie‹, einzubeziehen« (zit. nach Köhle u. Simons 1979, S. 548). Die Pioniere der Familientherapie betrachteten die AN als eine Krankheit des Kindes im Kontext der Familie (Minuchin, Rosman u. Baker 1981) und entwickelten familientherapeutische Behandlungsstrategien (Selvini Palazzoli et al. 1981). Für die Bedeutung des familiären Einbezugs in die Therapie bei Essstörungen und besonders bei der AN gibt es, wie im Abschnitt 3.2 dargestellt, wachsende Evidenzbelege; unterdessen ist er in der Fachwelt unbestritten, zumindest was jugendliche Patientinnen betrifft (Cuntz u. Hillert 1997). Wir verweisen dabei auf differenzierte Befunde zur Wirksamkeit von familienorientierten Ansätzen bei Essstörungen, die folgendes Fazit erlauben (u. a. Eisler et al. 1997; Robin, Gilroy a. Dennis 1998, S. 441; Dare et al. 2001; Lock et al. 2001; Lock a. Le Grande 2001; Kröger et al. 2004):

- Patientinnen unter 18–20 Jahren profitieren signifikant stärker vom Familiensetting.
- Essstörungen bei Kindern und Jugendlichen unterscheiden sich in vielerlei Weisen von den Essstörungen bei Erwachsenen, sodass diesbezüglich unterschiedliche diagnostische Prinzipien entwickelt werden müssen.
- Stationäre und ambulante Auffütterungstherapien ergeben ähnliche Resultate, sofern bei der ambulanten Therapie die Familie mit einbezogen wird.
- Der Einbezug der Familie ist bei der ambulanten Realimentation von entscheidender Bedeutung.

Historisch versteht sich Familientherapie als ein Ausweg aus dem Dilemma zwischen dem reduktionistischen Behaviorismus und der pessimistischen Psychoanalyse damaliger Zeit. »Es liegt etwas in der Luft«, schrieben 1961 die Herausgeber der ersten amerikanischen Zeitschrift für Familientherapie (Editorial zur Erstausgabe von *Family Process* 1, 1–4, 1962), und sie meinten damit, dass sich eine neue Sicht des Menschen in seiner Umwelt anbahnte. Was nach ihrer Ansicht fehlte, war eine Wissenschaft von der Familie als Bindeglied zwischen Individuum und Gesellschaft. »Die wahre Interventionseinheit ist für den systemisch orientierten Therapeuten ›holistischer‹ Art: Es ist das Individuum im Netz der signifikanten Beziehungen« (Minuchin, Rosman u. Baker 1981, S. 100). Wie die Person im »Netz signifikanter Beziehungen« beeinflusst wird und wie dabei die Krankheit ihren Platz einnimmt, zeigt das Beispiel von Debora B.:

Beispiel 12: Debora B. – Die Macht des Symptoms

Die 18-jährige Debora B., seit einem Jahr anorektisch, schildert fast nebenbei, dass sie sich ihrem älteren Bruder gegenüber nicht durchsetzen kann, im Gegenteil, bereits als Kind hat sie gelernt, ihm sämtliche Unannehmlichkeiten aus dem Weg zu räumen. Sie versorgte für ihn abends das Fahrrad, übernahm an seiner Stelle die Aufgaben im Haushalt oder lieh ihm ihren Laptop aus, den sie zum 16. Geburtstag erhalten hatte, wobei er diesen bald annektierte. Als ich nachfrage, was denn die Eltern zu diesem »Unrechtsstaat« sagen, beginnt sie zu weinen und erzählt ihre Geschichte. Seit vielen Jahren scheint das Muster in der Familie »seine Runden zu drehen«. Es beginnt etwa damit, dass der Bruder ihr am Esstisch befiehlt, in der Küche das Salz zu holen. Die Mutter findet das die Höhe und herrscht ihren Sohn mit Sätzen an wie: »Hol's doch selber!« Worauf der Bruder zurückgibt, sodass sich innert Kürze zwischen Mutter und Sohn ein Geschrei entfaltet. Schließlich steht der Vater auf und will das Salz selber holen, um den Konflikt zu beruhigen. Das Ergebnis sieht aber anders aus, indem sich nämlich die Eltern inzwischen in der Küche darüber streiten, wer wann wen zu Recht oder Unrecht maßregelt, während Debora das Salz für ihren Bruder beschafft und diesen zufriedenstellt.

DEBORA Und wenn es dann ein Geschrei gegeben hat, habe ich mich immer schuldig gefühlt, dass ich es nicht verhindert habe.

THERAPEUT Sie meinen, dass Sie sich nicht geopfert haben?

DEBORA Die einzige Alternative war ja die, dass es ein Geschrei gegeben hätte, und das war für mich einfach viel schlimmer, als das Salz zu holen.

THERAPEUT Für Sie gab es diese beiden Varianten, Geschrei oder Salzholen?

DEBORA Ja. Und Salzholen war eindeutig die bessere Variante.

THERAPEUT Und wie lange haben Sie im Sinn, das Salz noch zu holen, jetzt für den Bruder, später für den Ehemann?

DEBORA Jetzt ist es anders.

THERAPEUT Aha?

DEBORA Seit ich krank bin, hol ich es nicht mehr.

THERAPEUT Wer holt's denn jetzt?

DEBORA Mein Bruder, er holt es jetzt selber, weil ihm die Eltern gesagt haben, er müsse das tun, wegen meiner Krankheit.

Im Folgenden beschreiben wir zwei »klassische« Modelle der Familientherapie, die sich ihren Platz in den Geschichtsbüchern zur Psychotherapie gesichert haben: das »psychosomatische Modell« und das »Mailänder Modell«. Beide feierten in den 1970ern aufsehenerregende Erfolge (aus heutiger Sicht nur bedingt berechtigt, da das Ergebnis der Therapie einseitig an der Gewichtsnormalisierung gemessen wurde, was indes nur einer notwendigen, aber noch keiner hinreichenden Voraussetzung für die Heilung entspricht). Ungeachtet dessen führten die Modelle dazu, dass die AN als ein »paradigmatisch systemisches Problem« bezeichnet wurde (Ludewig 1998). Ihr Stellenwert in der Entwicklung der Familientherapie hat Ähnlichkeiten mit jenem der Hysterie für die Psychoanalyse (Freuds Studien über Hysterie, 1893–1895, gelten als Anfang der Psychoanalyse) und jenem der Phobien für die kognitiv-behaviorale Therapie (Dare a. Eisler 1997).

3.7.1 Die »psychosomatische Familie«

Das strukturelle Modell der »psychosomatischen Familie« (Minuchin, Rosman u. Baker 1981) postuliert eine wechselseitige Bedingung (Aufrechterhaltung der Störung durch zirkuläre Kausalität) zwischen der Vulnerabilität der »IP« (Index- oder identifizierte Patientin, d. h. die ein Problem anzeigende, darauf hinweisende Person in einem System) einerseits und vier spezifischen Transaktionsmustern in der Familie andererseits, nämlich:

- *Verstrickung:* Ein enger Familienzusammenhalt mit fehlender gleichzeitiger innerer Differenzierung und Abgrenzung führt zu einer »Vermaschung« der Beziehungen mit wechselseitiger Abhängigkeit. Privatheit des Individuums wird dadurch verunmöglicht oder behindert, was sich auch im »Phänomen der offenen Tür« zeigt. In einem krassen Beispiel fehlten die wichtigsten Zimmertüren eines Hauses seit Jahren gänzlich, weil bei der Renovation die falschen Normtüren geliefert worden waren und die Eltern das Problem als »nicht so wichtig« einstuften und immer wieder vertagten. In einem anderen Fall schilderte die 18-jährige (!) Tochter, dass es in ihrer Familie als eigensinnig galt, die Toilettentür ganz zu schließen, auch wenn Geschäfte verrichtet wurden. In einem dritten Fall hat ein Architekten-Ehepaar mit zwei anorektischen Töchtern das eigene Zuhause mit durchsichtigen Glaswänden konzipiert. Das Motto lautet: Wir haben keine Geheimnisse voreinander!

- *Überfürsorglichkeit:* Die mitunter erschreckende Leidenschaft von AN-Patientinnen, sich für das Wohl anderer einzusetzen, statt einmal für sich selbst zu sorgen, findet ein Pendant in der Familienkultur, die tendenziell nach dem Motto »Einer für alle – alle für einen« ausgerichtet ist. Die »überprotektiven« Tendenzen können das Ausmaß wechselseitiger »Bemutterung« und »Beelterung« annehmen und mithin die Entwicklung von Autonomie und Eigenkompetenz hemmen. Nach außen zeigt sich die betont fürsorgliche Tendenz in einem selbstlosen Engagement der Familienmitglieder für die Allgemeinheit (z. B. in Kirche, Gemeinde oder Vereinen; mitunter wird das von Fachleuten aber auch missverstanden, indem eine ganz normale fürsorgliche Betroffenheit der Eltern als Problemursache gesehen wird).
- *Veränderungsrigidität:* Gemeint ist mit diesem Merkmal eine psychologische Trägheit in Bezug auf die notwendigen Veränderungen als Voraussetzung für die Entwicklung und Reifung. Statt einem Veränderungsdruck nachzugeben und sich Neuem zu stellen, erhalten starre Familien mit aller »Kraft« den Status quo aufrecht (Homöostasis). In dieser Sichtweise übernimmt das Symptom die Funktion eines Druckventils, das Druck ablässt, sodass sich etwas ändert, ohne dass alles anders wird. Infolgedessen etablieren sich »prekäre« Gleichgewichte, gewissermaßen »Koalitionen um den heißen Brei herum« (der aber nicht gegessen wird). Haltungen und Verhaltensweisen,

die Veränderungsstarrheit begünstigen, sind meist von der Angst beseelt, etwas »falsch« zu machen. Dies drückt sich bei der AN-Patientin in einem rigiden, detailfokussierten kognitiven Stil aus, der es ihr erschwert, sich auf Neues einzustellen (Schmidt a. Treasure 2006). Klinisch eindrücklich sind die minutiösen Rituale der Essensvorbereitung, die manchmal an komplexe Beschwörungsformeln archaischer Zeremonien erinnern.

- *Konfliktvermeidung:* Dieses Merkmal verweist auf das Unvermögen, unterschiedliche und sich teilweise widersprechende Positionen zu respektieren und auszuhalten. Statt die Konflikte auszutragen, werden sie vermieden. Streite, Konflikte und ihre mehr oder weniger laute Begleitmusik werden nicht als Mittel zum Zweck einer demokratischen Interessenversöhnung verstanden, sondern als etwas grundsätzlich Schlechtes, Unschickliches, Bedrohliches oder gar Böses erlebt. Die eine (häufigere) Variante ist das »pazifizierende« Im-Keim-Ersticken der Konflikte, die andere Variante ist ein liebloses, kaltes oder streitsüchtiges Klima, in dem sich »der Stärkere« durchsetzt. Beide Varianten können zudem von starren ethischen oder religiösen Ideen untermauert sein. Geht man der »Vermeidungsgeschichte« auf den Grund, erweist sich oft der eine Elternteil als der »dominierende Vermeider«, während sich der andere angepasst hat. Eine Mutter aus durchaus konflikt- und fehlerfreundlicher Herkunft sagte dazu: »Eigentlich habe ich als Kind gut streiten können. Mit meinem Mann habe ich es aber verlernt. Als ich mich im ersten Jahr unserer Bekanntschaft wieder trennen wollte, weil mein Mann zu sehr klammerte und immer deprimiert war, wollte er sich erhängen. Seine Eltern haben mir gesagt, er werde eine Trennung nicht überleben. Weil ich dann schwanger wurde, habe ich mich darauf eingerichtet.«

Fälschlicherweise wird den Autoren dieses Modells auch unterstellt, sie schrieben den vier Transaktionsmustern kausale Wirkung (und damit der Familie eine Schuld) zu. Diese Kritik verfehlt aber gerade die zentrale Idee der Zirkularität in diesem Modell. Es ist eher ein Modell der »Störung aufrechterhaltenden Muster«. Zudem werden die prekären Transaktionen als Ansatz für die Veränderung gesehen. Insofern hat das Modell viel in Bewegung gebracht, sowohl auf konzeptueller Ebene wie auch als Ansatz für die Praxis (z. B. der Maudsley Approach, Abschnitt 3.9).

Die Magersucht bricht in der Regel wie ein Schicksalsgewitter über die Familie herein. Die interaktionellen Muster der Verstrickung, Überfürsorglichkeit, Rigidität und Konfliktvermeidung kündigen sich in der Regel bereits im Erstinterview an.

Beispiel 13: Aline H. – Wie ein Schlag des Schicksals

Meist haben die Familien mit einer magersüchtigen Tochter eine belastende Zeit der Sorge, Unsicherheit und vergeblicher Lösungsversuche hinter sich. Wenn sie zur Therapie antreten, sind die Batterien leer. Herr H. (so stellte sich der Vater am Telefon vor) ist Anwalt und führt zusammen mit einer Kollegin eine florierende Kanzlei in einer kleineren Stadt. In seiner Stimme lag etwas Vertrauensvolles und obwohl wir uns bisher unbekannt waren, kam er rasch zur Sache: »Wissen Sie, Herr Doktor, bis vor zwei Monaten hätte ich jedem gesagt, ich sei der geborene Glückspilz. Abgesehen von kleineren Problemen, sind wir von Schicksalsschlägen verschont. Das hat sich praktisch über Nacht verändert. Meine Frau hat es als Erste bemerkt, dass etwas mit der jüngeren Tochter Aline nicht stimmt.«

Der Vater tönte besorgt und fuhr fort, dass er bis vor Kurzem die jetzt 15-jährige Aline als ein überaus glückliches und fröhliches Kind erlebt habe. »Intelligent ist sie und neugierig.«

Jetzt habe Aline abgenommen. »Man kennt sie kaum noch wieder! Laut Hausarzt hat sie über 11 Kilo abgenommen.«

Zu Hause drehe sich alles nur noch ums Essen: »Es gibt einfach gar kein anderes Thema mehr. Die Magersucht schwebt über allem. Gestern hat meine Frau gesagt, wenn das so weiterginge, drehe sie durch! Ich selbst kann mich kaum noch konzentrieren, und abends, wenn ich nach Hause komme, ist die Stimmung wie auf dem Friedhof, weil Aline wieder nicht gegessen hat oder weil sie in ihrem Zimmer weint oder weil sie mit der Mutter einen Streit hat. Herr Doktor, das ist wie im Irrenhaus! Und am vergangenen Wochenende ist sie richtig ausgerastet und hat herumgeschrien, nachdem sie sich im Spiegel betrachtet hat.«

Er und seine Frau seien völlig erschöpft und in großer Not. Ein Kollege habe ihm eine Familientherapie empfohlen, und er sei schließlich zu allem bereit, »sofern nur etwas geht!«.

Zur Sitzung erschienen die Eltern zusammen mit der dünnen Aline.

VATER Ich kann vielleicht einleitend sagen, was ich Ihnen schon am Telefon gesagt habe, Aline hat eine Magersucht, sie war noch vor drei oder vier Monaten 10 kg schwerer, danach haben wir das gemerkt im Februar, ich selber mache Bioresonanz und habe Aline mitgenommen, sie konnte kurzfristig zur Bioresonanz, die Therapeutin hat sich große Mühe gegeben, doch trotzdem nahm Aline weiter ab.

THERAPEUT Mehrere Kilo?

MUTTER Ja, 11 kg in wenigen Wochen.

VATER Danach habe ich eine Kollegin angerufen, die selber eine Tochter hat, die an Anorexie erkrankt war, und sie hat mir gesagt, wir sollen uns bei Ihnen melden. Soll ich Ihnen nun die ganze Geschichte erzählen?

THERAPEUT (blickt in die Runde und macht mit der Hand eine Geste, die offenlässt, wer nun zum Sprechen aufgefordert ist)

VATER (blickt zur Mutter) Soll ich?

MUTTER (nickt)

VATER Es gab zu Hause viele Diskussionen in letzter Zeit, aber Aline setzt ganz auf stur, meine Frau hat alles versucht, sie gibt sich große Mühe, aber Aline hat kein Musikgehör. Wir haben Aline sehr gerne, aber in letzter Zeit ist es zu Hause schwierig geworden. Vielleicht ist es jetzt gut, wenn meine Frau etwas sagt, danach kann sich dann auch Aline äußern.

MUTTER Irgendwo möchte man ja, dass Aline isst, und dann haben wir angefangen, täglich auf die Waage zu stehen, sodass wir wissen, wo Aline überhaupt steht, aber da war es Aline nicht wohl; denn wir Eltern sind natürlich glücklich, wenn das Gewicht hinaufgeht, während für Aline ... Da darf man ja nichts sagen ... Es ist einfach frustrierend [beginnt zu weinen], eigentlich bin ich ganz verzweifelt, ich kann kaum noch schlafen [schluchzt].

VATER Es hat ganz wie ... wahrscheinlich kennen Sie das, ganz klassisch begonnen, Aline hat schlanke Beine, und dann meinte sie, der Bauch sei einfach zu dick. Aber es ist lächerlich, ihr Bauch ist überhaupt nicht zu dick. Aber sie war nun mal dieser Meinung und hat mit einer Diät begonnen. Heute machen ja alle jungen Frauen Diät, das ist ja auch irgendwie ein Irrsinn.

MUTTER Ja, und dann hat Aline beschlossen abzunehmen, und dann kam diese pickelharte Haltung, es begann sich alles nur noch um das

Abnehmen zu drehen. Man schaute auf die Kohlenhydrate, auf Fette und Zucker und all dieses Zeugs, aber ein vernünftiges Wort hatte eigentlich keine Bedeutung mehr. Aline ging schon vorher immer mit dem Velo zur Schule, doch nun machte sie Umwege, entwickelte einen unglaublichen Bewegungsdrang, konnte kaum ruhig stehen. Früher war sie immer eine gute Esserin, hat gern gegessen. Heute ist sie wie ein umgekehrter Handschuh. Sie muss jetzt noch mehr Sport machen, das Gewicht fällt und fällt, und man steht da und glaubt, man soll etwas machen, ist immer wie verzweifelter, und schließlich sagten wir Eltern uns beide, jetzt muss etwas geschehen.

VATER Ja, und das Nachtessen ist unterdessen eine Tortur. Im Februar hatte sie eine Phase, da hat sie erbrochen, heute glauben wir, dass das nicht mehr geschieht. Allerdings sind wir nicht sicher. Wir kommunizieren offen in der Familie, sagen Aline auch, dass sie jetzt essen soll, doch je mehr wir etwas sagen, umso schlimmer wird es.

MUTTER Aber auch Schweigen bringt nichts, dann dreht nämlich Aline das Essen im Teller um und isst Erbse um Erbse, Hörnchen um Hörnchen, wenn überhaupt. Das ist kaum auszuhalten.

VATER Ja, das ist überhaupt nicht mehr auszuhalten.

MUTTER Und Aline war eigentlich neben ihrer älteren Schwester immer problemlos, sehr hilfsbereit, einsichtig, mit Aline hatten wir kaum je Probleme oder Streit. Ganz anders mit ihrer Schwester Judith, die schon immer ein Trotzkopf war. Aber bei Aline dachten wir, zum Glück haben wir zwei Töchter, denn mit Aline sehen wir nun, dass wir nicht alles falsch machen, da sie vernünftig und einsichtig ist. Bei Judith glaubten wir schon, dass wir alles falsch machen.

VATER Und jetzt das! Das ist alles noch viel schlimmer als mit Judith. Und wir haben beide Töchter gern und haben uns immer bemüht, ihnen ein gutes Zuhause zu bieten. Und jetzt das!

THERAPEUT (nach einer Pause) Verstehe ich Sie richtig, die Familie hatte eigentlich eine ganz gute Zeit, bis bei Judith der Trotzkopf und später bei Aline das komische Essverhalten zum Vorschein gekommen sind? Und das geht Ihnen ziemlich … Das belastet Sie? Verstehe ich das richtig?

VATER Ja, das stimmt, wir haben mit beiden Kindern immer sehr viel unternommen, haben versucht, ihnen alles zu bieten, um ihnen ein gutes Zuhause zu ermöglichen.

MUTTER Man fragt sich natürlich, was man da alles falsch gemacht hat. Kürzlich hat auch meine Mutter in diese Richtung etwas durchblicken lassen.

THERAPEUT Also, ich verstehe Sie richtig, aus einer gewissen Distanz gibt es zwei Phasen, es gibt eine Phase, da war die Familie glücklich, zumindest ganz glücklich, und da gibt es nun eine ganz andere Phase, wo ... Und das ruhige Leben ist jetzt vorbei ... Ist es so?

MUTTER Ja, genau so ist es.

Wir erachten es als sehr problematisch, die »problemstabilisierenden« Transaktionsmuster in der Familie direkt anzusprechen (Verstrickung, Überfürsorglichkeit, Konfliktvermeidung, ängstliches Festhalten am Bisherigen; Therapeut: »Ist es üblich in Ihrer Familie, dass man Konflikte nicht anspricht?«). Auch wenn sie im Gesprächsverlauf mitunter wie auf dem Silbertablett »serviert« werden, handelt es sich um fachliche Vereinfachungen oder Modelle, die dem Erleben der Familie nicht gerecht werden können. Für sie ist es die über Jahre gewachsene Eigenart im Umgang mit Angst und Unsicherheit. Die Aufgabe sehen wir vielmehr darin, vorerst einen Kontext der Akzeptanz, des Respektes und einer offenen Gesprächsbereitschaft zu schaffen und davon auszugehen, dass Hilfesuchende die Lösung ihrer Probleme selber finden und nicht belehrt werden müssen. Ungeachtet dessen hat das Modell der »psychosomatischen Familie« zu seiner Zeit einen Therapieoptimismus ins Spiel gebracht, als in Lehrbücher noch zu lesen war, die AN sei unheilbar.

3.7.2 Das »Mailänder Modell«

Aufbauend auf den strukturellen und strategischen Familiensystemmodellen aus den USA der 1960er-Jahre entstanden in den 1970ern auch in Europa Familientherapiezentren, in denen das »kybernetische« Mailänder Modell besondere Faszination ausgelöst und Verbreitung gefunden hat (griech. *kybernān* = »regeln, steuern«, Wissenschaft der Steuerung und Kommunikation von lebenden Systemen und Maschinen, Automatik). Auch wenn die damaligen Beifallswellen aus heutiger Sicht verebbt sind, so brachte das Modell in seiner Konsequenz und Radikalität einiges ins Rollen, das systemischen Therapeuten heute eine Selbstverständlichkeit ist (z. B. »von der statischen Diagnose zum dynamischen Prozess«, »Zuwendung zur zirkulärer Kausalität statt Einbahnkausalität«, »positive Konnotation«, »zirkuläres Fragen«, »Hypothesen bilden«, »Rituale«).

Die italienische Psychoanalytikerin und Familientherapeutin *Mara Selvini Palazzoli* (1916–1999) wurde 1945, nach dem Ende des Zweiten Weltkriegs und nachdem die Lebensmittelrationalisierung in Italien aufgehoben worden war, während der Ausbildung zur Internistin an der Universität von Mailand zum ersten Mal mit einem Mädchen mit AN konfrontiert (Selvini Palazzoli et al. 1999). Sie beschreibt, wie davor, zu Kriegszeiten, wo die Menschen kaum zum Überleben genug zu essen hatten, das Krankheitsbild völlig unbekannt war und nun mit dem Aufkommen eines Lebensmittelüberflusses seltsam ausgemergelte Mädchen die Kliniken bevölkerten, die bei den Medizinern große Ratlosigkeit auslösten (und deren Symptome manchmal mit einer Funktionsstörung der Hypophyse – hypophysäre Kachexie, Morbus Simmonds – verwechselt wurden). Der schreiende Widerspruch zwischen dem kränklich-abstoßend-morbiden Äußeren und einer indolenten Pseudogelassenheit bei diesen Patientinnen (*belle indifférence*?), die sich darüber hinaus in dem Maße beruhigten, wie die Knochen dem verhungernden Körper abstanden, machte sie fassungslos.

> »Mit der Zeit wurde es für mich zu einer Passion, ja zu einer regelrechten Obsession, um jeden Preis verstehen zu wollen, warum hübsche junge Mädchen sich in diesen Zustand versetzten und sich darüber hinaus allem Anschein nach mit ihm zufrieden zeigten. Dieser Passion bin ich bis heute treu geblieben« (Selvini Palazzoli et al. 1999, S. 11).

Über vier Jahrzehnte beschäftigte sie sich mit der AN, zuerst als Psychoanalytikerin – allerdings mit der Familie im Fokus, danach als »kybernetisch« orientierte, systemische Familientherapeutin. Letzteres, nachdem sie sich ab den 1970er-Jahren von psychodynamischen Vorstellungen abgewendet und sich einer systemtheoretischen Konzeption der Familiendynamik zugewendet hatte. Bald flossen die Ideen der damaligen System- und Kommunikationstheoretiker in ihre Schriften ein, so etwa jene des englisch-amerikanischen Biologen, (Sozial-)Anthropologen, Kybernetikers und Philosophen *Gregory Bateson* (1904–1980) oder jene des aus Österreich stammenden und in den USA lebenden Kommunikationsforschers, Psychologen, Psychotherapeuten und Buchautors *Paul Watzlawick* (1921–2007), wobei sie auch von Anfang an ihre eigenen Vorstellungen in beneidenswerter

Klarheit zum Ausdruck brachte (Selvini Palazzoli 1989, S. 266; Hervorhebung i. O.):

> »Wenn wir die Familie als sich selbst korrigierendes System definieren, das sich auf Regeln stützt, die auf einer Reihe von Versuchen und Irrtümern beruhen, *dann werden ihre Mitglieder zu Elementen eines Stromkreises, in dem kein einziges Element die Kontrolle über die übrigen ausüben kann.* Mit andern Worten, wenn das Verhalten eines einzelnen Familienmitgliedes einen ungebührlichen Einfluss auf das Verhalten eines andern ausübt, wäre es ein epistemologischer Irrtum zu behaupten, dass dieses Verhalten das ihrige verursacht; wir müssen vielmehr sagen, dass sein Verhalten durch frühere Interaktionsmuster bewirkt wird. Die Untersuchung dieser Art von Familieninteraktion ist daher die Untersuchung von festgelegten Verhaltensreaktionen und ihren Auswirkungen.«

Mit dem kybernetischen Ansatz wird die Familie zum Regelsystem, wo »kein Mitglied einseitig die übrigen beherrschen kann« (ebd., S. 267). Im Sinne der Kreiskausalität muss vielmehr von Wechsel*wirkungen* gesprochen werden, wobei die Macht in den Regeln des Spiels verortet wird: »alle Veränderungen hängen von strategischen Eingriffen von außen ab« (ebd., S. 267).

Die Metapher des Sprachspiels und die Frage, wie Therapeuten dessen Regeln verändern können, ziehen sich wie ein roter Faden durch das systemisch-strategische Modell der Familientherapie (vgl. auch Haley 1979; Minuchin, Rosman u. Baker 1981; Nardone 2003). Aus heutiger Sicht gibt das Modell indessen auch Anlass zur Kritik. Menschen werden durch strategische »Züge« wie Schachfiguren behandelt. Die Interventionen und Verschreibungen sind für die Hilfesuchenden zu undurchsichtig, in einer verletzenden Weise paradox und oft recht manipulativ, und zudem wird den Familienmitgliedern eine dysfunktionale Sichtweise unterstellt. Doch ungeachtet der legitimen Beanstandungen ist das Modell in seinen Kernideen und in Abgrenzung damaliger Pathologisierung des Individuums erfrischend, und die heutige Generation junger Therapeuten kann sich kaum noch vorstellen, welches Echo das »Mailänder Modell« in den 1970ern und 80ern besonders mit dem Buch »Paradoxon und Gegenparadoxon« (Selvini Palazzoli, gemeinsam mit Luigi Boscolo, Gianfranco Cecchin und Giuliana Prata 1981) weit über Mailand hinaus ausgelöst hat.

Die Grundannahme des Modells besteht darin, dass nicht die Menschen Macht ausüben, sondern die Regeln, denen sie (unbewusst) folgen. Nicht die Menschen bestimmen, sondern die Regeln, denen ihr Verhalten folgt; daher gibt es in einem kybernetischen Kreisprozess Wirkungen und Wechselwirkungen, nicht aber »Ursachen« oder ein Familienmitglied, das ein anderes »beherrscht«. Vor diesem Hintergrund muss die Therapeutin vorerst die Kommunikations- und Interaktionsmuster beobachten und sich nicht in inhaltliche Machtkämpfe hereinziehen lassen. Stattdessen billigt sie allen Familienmitgliedern gleichwertige (symmetrische) Positionen im System zu und realisiert diese Haltung dadurch, dass sie jede Verhaltensweise »positiv konnotiert« (z. B. wenn Anna hungert, dann ist sie nicht magersüchtig, sondern versucht, die Familie zusammenzuhalten). So irritierend ein Verhalten auch sein mag, stets muss die Therapeutin es »als Ausdruck der Liebe oder des verständlichen Wunsches bezeichnen, die Einheit einer Familie aufrechtzuerhalten, die so stark belastet ist und der die Auflösung droht« (Selvini Palazzoli 1989, S. 269). Damit erreicht sie gemäß diesem Modell

- eine positive Bindung zu allen Familienmitgliedern
- eine gemeinsame Haltung in der Familie (alle wollen, wenn auch jedes Mitglied auf seine Weise, zur Stabilität der Familie beitragen)
- eine neue Position der Patientin, die durch ihr Hungern nicht die Familie »terrorisiert«, sondern nicht anders kann, als sich für die Familie aufzuopfern (der krankhafte, zwanghafte Aspekt dieser Aufopferung für die Familie wird betont, damit klar wird, dass die Patientin nicht einfach auf Befehl damit aufhören kann)
- eine neue Position der anderen Familienmitglieder, die sich auch nicht anders verhalten können, sofern die Einheit der Familie gewahrt bleiben soll

Nach dieser »Operationsvorbereitung« ist der Weg frei für die Hauptintervention der paradoxen Verschreibung, die im Wesentlichen einer Symptomverschreibung entspricht: eine mit der ganzen Autorität der Fachperson vermittelte Verordnung an die AN-Patientin, weiter zu hungern, um die Stabilität der Familie nicht zu gefährden. Insofern ergibt sich daraus eine Paradoxie, als der Therapeut durch die Verordnung der Patientin die Möglichkeit einer spontanen Wahl unterstellt, als wäre sie spontan in der Lage, entweder zu hungern oder zu essen.

> »Die Patientin wird so in die Ecke getrieben, aus der sie nur herauskommen kann, indem sie gegen den Therapeuten rebelliert, d. h. ihr Symptom aufgibt. In diesem Fall kommt sie möglicherweise zur nächsten Sitzung und sieht wohler aus, muss aber feststellen, dass der Therapeut sie nicht tadelt, weil sich ihr Befinden gebessert, d. h. sie ihm nicht gehorcht hat – wieder ein Paradoxon« (Selvini Palazzoli 1989, S. 271).

Das Vorgehen ist eine Weiterentwicklung und klinische Ausfeilung der von Bateson et al. (1956) beschriebenen »therapeutischen Doppelbindung«, die nach dem Grundsatz »similia similibus curantur« (*lat.* Gleiches heilt Gleiches) funktioniert. Was immer die Patientin tut, es läuft im Sinne der Therapeutin (wenn sie nicht isst, »kooperiert« sie, wenn sie rebelliert, das heißt: isst, gesundet sie).

Die »paradoxen Interventionen« lösten in der Fachwelt teils bewundernde Verblüffung, teils schroffe Ablehnung aus, und rückblickend dominiert eindeutig letzteres. »Nichts hat die systemische Therapie so in Misskredit gebracht wie die paradoxen Interventionen«, schrieb der renommierte ökosystemische Paartherapeut Jürg Willi (Willi 2005, S. 61). Denn sie wirken – wenn sie wirken – im Dunkeln, und insofern operierten Fachleute gezielt mit der Macht unvollständiger Information. Indessen ist es grundsätzlich moralisch bedenklich, Hilfesuchenden die wahren Absichten hinter einer Intervention vorzuenthalten. Familien, die deren Widersprüchlichkeit durchschauten, fühlten sich nicht ernst genommen oder sogar vor den Kopf gestoßen. Darüber hinaus war aus heutiger Sicht der damalige Glaube an die Heilkraft solcher Manipulationen unrealistisch und ebenso die Vorstellung, dass damit die AN in drei bis zehn Sitzungen geheilt werden könnte. Später hat die Mailänder Gruppe die ursprüngliche »paradoxe Intervention« aufgegeben und das Hauptgewicht auf handlungs- und verhaltensorientierte therapeutische Rituale und Verschreibungen verlegt. Diese stehen weniger im Zeichen eines Überraschungscoups gegen das System des anorektischen »Familienspiels«, sondern implizieren vielmehr, dass anorektisches Verhalten das Ergebnis einer spezifischen Evolution der familiären Beziehungsorganisation darstellt.

> »Kann ein Modell gefunden werden, das die wesentlichen Interaktionen berücksichtigt, die mit der Zeit das anorektische Symptom hervorrufen?« (Selvini Palazzoli a. Viaro 1988, S. 130; Übers.: JL).

Beobachtungen an 142 Familien mit einem anorektischen Mitglied führten zu einem dynamischen Modell des »anorektischen Prozesses« in sechs Stufen (Selvini Palazzoli a. Viaro 1988). Diese sollen erklären und gleichzeitig Ansätze für die Therapie liefern, wie durch Interaktions- und Kommunikationsprozesse aus dem »elterlichen Spiel«, welches die Tochter trianguliert, Schritt für Schritt die Symptome der AN entstehen. *Stufe 1* wird dabei als eine Patt-Situation im elterlichen Konflikt (vorwurfsvoll-nachtragende Mutter, ausweichend-abwesender Vater) beschrieben, die in *Stufe 2* durch Triangulation der vulnerablen Tochter erweitert wird (die Tochter wird in den elterlichen Konflikt einbezogen). Die beiden Stufen schaffen im Modell den fruchtbaren Boden für die anorektische Initialzündung, wobei zwei unterschiedliche Dreiecks-Konstellationen postuliert werden. Zum einen die Koalition zwischen Mutter und Tochter gegen den Vater (Tochter hält der Mutter gegenüber die Treue, tröstet und unterstützt sie angesichts eines abwesenden Vaters), zum andern eine Koalition zwischen dem Vater und der Tochter gegen die Mutter (Tochter bewundert den Vater und zeigt Verständnis für dessen abwertende Haltung gegenüber einer ungenügenden, bemitleidenswerten Ehefrau und Mutter). In *Stufe 3* wird die familiäre Beziehungsorganisation durch Parentifizierung (Rollen- und Hierarchieumkehr) und Loyalitätskonflikte zunehmend destabilisiert, und unter dem Eindruck des anhaltenden (Beziehungs-) Stresses beginnt die zukünftige AN-Patientin in *Stufe 4* als Schutz- und Abgrenzungsmanöver mit Diäten zu experimentieren. Enttäuscht durch den Kurswechsel der Eltern, die sich angesichts ihres auffälligen Essens von ihr abwenden, beginnt die Tochter auf ihre Weise, Stärke zu zeigen: zu hungern. In *Stufe 6* des »anorektischen Prozesses« dominiert das Symptom und im Mittelpunkt steht der Konflikt ums Essen. Damit verfügt die Patientin über die volle Kontrolle des Beziehungsgeschehens.

Im Lichte heutiger empirischer Erkenntnisse zu den multifaktoriellen Ursachen der AN (namentlich der Beitrag der Gewichtsphobie und jener der Eltern als Ressourcen) hat auch dieses Modell an Bedeutung verloren. Kaum kann man noch nachvollziehen, dass es einst zum »guten Ton« der Familientherapie gehörte, den »Teilnehmern des

Familienspiels« bissige bis bösartige Motive zu unterstellen. Zudem sind die Annahmen des Modells zu den Absichten der Menschen rein spekulativer Natur. Die zu seiner Beschreibung benützten Begriffe wie »Betrug«, »Waffe« oder »Feindseligkeit« verraten mehr über die Haltung der Beobachter als über das Wesen des »anorektischen Prozesses« (das gilt allerdings für alle Beschreibungen). Dessen ungeachtet beeinflusste das Mailänder Modell den familien- und systemtherapeutischen Zugang im Allgemeinen und zur AN im Speziellen in hohem Maß (ähnlich dem Modell der »psychosomatischen Familie«).

3.8 Weitere »wegleitende« Modelle

Neben den ausführlicher referierten Modellen seien weitere systemisch-familientherapeutische Konzepte erwähnt, die unterschiedliche Elemente hinsichtlich Indikation, Methodik, Setting oder Orientierung an Klärungs- und Bewältigungsaufgaben gewichten, u. a.:

- Dem Mailänder Modell vorausgegangen und ihm verwandt: Das *strategische Modell* (Haley 1979; Selvini Palazzoli et al. 1981; Nardone 2003) betrachtet das Symptom als Teil eines homöostatischen Mechanismus, den es mittels paradoxer Interventionen »auszuhebeln« gilt.
- Ausgehend von der Metapher von Zimmertüren und Wänden (und wie damit umgegangen wird), die für eine mehr oder weniger gelingende Abgrenzung des Individuums innerhalb der Familienbeziehungen stehen (»Die offene Tür«, Aponte a. Hoffman 1973), fokussiert das *Heidelberger systemische Modell* (Weber u. Stierlin 1989) die bezogene Individuation im Kontext der Familie. Das Hungern der AN-Patientin wird als Selbstheilungsversuch im Kontext einer Familienkultur gedeutet, die der Stabilität, Loyalität und dem Gemeinsinn den Vorrang vor eigenen Interessen, individueller Abgrenzung und Individuation zumisst. Infolgedessen führt die (normale) Ablösungsdynamik zu prekären Gleichgewichten und Familiendramen, wobei das Symptom das System stabilisiert. Das Therapieprinzip liegt im Anstoßen von (Beziehungs-)Prozessen in Familien und nicht im Durcharbeiten konflikthafter Inhalte. Dementsprechend liegt der Fokus mehr auf Änderungen in den (Familien-)Beziehungen als in der Symptomatik (Gewichtszunahme). Aus

den praktischen Empfehlungen geht hervor, dass die Fachleute entscheiden, wer wann gesehen wird und in welcher Frequenz Sitzungen geschehen. Um »Dauerbindungen« an die Therapie vorzubeugen, wird die Therapie in der Regel auf zehn Sitzungen beschränkt, wobei der zeitliche Abstand zwischen den Sitzungen mehrere Wochen beträgt (im zitierten Fall der Familie Landmann [Weber u. Stierlin 1989, S. 190] vergehen zwischen Erstinterview und zweitem Gespräch 9 Wochen, zwischen den folgenden zehn Sitzungen 1 bis 8 Wochen). Die vor genau dreißig Jahren publizierte Arbeit, die auch eine quantitative Analyse von insgesamt 93 AN-Therapien umfasst, hat uns wegen des äußerst sorgfältigen Umgangs mit den behandelten Familien und wegen der eingängigen Beschreibungen von familiären Systemprozessen stark beeinflusst (unterdessen zog die Konzept-Karawane allerdings weiter).
- Das *feministische Modell* betont den Gender-Aspekt sowie die Partnerschaft zwischen Klientin und Therapeutin und einen kritischen Umgang mit normativen Modellen (Walters et al. 1988; Papp 1989).
- *Multimodale Modelle* orientieren sich an einem kombinierten, schulenübergreifenden Ansatz und finden zunehmend auch empirische Unterstützung (Andersen 1983; Kennedy a. Garfinkel 1992; Herzog u. Schweitzer 1994; Herzog u. Hartmann 1997; Dare a. Eisler 1997).
- Vermehrt wird auch ein *tagesklinischer Ansatz der Multifamilientherapie* angewendet, mit dem die emotionalen Beziehungen in der Familie signifikant verbessert werden und der vergleichbare Resultate wie die Spitalbehandlung zeigt (Scholz 2005).
- Der *Maudsley-Ansatz,* der im folgenden Abschnitt ausführlicher behandelt werden soll.

3.9 Der Maudsley-Ansatz (Maudsley Approach)

Effektive familienorientierte Verfahren sind behavioral ausgerichtet, nutzen kognitive Methoden und berücksichtigen systemische Zusammenhänge (Mattejat 2002). Zudem sollten sie in der heutigen Zeit überlasteter Gesundheitssysteme einen empirisch überzeugenden Nachweis ihrer Wirksamkeit erbringen.

Diese Grundsätze werden im Maudsley-Modell weitgehend verwirklicht. Es ist ein evidenzbasierter Ansatz der Familientherapie bei AN-Patientinnen unter 18 Jahren, die noch in ihren Familien leben. Er wurde am Maudsley-Spital in London entwickelt (Dare a. Eisler 1997) und wird auch als eine Antwort auf die steigenden Kosten einer stationären Behandlung verstanden. Er integriert verschiedene familientherapeutische Einflüsse seit den 1950er-Jahren und orientiert sich an einer interaktionellen Systemsicht. Getragen wird er von der alles überragenden Perspektive der Familie als Ressource (Eisler et al. 1997; Lock et al. 2001). Der Erfolg der Therapie wird dabei wesentlich vom Engagement der Eltern in der Therapie bestimmt, und folglich wird darauf hingearbeitet, sie zu befähigen, die Kontrolle über das Essverhalten ihrer Tochter zu erlangen. Indem den Eltern der Ernst der Situation vor Augen geführt wird, wird ihr Angstniveau gehoben, um sie optimal für die Therapie zu engagieren (Lock et al. 2001). Es wird davon ausgegangen, dass die Essstörung die Patientin kontrolliert statt umgekehrt und dass keine Aussicht auf Besserung besteht, solange nicht die Eltern wieder die Führung übernommen haben. Der Auffütterung wird absolute Therapiepriorität eingeräumt, noch vor der Klärung familiendynamischer Konflikte oder der Förderung der Autonomie bei der Patientin.

Zusammengefasst geht der *Maudsley Approach* von folgenden Grundannahmen aus (Herzog 2002, S. 386):

- »Die Patientin lebt in ihrer ›Familie‹.
- Die Patientin ist auf Grund ihrer Essstörung regrediert und deshalb auf fremde Hilfe angewiesen.
- Die Eltern bzw. Angehörigen sind die beste Ressource der Patientin.
- Der Erfolg wird ganz wesentlich vom Engagement der Eltern in der Therapie bestimmt.
- Die Behandlung soll die Eltern befähigen, ihre Tochter wieder bei der Bewältigung ihrer Entwicklungsaufgaben zu unterstützen.
- Die Essstörung kontrolliert die Patientin und arretiert sie in ihrer Entwicklung.
- Die Eltern müssen wieder die Kontrolle über das Essverhalten ihrer Tochter erlangen, die sie häufig verloren haben, weil sie

sich für die Essstörung verantwortlich oder von ihr geängstigt fühlen.
- Die Wiederherstellung von angemessenem Essverhalten und Gewicht mit Hilfe der Eltern hat absolute Priorität, auch vor der Arbeit an anderen Familienkonflikten und -themen.«

Unser AN-Therapiemodell lehnt sich in weiten Teilen an das »atheoretische« Konzept der Maudsley-Gruppe an. Gemeinsamkeiten sehen wir in der Symptomorientierung (Primat der Normalisierung von Gewicht, Essverhalten und Körperwahrnehmung), in der Hypothese von der maladaptiven Symptomfunktion für die Emotions- und Stressregulierung sowie im Einbezug und in der Unterstützung der Eltern als Garanten für Sicherheit, Vertrauen und für die nachhaltige Therapiemotivation (Transformation des Problemsystems in ein Therapiesystem). Liest man das Manual, welches das Maudsley-Modell abbildet (Lock et al. 2001), so ist der Ausgangspunkt im strukturellen und strategischen Familientherapie-Ansatz der 1960er- und 70er-Jahre unübersehbar (was auch unseren beruflichen Wurzeln entspricht). Was den Maudsley Approach hingegen über viele andere »Familientherapie-Modelle« hinaus besonders auszeichnet, ist die Evidenzbasierung. In eindrücklicher Weise wird mit diesem Modell demonstriert, dass es auch im komplexen Mehrpersonensetting möglich ist, empirisch gut gesicherte und in der Fachgemeinde anerkannte Ergebnisse zu erreichen. Der Stellenwert dieser Leistung in Bezug auf die Anerkennung der systemtheoretisch begründeten Ansätze kann nicht hoch genug eingeschätzt werden.

Systemische Therapieangebote im *ambulanten* Setting bringen es mit sich, dass meist Eltern oder ein Partner den Erstkontakt suchen, während sich die AN-Patientin selbst noch keines Problems bewusst ist oder höchstens eine gewisse Nachdenklichkeit zeigt (gemäss Einteilung der Motivationsstadien nach Prochaska [2001]: »precontemplation« oder »contemplation«). Infolgedessen liegt der Fokus konsequent auf der Motivationsarbeit und Zusammenarbeit mit der AN-Patientin und auf der Anerkennung von deren Problemperspektive. Die Patientin wird *explizit als Auftraggeberin und Schrittmacherin der Therapie* definiert und anerkannt, während die Eltern (im Auftrag ihrer Tochter) in der Rolle als *Gatekeeper* dafür sorgen, dass überhaupt Therapie geschieht, dass realistische Ziele definiert werden (Vermeidung der Vermeidung, d. h. Exposition mit Gewichtszunahme) und dass die Therapie nicht abgebrochen wird. Eltern sind damit – auf Wunsch ihrer kranken Tochter – als *aktive Mitglieder eines Problemsystems* in die Therapie einbezogen. Sie tragen dadurch nicht nur zur Veränderung bei, sondern durchlaufen als Teil eines zirkulären Kommunikations- und Verpflichtungsprozesses (Therapiesystem) in Bezug auf das beklagte Problem selbst eine Veränderung. Dabei lernen sie, den Paradoxien zum Trotz ihrer Tochter die emotionale Unterstützung und Sicherheit als Rahmen für die Exposition mit der Gewichtszunahme zu bieten. Die Aufgabe der Fachperson besteht darin, Widersprüche und (scheinbare) Gegensätze zu überbrücken, die zirkulären Prozesse zu begleiten und dafür zu sorgen, dass gemeinsam getroffene Vereinbarungen eingehalten werden, ohne dass die Patientin übergangen wird. Statt Zwangsmaßnahmen wird angestrebt, jede einzelne Person dazu zu verpflichten, für die anstehenden Schritte und daraus entstehenden Konsequenzen Verantwortung zu übernehmen.

3.10 Körper- und entspannungstherapeutische Modelle

Während sich akademische und psychologische Modelle dem Gegenstand mehrheitlich verbal – also über das Wort – nähern, wählen körpertherapeutische Ansätze direkt den Körper und seine Bewegung als Ausdrucksmittel und orientieren sich daher selbstredend an der Gegenwart. Sie nutzen Konzentration, Achtsamkeit, Kontakt (lat. *tangere, contingere* = »berühren«, *contactus* = »Berührung«), Körperempfindung und -wahrnehmung, Atem, Gymnastik und Tanz als Mittel der Beziehung zu sich selbst, zu den anderen und zur Welt. »Hol dir deinen Körper zurück« heißt denn folgerichtig der Titel eines körpertherapeutischen Buches (Caldwell 1997, zit. nach Rytz 2006, S. 34). Körpertherapeutische Konzepte berufen sich implizit oder explizit auf die »kulturelle Polarität: Körper versus Geist und Seele« (Rytz 2006, S. 13) und postulieren einen pathognostischen Zusammenhang zwischen einflussreichen Gender-Schemata einerseits – etwa dass das Körperliche (= Minderwertige) dem Weiblichen und das Geistige (= Hochwertige) dem Männlichen zugeschrieben werden – und der körperfeindlichen und selbstabwertenden Haltung essgestörter Menschen andererseits.

Fälschlicherweise wird Patientinnen in der Klinik mitunter »grundsätzlich« verboten, Sport zu betreiben, weil dadurch Kalorien verbrannt statt in Substanz umgewandelt würden. Diese Pauschalbegründung kann sich indessen als Bumerang für die Therapie erweisen und kontraproduktiv sein, sie sollte (auch in Kliniken) differenziert werden. Es ist nicht der Sport bzw. die Bewegung an sich, die für die AN-Patientin aus medizinischer Sicht eine Bedrohung ausmacht, im Gegenteil, bei den meisten Patientinnen ist der Hang zum Bewegen ein Teil ihrer Persönlichkeit. Es ist vielmehr das Motiv des Exzesses, das sie gefährdet. Einer Patientin von vornherein und stillschweigend den Willen zum Exzess zu unterstellen, muss verletzen. Tatsächlich beklagen Patientinnen sich über das Misstrauen und dass ihnen unterstellt würde, sie hätten ohnehin nichts anderes im Sinn, als Kalorien abzustrampeln. So abgestempelt zu werden, ist im Einzelfall nicht nur verletzend, sondern auch therapeutisch falsch. Wohldosiert kann Sport nämlich der Patientin auch helfen, in der Phase der Gewichtsnormalisierung die aufkeimenden Panik-, Versagens- und Ekelgefühle zu regulieren, wie folgendes Beispiel zeigt.

Beispiel 14: Viviane L. – Eher Krafttraining als Ausdauersport

Wenn jemand eine Expertin für den Weg aus einer schweren AN vom restriktiven Typ ist, dann sicher die 28-jährige Viviane L., die rückblickend einen letztlich zwar erfolgreichen, aber hindernisreichen und mit den Kosten verlorener Jugendjahre bezahlten Leidensweg zurückgelegt hat. Der Gedanke, Fett am oder im Körper zu haben, und die Versagens- und Schuldgefühle, die er auslöst, entwickeln sich bei der AN zum Komplex der »überwertigen Idee« als Vorstufe einer Wahnidee, die nicht mehr korrigierbar ist (einer der Gründe, weshalb Sekundärprävention so wichtig ist: vorzubeugen, dass sich überwertige Ideen als änderungsresistente – durch die Erfahrung unbeeinflussbare, unhintergehbare – Wahnideen einbrennen). Therapeutisch begleitetes sportliches Krafttraining kann der Patientin helfen, sukzessive Gewichtszunahme mit guten statt panischen Gefühlen zu konditionieren.

THERAPEUT Gesetzt den Fall, Sie würden einer jungen Patientin, die eben Normalgewicht erreicht hat und von extrem leidvollen Gewichtsängsten gequält wird, Mut machen, so im Sinn, dass sie jetzt um Gottes willen durchhalten soll ..., was würden Sie ihr sagen?

VIVIANE Sie meinen, weil sie zugenommen hat?

THERAPEUT Ja genau, es geht ja immer um die Frage, ob der ambulante Weg noch zumutbar ist … vor allem wenn die Gefahr droht, dass das Gewicht wieder verloren geht, dass es nicht gehalten werden kann … oder ob ein Spitaleintritt sinnvoll ist. Und sie hat jetzt innerhalb von vier Monaten das unterste Normalgewicht erreicht, leidet aber unter grässlichen Ekel- und Panikgefühlen. Man möchte ja alles tun, damit sie das Gewicht halten kann.

VIVIANE Also, das ist natürlich sehr heikel und ich würde mich sehr schlecht fühlen ihr gegenüber, aus meiner Position, ich habe ja für diesen Schritt sehr lange Zeit gebraucht. Zwar habe ich schon früher zwei oder drei Mal nach Spitalaufenthalten auch 45 Kilo erreicht, aber mein Ziel war damals einzig der Austritt nach Hause. Also, ich würde mich sehr zurückhalten, ihr Tipps zu geben, es sei denn, sie würde mich danach fragen, mich darum bitten.

THERAPEUT O. K., nehmen wir das mal an, sie würde Sie darum bitten, um Tipps.

VIVIANE Also dann würde ich ihr von Herzen empfehlen, um das Körpergefühl zu verbessern, dass du Krafttraining machst, zu Hause, da brauchst du nicht in einen teuren Fitnessclub, das kannst du auch zu Hause, und nicht extrem, nicht exzessiv Sport machen, wirklich nicht, aber gerade so, dass du deinen Körper spürst, immer besser spürst, vielleicht sogar lieb gewinnst. Das Körpergefühl ist in dieser Phase der wichtigste Kompass, alles richtet sich danach, das Leben, die Identität, alles. Kraftübungen geben hier nicht nur ein besseres Körpergefühl, sondern sorgen auch dafür, dass du dich ausgeglichener fühlst. Wichtig ist aber …

THERAPEUT Entschuldigung, darf ich gleich noch fragen … ausgeglichener, was meinen Sie damit? Meinen Sie, die Idee zu haben, das sind jetzt Muskeln und nicht Fett?

VIVIANE Genau! Genau! Weil man dann weiß, es ist nicht irgendwelches Schwabbelfett, sondern Muskelmasse, und Muskel ist schwerer als Fett … Auf jeden Fall hat mir das geholfen, über die letzten Jahre mein Gewicht deutlich zu verbessern. Ich bin ja längere Zeit nur noch 26 Kilo gewesen. Auf jeden Fall hat mir das in den vergangenen Jahren geholfen, mit der Sache lockerer umzugehen, und wenn ich dann ein paar Gramm schwerer gewesen bin, dann *so what,* dann ist es halt so, ich weiß ja, ich kann dann wieder Sport machen, und es sind Muskeln. Aber wirklich, das ist wichtig, *nicht exzessiv.* Ich bin zu früheren Zeiten bis zu dreißig Mal auf die Waage gestanden jeden Tag, bin um fünf Uhr morgens joggen gegangen, 20 Kilometer und so weiter. Bei Regen und größter Kälte, es war unmöglich, es nicht zu tun. Einmal bin ich im Schnee beim Joggen ausgerutscht und dumm gefallen, da hat mich am Morgen um sechs Uhr ein Taxichauffeur aufgelesen und ins Spital gebracht, sonst wär' ich wohl erfroren, ich war ja bewusstlos. Also ein regelmäßiges Krafttraining, das würde ich raten, aber unter keinen Umständen exzessiv. Und beim Krafttraining gerät man weniger schnell ins Exzessive als bei Ausdauersport, den man weniger gut einteilen kann, das Maß weniger gut einhalten kann. Genau das würde ich ihr raten: Mach gut dosiert Krafttraining, nicht Ausdauersport, hör auf mit dem Joggen und kauf dir ein paar Hanteln für zu Hause ... und vielleicht noch: sag deinen Eltern, sie sollen ein Auge darauf halten, wenn nötig sagen, dass jetzt genug ist. Aber das muss man vorher gut absprechen.

THERAPEUT Ist das eine Art Überdruckventil, das Krafttraining?

VIVIANE Ja genau. Man kann es besser mit dem Körpergefühl in Verbindung bringen als den Ausdauersport. Beim Joggen oder Schwimmen geht es mehr darum, Gefühle zu betäuben, negative Gefühle loszuwerden, in der Erschöpfung.

THERAPEUT Aha, Erschöpfungssport sehen Sie mehr im Dienste des Kranken, Krafttraining im Dienste des Gesunden? Verstehe ich das richtig?

VIVIANE Hm ..., das stimmt. Aber ich würde auch betonen, dass das bei *mir* so gewesen ist. Vielleicht ist das bei andern ganz anders.

3.11 »Fernerliefen«-Modelle

Irrend lernt man.

J. W. Goethe an seinen Sohn August am 14.01.1814
(vgl. Goethe 2012, S. 307)

Wer sich zum Thema AN in der Literatur umschaut, wird noch auf zahlreiche weitere Konzepte stoßen, die von der Evidenz-Forschung nicht oder wenig berücksichtigt werden und daher für die Therapie kaum relevant sind. Wir erwähnen im Folgenden drei dieser Modelle stichwortartig.

3.11.1 Der Montreux-Ansatz

Eine zu starke Vereinfachung komplexer Sachverhalte führt zu einer »Terrible-Simplificateur«-Optik (Watzlawick, Weakland u. Fisch 1979). Ein Beispiel dafür bietet der Ansatz der Schweizer Psychologin und Gründerin der Montreux-Klinik in Victoria, Kanada, Peggy Claude-Pierre – selbst Mutter und Therapeutin zweier (ehemals) anorektischer Töchter. Von ihren Anhängern als »Engel von Montreux« und »mütterlichste Person aller Zeiten« bezeichnet, erweckte sie weltweit Aufsehen mit der Heilung von schwersten Fällen von AN, die von der Schulmedizin aufgegeben worden waren. Die Behandlung kombiniert die Annahme eines »Negativsyndroms« – eine (angeborene?) Negativstimme im Kopf der Patientin verhindert den Aufbau eines guten Selbstwertes (Claude-Pierre 2001) – mit dem Angebot einer aufwendigen 1:1-Betreuung, die auf bedingungsloser, aufopfernder und uneingeschränkter Liebe beruht: »Durch positive Sätze und ständige Aufmerksamkeit stellen wir sicher, dass [...] diese Negativität keinen Platz mehr findet, so dass der innere Kern dieses jungen Menschen genährt wird und wachsen kann« (Claude-Pierre im Interview, vgl. Hargrave 1996). Auf der einen Seite kann man dem Modell zugutehalten, dass es der engagierten, wertschätzenden und tragfähigen Therapiebeziehung einen wichtigen Stellenwert zuordnet. Auch wenn in den uns zugänglichen Schriften nicht explizit auf die empirische Bindungstheorie Bezug genommen wird, ist das Primat der sicheren Therapiebindung in diesem Ansatz unübersehbar. Zu bedauern ist andererseits, dass dieser sich schwammiger Konzepte bedient und dass er nicht einer wissenschaftlichen Prüfung bezüglich Outcome, Rückfall- und Sterberate unterzogen wurde. Stattdessen bleibt der Ansatz mit der Gründerperson und deren »Guru-Status« identifiziert und polarisiert dadurch Betroffene und Fachleute. Kritisiert wurden auch teilweise hohe Kosten (der Montreux-Klinik wurde inzwischen wegen Verstößen gegen die kanadischen Pflegerichtlinien die Lizenz entzogen).

3.11.2 Unfähige-Mutter/Eltern-Modelle

Ein anderes, dem Montreux-Ansatz entgegengesetztes Modell sieht in Essstörungen das Resultat eines verhätschelnden Erziehungsstils. Dadurch würde den Kindern eine zu »leichte Triebbefriedigung (mit dem damit verbundenen Lusterlebnis) ohne Anstrengung« (von Cube u. Alshuth 1993, S. 11) beschert, ergo: sie würden verwöhnt statt gefordert. Betroffen seien »häufig Mädchen, die in geordneten Verhältnissen aufwachsen und deren Eltern immer wieder erklären, sie hätten ihre Kinder umhätschelt und versucht, alles ganz perfekt zu machen« (Reiterer 2006). Wer allerdings die zurückhaltende bis asketische Neigung der AN-Patientinnen kennt – bzw. ihr komplettes Unvermögen, sich selbst zu verwöhnen –, wird unweigerlich Stirnrunzeln und Zweifel an der Allgemeingültigkeit dieser These verspüren. Kritisch sehen wir darüber hinaus die implizite und teils explizite Schuldzuweisung an die Eltern und die – inzwischen aufgegebene – Vorstellung von der AN als Familien- und Erziehungsproblem (Letztere konnte der empirischen Forschung nicht standhalten). Aus heutiger Sicht wird die Kausalität umgekehrt gesehen: Das Problem ist die Krankheit, und wie bei jeder anderen Krankheit löst sie im Umfeld ganz natürliche und grundsätzlich gesunde Fürsorgereaktionen aus, die allerdings wegen der paradoxen Gegebenheiten und der damit einhergehenden allseitigen Verunsicherung das Problem nicht lösen, sondern verkomplizieren.

3.11.3 Flucht-vor-dem-Hunger-Programm

Die ganz interessante (allerdings nicht überprüfbare) Hypothese der US-amerikanischen Psychologin Shan Guisinger (2003) geht dahin, dass es sich bei der AN um ein evolutionär erfolgreiches Programm handelt, das dem Menschen das Leben gerettet hat. Über 90 % seiner Vorzeit verbrachte er als Sammler und Jäger in einer ungemütlichen Umgebung, und Hungersnöte gehörten wie klimatische Erscheinungen zum Alltag. Die Hypothese postuliert, dass es sich bei der AN um ein evolutionär erfolgreiches Programm aus der Steinzeit handelt, das dem Menschen in einer unwirtlichen und von Hungersnöten geprägten Umgebung durch einen nomadischen Bewegungsdrang das Leben gerettet hat (ebd.). Es wird vermutet, dass sich im Urmenschen der genetische Code, der für das Verhalten im Zusammenhang mit Hunger zuständig ist, durch eine Mutation verändert hat. Die neue Genvariante führt unter Hungerbedingungen nicht zu Lethargie, die den Hungertod besiegeln würde, sondern im Gegenteil zu einer Aktivität, die zur Flucht aus der Hungerzone Anlass gibt, und zu einer Ausschüttung von Opiaten, die das Ganze erträglich macht. Auch das Versiegen des generativen Zyklus unter Hungerbedingungen (Amenorrhö) könnte im Sinn einer anthropologischen Überlebensfunktion des AN-Programms interpretiert werden.

4 Konzeptuelle Impulse aus der systemischen (Familien-)Therapie

Die Psychotherapie funktioniert vermutlich dadurch, dass sie eine Umgebung schafft, in der Menschen lernen, sich zu verändern.

Eric R. Kandel (2006b, S. 319)

4.1 Die Entdeckung der Angehörigen

Bereits vor zwanzig Jahren konnte eine empirische Studie eindrücklich belegen, dass bei stationär behandelten psychisch gestörten Kindern und Jugendlichen das Therapie-Outcome bei Spitalaustritt in hohem Maß vorausgesagt werden konnte, je nachdem wie sie zum Zeitpunkt des Therapiebeginns ihre Eltern erlebten und wie umgekehrt die Eltern ihre Töchter und Söhne wahrnahmen (Mattejat u. Remschmidt 1997). Die Untersuchung umfasste eine heterogene Diagnosegruppe (n = 131, darunter immerhin 28 Patientinnen mit der Diagnose »Anorexie«). Als relativ gesichertes Ergebnis der Studie betrachten die Autoren, dass

> »die Familie bei der Bewältigung von psychischen Störungen eine wesentliche Rolle spielt: Ein Patient kommt in der stationären Therapie umso besser vorwärts, je mehr Ressourcen, je mehr Lösungskraft und Bewältigungsfähigkeiten er im Therapieverlauf aktivieren kann. Dazu gehören individuelle Ressourcen und solche Ressourcen, die aus den Beziehungen erwachsen, die Kraft, die der Jugendliche von der Familie bekommen kann. Die Ergebnisse sprechen für die Gültigkeit und Relevanz einer familienorientierten und systemorientierten Sichtweise« (Mattejat u. Remschmidt 1997, S. 389).

Die folgende Grafik bringt die Wirkungskraft familiärer Beziehungen und deren Einfluss auf den Therapieverlauf deutlich zum Ausdruck (Tab. 2). Je sicherer und akzeptierender die Beziehungen auf beiden Seiten wahrgenommen werden, umso größer die Wahrscheinlichkeit eines guten Therapieerfolgs und umgekehrt.

Tab. 2 zeigt einerseits die negativen Auswirkungen von problematischen Wahrnehmungen zwischen Eltern und Kindern auf das Therapieergebnis (Quadrant rechts unten, 0 % Erfolg) und anderer-

	Der Patient erlebt keinen Elternteil als unsicher, unselbstständig und entscheidungsschwach	Der Patient erlebt Vater oder Mutter (oder beide) im Umgang mit ihm als unsicher, unselbstständig und entscheidungsschwach
Kein Elternteil fühlt sich vom Patienten abgelehnt	93 %	50 %
Ein Elternteil fühlt sich vom Patienten abgelehnt	82 %	43 %
Beide Elternteile fühlen sich vom Patienten abgelehnt	29 %	0 %

Tab. 2: Wahrscheinlichkeit des Therapieerfolgs (aus: Mattejat u. Remschmidt 1997, S. 387)

seits den überwältigend *positiven* Therapieeffekt in den Fällen, wo die wechselseitigen Wahrnehmungen eher von Sicherheit und Akzeptanz bestimmt waren (Quadrant links oben, 93 % Erfolg). Die eklatanten Unterschiede in den beiden Quadranten rufen mindestens zwei Interpretationen auf den Plan, eine pessimistische und eine optimistische:

- Die pessimistische (defekt-, zustandsorientierte) Interpretation: es gibt Eltern, die sind einfach unsicher, unfähig, unselbstständig und entscheidungsschwach und infolgedessen außerstande, ihren psychisch belasteten Kindern hilfreich zur Seite zu stehen. Diese Deutung verrät einen defizitorientierten Ansatz, die Ressourcen werden »externalisiert« (z. B. an die Fachleute). Die therapeutische Konsequenz besteht darin, die Jugendlichen von ihren Eltern fernzuhalten und ihnen stattdessen ein professionelles Milieu anzubieten, das die postulierten elterlichen Defizite kompensiert (in der Annahme, dass sie bei den Jugendlichen noch nicht unveränderbar festgeschrieben sind).
- Die optimistische (ressourcen-, entwicklungsorientierte) Interpretation: nicht stabile Eigenschaften bei Eltern und Jugendlichen sind für das fatale Outcome in der »negativen« Gruppe (Quadrant rechts unten) verantwortlich, sondern ein Prozess zirkulärer Verunsicherung und Überforderung, der mit zunehmend rigiden (Vor-)Urteilen, negativen (Erwartungs-)Erwartungen und selektiver Bedrohungswahrnehmung einhergeht. Der

> steuernde Einflussfaktor liegt in dieser Sicht nicht in einem unzureichend angelegten Motivations- oder Bewältigungspotenzial, sondern in der gegenseitigen Verzahnung missverständlicher und problemperpetuierender Kommunikation um das Problem herum (Problemsystem). Diese Deutung geht von einem Wachstumsansatz aus. Insofern werden die wichtigsten Ressourcen bei den Eltern und Jugendlichen selbst verortet (»internalisiert«), indes scheinen sie nicht zur Entfaltung zu kommen. Sie zu mobilisieren ist die etwas andere Aufgabe der Therapie, indem Jugendliche und Eltern darin unterstützt werden, sich in einem anderen Licht zu sehen und destruktive Interaktions- und Kommunikationsmuster zu unterbrechen (zu »entstören«).

Weder die pessimistische noch die optimistische Interpretation ist wahr oder falsch, und ohne Zweifel dürfen reale Defizite – etwa bei psychisch kranken Eltern oder Missbrauchserfahrungen – nicht vor lauter Selbstheilungs-Optimismus übersehen werden. Es geht um ein verantwortungsvolles Abwägen in jedem Einzelfall, indem stets in beide Richtungen, sowohl ressourcen- wie störungsorientiert, exploriert werden sollte.

Unübersehbar hat in den vergangenen Jahrzehnten die ressourcenorientierte gegenüber der defizitorientierten Sicht auf breiter Front Boden gewonnen. Fähigkeiten sind im Prinzip in jedem einzelnen Menschen angelegt, sie können aber unter bestimmten kontextuellen Bedingungen nicht genügend organisiert und zur Wirkung gebracht werden (Schemmel u. Schaller 2003; Liechti 2009; Liechti u. Liechti-Darbellay 2011). Insofern sind psychisch belastete Jugendliche nicht »einfach nur gestört«, sondern entfalten oft ein erstaunliches Überlebenspotenzial. Und Eltern sind nicht per se unfähig, sondern sie haben Angst um die Gesundheit ihres Familienmitgliedes, sind selbst gestresst, oft maßlos überfordert und der (Störungs-)Dynamik ausgeliefert. Lange Zeit wurde schlicht übersehen, dass sie dadurch nicht nur in ihrem Unterstützungspotenzial eingeschränkt sind, sondern selbst im Vergleich zur Allgemeinbevölkerung einem erheblich vergrößerten (depressiven) Krankheitsrisiko ausgesetzt sind (Wittmund et al. 2002).

Das wahre Ausmaß dieses Risikos konnte in einer Literaturstudie überdeutlich nachgewiesen werden (Schmid, Spiessl u. Cording 2005,

Medline-Recherche der Jahrgänge 1993–2004 zu den Suchbegriffen »relatives«, »caregiver« und »emotional burden« und ergänzende Studie zur emotionalen Belastung von Angehörigen psychisch Kranker): 84,4 % der Angehörigen von Patienten, die unter anderem an Schizophrenie, schizoaffektiver Psychose, Depression oder Borderline-Persönlichkeitsstörung (BPS) erkrankt waren, litten an Ängsten und Sorgen infolge mangelnder Information, 81,3 % zeigten Unsicherheit und Überforderung im Umgang mit den Symptomen der Krankheit, 78,3 % machten sich Sorgen bezüglich der Behandlung und 71,9 % erlebten sich dem Familienmitglied und dessen Krankheit gegenüber als hilflos, ohnmächtig, einsam und alleine verantwortlich.

> »Die emotionalen Belastungen erscheinen äußerst vielfältig und resultieren häufig aus einer ›Sprachlosigkeit zwischen Angehörigen, Erkrankten und Professionellen‹: Während einerseits für nicht wenige Angehörige die Kommunikation mit dem Erkrankten schwierig ist und sie sich scheuen, ihre eigene Situation beim behandelnden Arzt/Team anzusprechen, sind andererseits die professionellen Helfer angesichts des knappen Zeitbudgets für Gespräche mit Angehörigen psychiatrischer Patienten [...] häufig froh, wenn die Angehörigen ihre persönliche Situation außen vor lassen« (Schmid, Spiessl u. Cording 2005, S. 278).

Werden Angehörige dagegen mit nützlicher Information und emotionaler Unterstützung versorgt, werden sie für die (AN-)Patientin zu einer wichtigen Ressource für die gesunde Entwicklung. Gleichzeitig fallen auch die Risiken weg, selber zu erkranken. Vor diesem Hintergrund hat in der Schweiz in den vergangenen Jahren vor allem in der stationären Psychiatrie ein Umdenken zugunsten eines Ernstnehmens der enormen Belastungen von Angehörigen psychisch Kranker eingesetzt. Die nachweisliche Verbesserung von Krankheitsverläufen, die durch den Einbezug der Angehörigen erreicht wird, führte zur Einrichtung von niederschwelligen Beratungsangeboten als integralem Teil der Behandlungen an vielen Kliniken. Parallel dazu wurde die Angehörigenarbeit professionalisiert und definierten Qualitätsstandards unterstellt:

> Angehörigenarbeit im systemischen Verständnis unterstützt das Familiensystem und darüber hinaus das ganze soziale Umfeld, in welchem ein erkrankter Mensch lebt. Angehörige in psychiatrischen Institutionen sind allgegenwärtig. Fachleute hören täglich von ihnen, sei es im

Einzelgespräch mit dem Patienten oder im direkten Kontakt. Angehörigenarbeit umfasst mehr als lediglich die soziale Unterstützung, letztlich kennzeichnet sie die Wertschätzung und die Anerkennung der Institution gegenüber denjenigen Menschen, die nach wie vor einen wesentlichen Anteil an der Versorgung psychisch kranker Menschen leisten (Scherer u. Lampert 2016, S. 12).

4.1.1 Widerstände gegenüber dem Einbezug der Angehörigen

Soweit wie möglich sollte der Therapeut auch Kontakte mit Familienangehörigen des Patienten vermeiden.

George A. Kelly (1991, Vol. 2, p. 46; Übers.: J. L.)

So offenkundig der klinische Nutzen des Einbezugs wichtiger Bezugspersonen ist – schon Hippokrates (460–377 v. Chr.), die »Vaterfigur der Medizin«, hat empfohlen, die Umgebung zu Hilfe zu rufen –, die Skepsis gegenüber Angehörigen hat in der westlichen Psychotherapie Tradition. Beredtes Beispiel dazu ist das obige Zitat des einflussreichen US-amerikanischen Psychologen George Alexander Kelly (1905–1967), der eine »Psychologie der persönlichen Konstrukte« entworfen hat (»The Psychology of Personal Constructs«, Kelly 1991). Er sah im Menschen einen »Wissenschaftler«, der seine Konstrukte über die Welt experimentell an der Erfahrung prüft – was auch schiefgehen kann, wie er an einem Beispiel skizziert: Ein Mann prüft sein Konstrukt über den »feindseligen« Nachbarn damit, dass er einen Stein nach dessen Hund wirft, um dann an seiner Reaktion abzulesen, ob sein Konstrukt »feindseliger Nachbar« zutrifft (Kelly 1991, S. 9). Erstaunlich ist allerdings, dass der Psychologe die kategorische Empfehlung abgibt, Angehörige auf Distanz zu halten, statt deren Einbezug einer empirischen Methode zu unterziehen. Doch damit befindet er sich in guter Gesellschaft; die sippenfeindliche Haltung der Psychotherapie ist zweifellos einem gängigen Vorurteil des 19. Jahrhunderts geschuldet. Vertrat doch bereits Sigmund Freud die Auffassung, dass Angehörige eine einzige Bedrohung für die Psychotherapie seien: »Bei den psychoanalytischen Behandlungen ist das Dazwischenkommen der Angehörigen geradezu eine Gefahr, und zwar eine solche, der man nicht zu begegnen weiß« (Freud 1982, S. 441).

So sehr sich unterdessen das Systemparadigma in den Helferfächern etabliert und deutliche Spuren hinterlassen hat – kaum eine Fallvorstellung ohne Erwähnung »systemischer Aspekte« –, die Widerstände regen sich genau dann, wenn es um die konkrete Praxis geht. Nimmt man den realen Einbezug des signifikanten Umfeldes als das wesentliche Attribut systemischen Arbeitens, so stellen wir eine einseitige Vorliebe für die Theorie fest. Oft wirken Auszubildende wie gelähmt, wenn es im Anschluss daran um die Frage des Umgangs mit Therapieprozessen im Mehrpersonen-Setting geht.

> »Die weitverbreitete starke Bevorzugung des einzeltherapeutischen Settings lässt sich durch den Ergebnisstand der Psychotherapieforschung nicht begründen. Sie hängt wohl eher damit zusammen, dass dieses Setting vom Therapeuten leichter herstellbar und kontrollierbar ist als Mehrpersonensettings« (Grawe 1998, S. 705).

Das Einzelsetting ist nicht nur therapeutisch einfacher herstellbar, es ist selbstredend für die Therapieforschung leichter zu kontrollieren. Hochkonjunktur haben derzeit evidenzbasierte Modelle im Einzelsetting (typischerweise mit 3-Buchstaben-Akronymen). Preis dieser Modelle gegenüber dem Mehrpersonen-Ansatz ist die eingeschränkte Flexibilität im Interventionsbereich. Die Beschränkung auf das dyadische Setting verhindert eine »adaptive« Setting-Wahl, die je nach Prozessverlauf, aktueller Problematik oder Lösungserfordernissen den Therapiekontext optimiert (»offenes Setting«, vgl. Liechti et al. 2003).

Einige Gründe für die ungerechtfertigte Bevorzugung des klassischen Therapiesettings haben wir bereits im Abschnitt 1.3.2 aufgeführt. Der banalste Grund liegt wohl darin, dass sich viele Fachpersonen mit der Arbeit in einem Mehr-Beziehungs-Kontext einfach zu wenig auskennen (fehlende Systemkompetenz). Aber auch weltanschauliche Gründe sind zu nennen, wobei in der Tradition der Selbstverwirklichungs-Psychologie argumentiert wird, Ziel der Therapie sei die Autonomie der Patientin, und der Einbezug der Eltern würde eher Abhängigkeiten zementieren (was systemische Fachleute allerdings anders sehen).

Ein nicht zu unterschätzender Grund, weshalb Eltern bei AN-Therapien außen vor bleiben, liegt darin, dass sie sich selbst der Therapie entziehen, weil sie sich im Rahmen der Gespräche abgewertet, beschuldigt oder zu wenig unterstützt fühlen. Nicht selten hören wir von verzweifelten Eltern, dass sie sich vergeblich bemüht hätten, beim Therapeuten ihrer anorektischen Tochter Hilfe zu erhalten. Stattdessen sei ihnen empfohlen worden, sich bei einer anderen Fachperson

Hilfe zu holen, falls sie mit der Situation nicht klarkämen. Ein Vater empörte sich: »Aber wir benötigen doch nicht selbst Psychotherapie, sondern einfach praktische Hilfen in Situationen, wenn sich unsere Tochter von Ess-Brech-Anfällen getrieben tagelang in ihrem Zimmer einschließt und sich nur zum Einkaufen an uns vorbei aus dem Haus schleicht.«

Doch der Widerstand bzw. die Ambivalenz gegenüber einem elterlichen Einbezug geht oft von den AN-Patientinnen selbst aus, da sie jede Veränderung des scheinbar eingespielten, wenn auch angespannten Gleichgewichts als Bedrohung erleben. Sie wollen die Eltern vor weiteren Belastungen verschonen oder trauen ihnen nicht zu, ihre verworrenen Empfindungen überhaupt verstehen zu können (zu wollen), oder sie schämen sich dafür.

Beispiel 15: Ladina T., 18-jährig, Drogeristin-Lehrtochter – Exploration der Ambivalenz

Zum Zeitpunkt der Erstsitzung besuchte Ladina eine Tagesklinik und wohnte bei den Eltern auf dem Bauernhof. Zuvor absolvierte sie einen sechsmonatigen Aufenthalt in der Universitätsklinik, »wo ich viel gelernt habe, aber das hat sich leider nicht auf mein Gewicht niedergeschlagen«. Wegen fehlender Gewichtszunahme wurde Ladina nach Hause entlassen mit dem Angebot, die Tagesklinik zu besuchen und zu einem späteren Zeitpunkt, wenn sie motivierter wäre, wieder stationär einzutreten. Von einer Kollegin aus der Schulzeit hörte sie von einer erfolgreichen AN-Therapie unter Einbezug der Eltern. Daraufhin meldete sie sich zu einem Erstgespräch an. Zu diesem Zeitpunkt musste sie bereits wissen, dass wir im Zusammenhang mit der AN die Eltern einbeziehen; doch sie sagte als Erstes: »... aber ich möchte die Eltern lieber nicht einbeziehen.« Gleichzeitig machte sie deutlich, dass die Sorge der Eltern für sie das größte Problem darstelle, viel größer als ihr offensichtliches Untergewicht.

THERAPEUT Gesetzt den Fall, es gäbe irgendeine Methode, die dazu führen würde, dass sich Ihre Eltern weniger Sorgen machen wegen Ihnen ... Wegen dem, was Sie eben als Magersucht erleben, wie wichtig wäre das für Sie, Ladina, wie wichtig wäre ein solches Ziel, sagen wir auf einer Skala von 1 bis 10, 10 heißt sehr wichtig?

LADINA Ja, das wäre sehr wichtig, 9 bis 10.

THERAPEUT Nehmen wir an, wir hätten eine solche Methode gefunden, die bewirkt, dass sich Ihre Eltern weniger Sorgen machen, also dass sie besser mit der Situation zurande kommen, wäre das für Sie eine wichtige Methode, wieder auf der Skala von 1 bis 10?

LADINA Ja, sehr, auch 9 bis 10.

THERAPEUT Gesetzt den Fall, Ihre Eltern wären interessiert an dieser Methode, und sie möchten sich einmal mit mir unterhalten, würden Sie mir die Erlaubnis dazu geben?

LADINA (lange nachdenkend, sichtlich ambivalent) Also, ja, also es kommt drauf an ...

THERAPEUT Nämlich?

LADINA (zögerlich) Also ... ob sie ... ich meine, ob sie dann verlangen, dass ich zunehme ...

THERAPEUT Und, wäre das gut oder eher nicht?

LADINA Nicht, also, nicht so gut ... ich meine, es wäre auch nicht gut, wenn sie nichts sagen würden, das wäre auch nicht gut.

THERAPEUT Und was müssten sie sagen, damit es für Sie gut wäre?

LADINA Hm, das weiß ich nicht.

THERAPEUT Denken Sie, die Eltern wissen es?

LADINA Ehm, nein, das glaube ich nicht. Es sieht auf jeden Fall nicht so aus.

THERAPEUT Denken Sie, die Eltern wären daran interessiert, es zu erfahren?

LADINA Ich weiß es nicht, und es macht mir auch ein wenig Angst.

THERAPEUT Es herauszufinden oder eher, dass sie blockieren?

LADINA Eher das Zweite, dass meine Mutter beleidigt ist.

THERAPEUT Und wenn wir es gemeinsam herausfinden würden, zusammen mit den Eltern, im Rahmen einer gemeinsamen Sitzung, wo ich vielleicht den Eltern ..., der Mutter helfen kann, besser zu verstehen, was Sie jetzt durchmachen, was helfen könnte und was weniger?

LADINA Mhm, vielleicht, ja.

Eltern bzw. »überforderte Eltern« und ihr Einbezug in die Therapie sind für die AN-Patientin bedeutungsvolle Themen. Sie sind extrem ambivalent und meist mit hoher emotionaler Intensität besetzt. Es ist eine geradezu bewährte Annahme, dass der Themenkreis »überforderte, hilflose Eltern« für sie wichtiger ist als alles andere, wie die Familiengeschichte oder Autonomie. Wichtiger ist nur noch die Vermeidung einer Gewichtszunahme. Sucht man im Erstkontakt nach einer motivationalen Bereitschaft zur Zusammenarbeit, so beißt man aus störungsimmanenten Gründen auf Granit, solange das Gespräch das schädliche Hungern und die (wenn auch notwendige) Gewichtszunahme zum Gegenstand hat. Hingegen schlägt die Stimmung in der Regel rasch um, wenn das Thema der überforderten Eltern (bzw. des überfordertes Partners) aufs Tapet kommt. Die Aussicht, mithilfe der Fachperson Einfluss auf die Überforderung im nahen Umfeld zu nehmen, ist für die AN-Patientin offensichtlich von hoher Relevanz.

Zugleich wird mit dem Thema des elterlichen Einbezugs ein realistisches und grundsätzlich erreichbares Anschluss- oder Annäherungsziel eingeführt. Für die AN-Patientin, die auf Vermeidungsziele »getrimmt« ist, bietet dies eine erste Kontrasterfahrung. Gelingt es nämlich, in ihrem Auftrag den Eltern dabei zu assistieren, Erfahrungen von Selbstwirksamkeit und Gefühle der Sicherheit zu vermitteln, entspricht das einer sinnlich wahrgenommenen Korrektur der Erfahrung im Umgang mit (Beziehungs-)Realität. So betrachtet werden Eltern *nicht* einbezogen, um vermutete Familiendefizite zu behandeln, sondern um in einem durch die Störung bedingten Problemsystem therapeutische Wirkfaktoren zu aktivieren und das Problemsystem in ein Lösungs- oder Therapiesystem zu transformieren. Dies bedingt, dass sich die Fachperson an der motivationalen Bereitschaft der Patientin orientiert – an den *tatsächlich salienten Reizen*. Des Weiteren, dass sie ressourcen- und prozessorientiert wahrnimmt, denkt und handelt, sich mit Beziehungen und deren Wirkungen »über die Bande« auskennt und weiß, was von einer Störung zu erwarten ist. Schliesslich sollte sie die Vorteile unterschiedlicher Settings nutzen bzw. deren Nachteile vermeiden und ein Gespür dafür haben, wo Worte und wo vielmehr Prozesse bzw. korrektive Sinneserfahrung zur erwünschten Veränderung führten (vgl. die »sieben wichtigen Kompetenzen«, die eine Fachperson in ihrer Ausbildung erwerben sollte; Grawe 2000, S. 693–704).

Im Verlaufe mehrerer Einzelsitzungen wurden mit Ladina Pros und Kontras des Einbezugs gesammelt und reflektiert. Erwünschte Verläufe nach dem Einbezug (»Wie würden die Eltern nach der Sitzung zu Hause reagieren, wenn deren Einbezug als ein Erfolg zu werten wäre?«) und unerwünschte Verläufe wurden antizipiert sowie die damit verbundenen Gefühle benannt und deren Funktion interpretiert. Der Auftrag an die Fachperson wurde konkretisiert (den Eltern beistehen, das Leid der Patientin besser zu verstehen; anzuerkennen, dass es sich nicht um ein »Nicht-wollen«, sondern um ein »Nicht-können« handelt etc.). Nach einem halben Jahr (in der fünften Einzelsitzung) war Ladina bereit, sich einer gemeinsamen Sitzung mit den Eltern zu stellen. Erstaunt zeigte sie sich einerseits von der Hartnäckigkeit des Therapeuten, wie er an dieser Sache festhielt, andererseits aber auch von der emotionalen Reaktion, die das Nachdenken über den Einbezug – und schließlich dessen Realisierung – bei ihr auslöste. Zu diesem Zeitpunkt hatte sie, wie sie sagte, das Vertrauen gewonnen, dass der Therapeut die Eltern unterstützt und nicht infrage stellt.

Wie das folgende Verbatim ausdrückt, hinterließ der elterliche Einbezug einen nachhaltigen Eindruck auf die junge Frau (Einzelgespräch mit Ladina nach der gemeinsamen Sitzung zusammen mit den Eltern):

THERAPEUT Ja, ich habe mich natürlich gefragt, Ladina, nach der letzten Sitzung mit Ihren Eltern ..., ist das wirklich in Ihrem Sinn, ist es das, was Sie wollen, wenn Sie hierherkommen?

LADINA Ja [längere Pause] eigentlich schon. Ich bin wahnsinnig aufgeregt gewesen, als ich zusammen mit meinen Eltern im Wartezimmer gesessen habe, habe die Nacht vorher nicht geschlafen ..., habe gedacht, jetzt drehe ich gleich durch. Es ist so gewesen, dass ich am Anfang der Sitzung gar keine Stimme gehabt habe, eine Riesenangst, ich könne mich nicht wehren, eine Riesenbedrohung von überall ... und dass jetzt etwas mit mir geschieht, das ich gar nicht will, dass ich mich verliere [Pause]. Aber dann habe ich im Verlaufe des Gesprächs gemerkt, dass es gar nicht so schlimm ist, dass ja nichts geschieht, das ich befürchtet habe, und dass es eine ..., so eine Verbundenheit gibt, wenn wir reden ..., und es ist für mich sehr positiv gewesen, dass jemand anderes für mein Leid eingestanden ist und dass nicht immer ich sagen musste, dass es so schwierig sei. Und dann sind wir nach Hause gefahren, und es ist [sie stößt viel Luft aus] so etwas von mir abgefallen. Und ich habe auch das Gefühl gehabt ..., es ist ja irgendwie gar nicht so schlimm gewesen. Es hat mir irgendwie sogar wohlgetan. Dann in der darauffolgenden Nacht habe ich mich wieder gefragt, ob ich das wirklich will, die Eltern einbeziehen, und es hat sich eine Stimme gemeldet, die gesagt hat, lasst mich doch in Ruhe! Mischt euch doch nicht ein! Auch am nächsten Tag habe ich mich gefragt, wie es nun am Essenstisch läuft. Zuerst habe ich gar nicht teilnehmen wollen, aber dann habe ich gesehen, dass die Mutter sich an die Abmachungen hält. Sie hat nichts gesagt am Tisch, nur manchmal unsicher geblickt, aber Wort gehalten. Ich habe den Eindruck, das Gespräch hat auch ihr gutgetan, und beide haben es mir auch gesagt, sie seien froh, mit im Boot zu sein, weil sie nur so lernen könnten, das Richtige zu tun, weil sie auch Hilfe benötigten ... Und zwischendurch, klar, da ist es sehr schwierig und es kommen schlechte Gefühle auf, dann brodelt es in mir und ich würde Mami am liebsten sagen, sei doch einfach still, lass mich in Ruhe, ich will doch nicht mit dir am Tisch sitzen, reg mich einfach nicht auf (lange Pause, Tränen in den Augen), aber dann merke ich, es geht ja, es ist zwar neu, ganz ungewohnt und es steigen sehr komische Gefühle auf ..., aber vielleicht muss ich lernen, diese auszuhalten, wie Sie es gesagt haben. Und das ist ja der Weg, den ich gehen will.

Häufige Fragen von Auszubildenden lauten etwa: »Aber wie bringt man denn eine AN-Patientin dazu, ihre Eltern einzubeziehen, wenn sie es doch so vehement ablehnt?« oder: »Darf man das überhaupt, ist das nicht Verführung? Ist das nicht Manipulation?«. Das sind schwierige Fragen und Antworten fallen je nach Paradigma oder Fachperspektive womöglich unterschiedlich aus. Psychotherapie ist Beistand zur Leidminderung und geschieht – in Abgrenzung zum religiösen oder spirituellen Beistand – auf der Basis der wissenschaftlichen Psychologie. Ziele sind ein verbesserter Realitätssinn, Klärung von Grenzen und Kommunikation, das Auffinden sinnvoller Entscheidungen und kooperative Problemlösungen. All dies erfordert eine hinreichende Informationsbasis zur äußeren und inneren Realität. Einem Menschen beizustehen, einen reflektierten Einblick in die Zusammenhänge und (Ab-)Gründe zu gewinnen, weshalb er es so vehement ablehnt, ausgerechnet jene Menschen von der (Selbst-)Hilfe auszuschließen, die zu den wichtigsten Ressourcen zählen, ist kein manipulatives, sondern ein emanzipatorisches Ziel. Wir sagen nicht: »Das nächste Mal bringen Sie die Eltern mit!« Wir fragen: »Was sind die Gründe für Ihre Überzeugungen? Was sind die Gründe dieser Gründe?« In den allermeisten Fällen entpuppen sich die Gründe letztlich als antizipierte Ängste ohne Realitätsprüfung, als »Hirngespinste« (Beispiel 15, Ladina T., ist typisch). Eltern ohne explizites Einverständnis der Patientin einzuladen, betrachten wir als ebenso unstatthaft wie das voreingenommene Ausklammern des Themas. Der Patientin sollte stets die letzte Entscheidung vorbehalten sein.

Das folgende Beispiel von Julia W. richtet das Augenmerk spezifisch auf die Methodik der Gesprächsführung mit einer AN-Patientin, die den Einbezug der Eltern explizit ablehnt.

Beispiel 16: Julia W. – Einbezug der Eltern als Exposition mit »neuen« Gefühlen

Die 29-jährige Julia W. leidet seit über zehn Jahren an einer bulimischen AN. Sie hat bereits verschiedene Therapien absolviert, ohne sich dabei wirklich zu verpflichten. Sie lebt mit einer Invalidenrente allein in einer Ein-Zimmer-Sozialwohnung und sucht zur Kontrolle monatlich ihre im gleichen Quartier praktizierende Hausärztin auf. Wegen des mittlerweile »katastrophalen Körperstatus« bei »völliger Stagnation« weist diese uns die Patientin mit der Aufforderung zu, endlich die pensionierten Eltern oder zumindest die Mutter einzubeziehen, denn das seien offensichtlich merkwürdige Zustände, indem Frau W. ihren Tag »heimlich« in der elterlichen Wohnung verbringe, und zuweilen sehe man Mutter und Tochter Hand in Hand im Lebensmittelgeschäft.

Ausschnitt aus der 1. Einzelsitzung mit der Patientin:

THERAPEUT Ist es für Sie denkbar ..., das muss jetzt nicht sofort sein, dass einmal Ihre Eltern einbezogen werden könnten?

JULIA (rutscht auf dem Stuhl hin und her) Nein ... Nein, das kann ich mir nicht vorstellen. Ich habe das auch mit Frau Dr. R. [Hausärztin] besprochen, und ich denke, dass ich erstens zu alt bin dafür, um noch die Eltern einzubeziehen, und zweitens habe ich Pläne, ich will nämlich selbstständig werden. Frau Dr. R. meint, das sei an der Zeit. Und die Einstellung meines Vaters gegenüber so einer Psychotherapie, die ist also ... gar nicht gut. Weil, seine Sucht käme dann auch zum Vorschein, er ist alkoholabhängig, er hat Alkoholprobleme, und das gibt er nicht zu, und das ist auch ein Problem, deshalb denke ich nicht, dass es gut wäre, die Eltern einzubeziehen.

THERAPEUT Verstehe ich Sie richtig, Sie haben ein Bedürfnis, Ihren Vater zu schonen?

JULIA Ja! Mhm.

THERAPEUT Gut, das finde ich o. k., Sie werden Ihre Gründe dafür haben. Nur, es hat halt alles seinen Preis. Wenn Sie die Hälfte Ihres Vermögens abgeben für gute Zwecke, ja gut, das ist toll, aber es hat seinen Preis. Es muss dann noch reichen für Sie selbst. Die restliche Hälfte muss dann einfach noch genug sein, um damit leben zu können. Nun, ich lasse mich gerne davon überzeugen, dass es reicht. Ich meine, etwas so Gravierendes, eine so schwere Sucht zu überwinden, das ist kein Pappenstiel. Da braucht man alle seine Ressourcen. Ich lasse mich gerne von Ihnen überzeugen, dass es für all das noch reicht, wenn Sie die Eltern schonen wollen.

JULIA Schonen …? Eigentlich ist es mir mehr peinlich. Es ist mir eher peinlich, als dass ich sie schonen möchte.

THERAPEUT Nur dass wir uns richtig verstehen. Falls Sie sich entscheiden sollten, Ihre Eltern doch einmal einzubeziehen, dann geschieht das nie über Ihren Kopf hinweg, sondern immer nur über Ihre Entscheidung, Ihre Erlaubnis. *Sie* entscheiden letztlich, was für Sie gut ist. Meine Aufgabe besteht höchstes darin zu schauen, dass keine Entscheidungen gefällt werden unter den Bedingungen offensichtlich falscher Annahmen. Das heißt unter Bedingungen, dass Sie es nicht wirklich durchdacht haben, sondern dass Sie etwa aus Ängsten heraus, aus Befürchtungen oder schlechten Erfahrungen heraus entscheiden. Eines muss wirklich klar sein: Gegen Ihren Willen kann Ihnen niemand helfen. *Sie* bestimmen, in welche Richtung es geht. Sie haben die Oberhoheit über alle Entscheidungen, die Sie betreffen.

JULIA Ja, das beruhigt mich. Ich habe auch schon anderes erlebt. Ich meine …

THERAPEUT Ja?

JULIA Dann habe ich einfach abgebrochen.

THERAPEUT Eben. Und damit ist ja auch nichts gewonnen, weder für Sie noch für die anderen. Sie können das vergleichen mit den Vorschlägen Ihrer Hausärztin. Sie sagt Ihnen: Wir sollten noch Blut untersuchen! Mit anderen Worten, dadurch lernt sie Sie noch von einer anderen Seite her kennen, von den Blutwerten her oder so, sie kann Ihnen damit noch bessere Vorschläge für die Therapie machen, etwa wenn ein wichtiger Blutwert anschlägt. Sie sagt dann: Das könnte man behandeln mit dieser oder jener Therapie. Analog ist es für mich, wenn ich Ihre Eltern kennenlerne, dann lerne ich *Sie*, Frau W., noch von einer anderen Seite her kennen. Das kann mir gegebenenfalls Auskunft über wichtige Aspekte geben, deren Sie sich vielleicht gar nicht bewusst sind. Selbstverständlich ist es auch dann so, dass Sie selber entscheiden, ob Sie in eine entsprechende Therapie einsteigen möchten oder nicht.

JULIA Also, im Moment kann ich mir das überhaupt nicht vorstellen.

THERAPEUT Na gut. Sie haben Ihre Gründe, wenn Sie die Eltern schonen möchten oder wenn es Ihnen peinlich ist ... Vielleicht haben Sie ja auch entsprechende Erfahrungen gemacht. Ich weiß es nicht. Es wäre vielmehr meine Aufgabe, Sie Schritt für Schritt davon zu überzeugen, dass es für Sie ein Gewinn sein könnte. Dass Sie dann sagen, doch, das leuchtet mir ein, doch, das will ich.

Ausschnitt aus der 2. Einzelsitzung mit der Patientin:

THERAPEUT Was ich von Ihnen allenfalls erwarten kann, ist, dass Sie mir erlauben, dass ich von Zeit zu Zeit darauf zurückkomme. Ich meine, auf den Einbezug der Eltern. Dass Sie Verständnis haben, wenn ich nicht so schnell aufgebe mit dieser Idee. Ich möchte diesen Entscheid erarbeiten, und dabei müssen Sie mir eine Chance geben, genau zu verstehen, weshalb Sie das nicht wollen. Wenn ich es verstanden habe, dann werde ich aufgeben, davon zu reden, und werde es akzeptieren ... Aber jetzt, nur weil es unbequem ist oder nur weil Sie den Vater schonen möchten, das wäre für mich noch nicht überzeugend. Da geht es einfach um zu viel, um zu Wichtiges. Ich meine, Ihre Krankheit tragen Sie jetzt auch schon viele Jahre, da kann es nicht schaden, eine solche Entscheidung wirklich zu durchdenken. Weil, es könnte ja sein, dass Ihr Vater das gar nicht will, ich meine, dass er gar nicht will, dass Sie ihn schonen, dass er das gar nicht nötig hat. Es könnte ja sein, dass Ihr Vater hinterher froh ist, wenn er sich den Problemen stellt.

JULIA Ja, ich muss halt zugeben, dass ich auch sehr beeinflusst bin von meiner Mutter. Wir reden sehr viel über den Vater, und wir sagen uns, nein, nein, mit *dem* kann man nicht reden. Mit *dem* kann man nichts mehr machen. Der ist, wie er ist.

THERAPEUT Ja. Da haben Sie vielleicht recht, Sie und Ihre Mutter, man kann andere Menschen nicht ändern ... Man kann nur sich selbst ändern. Und das ist hier die Frage. Wie weit werden Sie bereit sein, Ihre

Haltung zu ändern und dem Vater somit eine Chance zu geben? Nun, wir werden sehen. Eine Möglichkeit bestünde auch darin, dass ich erst einmal mit Ihrer Mutter rede. Aber vorerst habe ich verstanden, Sie möchten das nicht. Und ich akzeptiere das.

JULIA Ja, das ist so gut.

THERAPEUT Würden Sie es akzeptieren, dass ich nicht so schnell nachgebe und dass ich von Zeit zu Zeit auf die Frage zurückkomme, ob es nicht doch Sinn ergäbe, die Eltern einzubeziehen?

JULIA Ja, wenn Sie meinen, dass es gut ist.

Ausschnitt aus der 3. Einzelsitzung mit der Patientin:

JULIA Nein, es hat alles nichts genützt, es dreht sich ja auch alles darum herum. Es ist einfach noch eine zu große Befriedigung.

THERAPEUT Wissen es die Eltern, dass Sie erbrechen?

JULIA Ja, ja, klar, so haben sie überhaupt erst gemerkt, dass etwas nicht stimmt bei mir. Dass ein Problem da ist.

THERAPEUT Wie gehen sie denn damit um?

JULIA Das ist sehr belastend für sie. Der Vater macht Vorwürfe, und das zeigt ja an, dass es für ihn sehr belastend ist, und die Mutter, sie macht nicht Vorwürfe, aber zeigt anders, dass es für sie sehr belastend ist.

THERAPEUT Ja? Wie denn?

JULIA Sie zeigt so einen stillen Kummer.

THERAPEUT Woran würde ich den stillen Kummer erkennen?

JULIA Sie hat oft verweinte Augen. Aber wenn ich sie darauf anspreche, dann sagt sie, nein, nein, es ist nichts.

THERAPEUT Hilft es Ihnen, wenn sie den Kummer still für sich erträgt?

JULIA Nein, beides hilft nicht, aber die Vorwürfe des Vaters sind weniger schlimm, vielleicht weil ich weiß, dass der Vater mir gar nichts zu sagen hat, denn er hat ja auch sein Problem. Irgendwie nehme ich seine Vorwürfe gar nicht wirklich ernst. Aber es tut schon weh zu sehen, dass er meine ältere Schwester bewundert, wenn sie mit ihren Zwillingen ankommt. Dann kennt er nichts anderes mehr, sie ist dann gleich im Zentrum, das ganze Treiben dreht sich dann nur noch um sie und die Zwillinge.

THERAPEUT Sie sagen, die Vorwürfe seien weniger schlimm?

JULIA Wie meinen Sie?

THERAPEUT Sie sagten, ich glaube, das war im Vergleich zum »stillen Kummer« der Mutter ...

JULIA Aha, ja, das ist viel schlimmer, wenn ich sehe, dass die Mutter wegen mir leidet. Vielleicht leidet sie nicht nur wegen mir, weil, wenn sie sich äußert, dann klagt sie über den Vater, sie hätte damals nicht in die Schweiz kommen sollen und so weiter. Aber ich weiß natürlich, dass sie wegen mir großen Kummer hat. Das ist sehr schlimm, weil es mir ein schlechtes Gewissen macht.

THERAPEUT Schlechtes Gewissen?

JULIA Weil sie Angst um mich haben. Meine Mutter hat auch schon gesagt, dass sie alles verlieren würde, wenn sie mich verlieren würde. Dass das Leben für sie dann keinen Sinn mehr hätte. Das macht mir natürlich auch Angst. Was geschieht dann mit meiner Mutter?

THERAPEUT Dann?

JULIA Also nein, ich möchte ja die Krankheit auch überwinden. Aber es hilft mir beides nicht, die Vorwürfe und die Angst. Beides macht mir nur ein schlechtes Gewissen. Das Einzige, was mir noch ein wenig ein gutes Gefühl geben kann, ist dann die Bulimie.

THERAPEUT Könnten Sie sich ein Verhalten seitens der Eltern vorstellen, das Ihnen mehr helfen würde?

JULIA Nein, nicht. Nein. Es ist halt auch ein wenig ein Problem, denn wenn man ihnen sagen würde, dass sie mir keine Vorwürfe mehr machen sollen oder dass sie keine Angst mehr haben sollen, dann sieht das ja so aus, als sollten sie mich jetzt einfach sein lassen. Und das ist ja auch nicht die Lösung der Probleme. Dass es ihnen dann einfach egal ist.

THERAPEUT Das verstehe ich jetzt nicht ganz. Wenn es ihnen egal wäre, dann hätten Sie auch ein schlechtes Gewissen?

JULIA Nein, ich hätte einfach Angst, dass ich mit meiner Bulimie dann ganz alleine wäre.

THERAPEUT Und das macht *Ihnen* Angst?

JULIA Ja. Ganz klar.

THERAPEUT Also, wenn ich versuche zusammenzufassen, was ich hoffentlich richtig verstehe, dann erkennen Sie irgendwie, dass die Eltern Ihnen teils Vorwürfe machen, teils um Sie Angst haben, weil die Mutter ohne ihre Tochter Julia keinen Lebenssinn mehr sieht, ich meine, wenn Julia von ihrer Krankheit mitgenommen wird, beides, Vorwürfe und Angst, macht Ihnen ein schlechtes Gewissen, und umso mehr tut Ihnen dann die Bulimie gut, auf der anderen Seite macht es Ihnen Angst, wenn die Entwicklung in eine Richtung geht, wo es Ihren Eltern egal ist, was Sie mit Ihrer Gesundheit anstellen, Sie also gewissermaßen der Bulimie überlassen. Verstehe ich das richtig? Ist das so?

JULIA Wenn ich es jetzt so von Ihnen höre, dann merke ich erst, wie das ist. Das ist ja ein Kreis. Das geht ja irgendwie ringsum.

THERAPEUT Können Sie sich erinnern, dass es mal nicht *ringsum* ging?

JULIA Ja, wenn ich spüre, dass mich die Mutter versteht, dass sie eine Ahnung hat, wie es in mir aussieht. Aber der Vater hat keine Ahnung. Ich habe das Gefühl, dass er es auch gar nicht wissen will, sodass er sich schonen kann. [Nach einer langen Pause] Vielleicht würde eine Offenheit zwischen mir und meinem Vater ein wenig helfen, aber ich habe fast ein wenig Angst vor dem.

THERAPEUT Diese Angst, das kann ich ..., das kann ich verstehen. Irgendwie kann ich das gut verstehen, nach all den Versuchen und Verunsicherungen. Auf allen Seiten, notabene. Nun, die Idee des Einbezugs Ihrer Eltern ist halt ... so eine Idee. Sie werden vielleicht einmal noch anders darüber denken. Und wir werden vielleicht auch darüber sprechen können, wenn Sie wollen.

Ausschnitt aus der 4. Einzelsitzung mit der Patientin:

THERAPEUT Ich habe den Eindruck, dass ich Sie in der ersten Sitzung mit der Idee, die Eltern einzubeziehen, vielleicht überrascht, vielleicht sogar etwas gestresst habe? Es ist klar, dass Sie selber entscheiden werden, wann und ob überhaupt der Einbezug Sinn ergibt. Meine Aufgabe verstehe ich vielmehr darin, Ihnen darin beizustehen, dass nicht nützliche Ideen unter den Karren der Angst geraten. Dass wir sie hier gut durchdenken, uns fragen, was die Vorteile, was die Nachteile, Kosten und Nutzen sein könnten. Wie ist das für Sie gewesen?

JULIA Ja, es hat mir zu denken gegeben. Ich habe gedacht, dass es vielleicht gut wäre, die Dinge anders zu sehen. Ich habe nie daran gedacht, dass ich meinen Vater schonen würde. Ich bin immer davon überzeugt gewesen, dass man mit ihm darüber nicht sprechen kann. Aber es ist nie meine Absicht gewesen, ihn zu schonen. Und da habe ich gestern Nachmittag die Eltern gefragt, ob es für sie möglich wäre, einmal zu einer Sitzung zu kommen.

THERAPEUT Das haben Sie einfach so in die Hand genommen? Ist das nicht erstaunlich? Das beeindruckt mich, wie Sie das umsetzen.

JULIA Ja. Und zuerst hat der Vater so reagiert, wie ich es erwartet habe, dass er dagegen war. »Nein«, hat er sofort gesagt, das sei nicht sein Problem, da komme er nicht hin. Zuerst wollte ich gleich wieder aufgeben. Aber dann habe ich Mut gefunden, weil ich ja weiß, so kann es nicht weitergehen. Ich habe ihm dann gesagt: »Nein, Vater, das ist nicht dein Problem, das ist mein Problem, und wenn du bereit bist mitzukommen, dann kommst du wegen meinem Problem mit. Du brauchst keine Angst zu haben, es wird nicht um dich gehen, sondern um mich, um mein Problem.« Darauf hat der Vater sich die Sache nochmals überlegt und gesagt, doch, er komme mit, er mache das für mich, wenn es mir helfen würde, dann würde er kommen, er sei dazu bereit. Das hat mich sehr überrascht. Das ist etwas ganz anderes gewesen, als ich es erwartet habe. Er hat dabei auch eine andere Stimme gehabt, irgendwie weicher, und ich glaube, er hat sogar Tränen in den Augen gehabt. Ich habe mich noch nie so nah bei meinem Vater gefühlt wie in diesem Moment. Es war so eigenartig, weil das irgendwie so ganz schnell, in Minuten abgelaufen ist. Es war so ein Wechsel in der Stimmung innert kürzester Zeit, nur weil ich ihn gefragt habe, das heißt, weil ich ihm gesagt habe, es ginge um mich, nicht um ihn. Diesen raschen Wechsel hätte ich nicht erwartet. Und ich bin dann sehr froh gewesen, dass ich das angesprochen habe.

THERAPEUT Und die Mutter?

JULIA Ja, die ist sehr froh, die wäre schon vor Jahren gerne einmal mitgekommen, aber das ist ja in der vorherigen Therapie nie ein Thema gewesen …

Rückblickend (Stand sechs Jahre nach Therapiebeginn) ist es aus Gründen der Unsicherheit, Intransparenz und Nicht-Linearität der Vorgänge in komplexen Systemen unmöglich, den Verlauf auf einen einzigen Sachverhalt – etwa den Einbezug der Eltern – als Ausgangspunkt für die positive Entwicklung zurückzuführen. Möglicherweise bildeten die Erfahrungen während eines längeren Klinikaufenthaltes ein Jahr nach Therapiebeginn die Grundlage für einen Wandel. Vielleicht brachte die Begegnung mit einer lesbischen Frau in einer spirituellen Tanzgruppe, welche die Patientin nach dem Spitalaustritt aufgesucht hatte, die entscheidende Wende. Möglicherweise gab eine eher zufällige Verkettung nicht voraussehbarer Ereignisse den Ausschlag oder eine bestimmte Kombination der Faktoren. Eine schlüssige (lineare) Kausalkette ist rückblickend nicht zu belegen. Was bleibt, sind unterschiedliche Versionen des Geschehenen (»Rashomon-Effekt«, dem der japanische Filmregisseur *Akira Kurosawa* [1910–1998] mit dem gleichnamigen Film ein Denkmal gesetzt hat: die Widerspiegelung der Wirklichkeit aus unterschiedlicher Interessens- und Motivlage führt zu unterschiedlichen Erzählungen). Für den Vater waren es die Medikamente, die letztlich geholfen haben, für die Mutter Hoffnung und Glaube. Und für die Patientin selbst?

In einem Brief sechs Jahre nach Therapiebeginn, den sie aus Anlass der bevorstehenden Heirat (und einer baldigen Geburt des ersten Kindes) schrieb, äußerte sie sich überzeugt davon, dass der Einbezug der Eltern bzw. die unerwartete emotionale Reaktion des Vaters für sie das Schlüsselerlebnis lieferte: »Aber meiner Mutter bin ich nicht böse, denn sie ist von ihrem Herkunftsland geprägt und hat nie gewagt, meinem Vater zu widersprechen. Sie wollte mich schützen und nicht den Vater verunglimpfen. Aber offenbar habe ich schon als Kind gespürt, dass das nicht die ganze Wahrheit war. Meine Schwester hat sich aus allem schön rausgehalten. Heute würde ich sagen, dass die Magersucht mein reales Geschwister war, das mich in meiner Einsamkeit zwischen den Eltern tröstete. Als aber der Vater ganz anders reagierte, als ich es erwartet habe, hat das in mir eine Tür geöffnet. Ich kann das nicht in Worten ausdrücken. Aber ich glaube, von da an hat sich einiges verändert, auch wenn ich danach, wie Sie doch wissen, noch unten durch musste« (aus dem Brief von Julia W., 11.06.2015).

Die emotionale Verstrickung der Eltern in das Leid ihres Kindes, ihre natürlich erhöhte Bereitschaft, sich für die Therapie zu verpflichten, und der Glaubwürdigkeitskredit, den sie jeder Fachperson weit voraushaben, stellen ein aktivierbares Ressourcenpotenzial dar. In einem Problemsystem erscheinen familiäre Konstellationen aber vorerst als ein Problem. Fachleute sollten in der Lage sein, »hinter«

den problematischen (Beziehungs-)Konstellationen die Ressourcen zu erkennen und sie zu aktivieren statt auszugrenzen. In früheren Therapien wurde Julia W. empfohlen, sich von den Eltern zu distanzieren; ihr einsames Leben in der kleinen Sozialwohnung und die täglichen Besuche bei den Eltern, die sie den Fachleuten gegenüber verschwieg, waren auch Folgen fachlicher Ressourcenblindheit.

Die Widerstände in der Fachwelt gegenüber dem Einbezug der Angehörigen in die Psychotherapie sind vielfältig, wenn auch durchschaubar. Sie zu überwinden bedingt in erster Linie, junge Therapeuten an ihrem Arbeitsplatz dazu zu ermutigen und zu unterstützen, in jedem Einzelfall das Problemsystem zu explorieren; denn in jedem Problem stecken Bruchstücke seiner Lösung. Ungeachtet dessen hören wir in der Ausbildung oft das Gegenteil, indem Auszubildenden die Unterstützung für ein systemisches Vorgehen vorenthalten oder der Einbezug Angehöriger sogar untersagt wird. Sei es, weil ein hoher »Falldruck« eine rasche Verwaltung der Fälle erfordert oder weil in der Institution eine ausreichende systemtherapeutische Kompetenz und infolgedessen die entsprechenden Erfolgserfahrungen fehlen. Auch von verhaltenstherapeutischer Seite wird moniert, dass »in der bisherigen psychotherapeutischen Ausbildungspraxis [...] ein konsequentes Training in interpersonellen Verfahren meist fehlt« (Hahlweg 2005, S. 143).

4.2 Impulse aus der systemischen (Familien-)Therapie

4.2.1 Stufenentwicklung von intimen Beziehungssystemen

Eine Besonderheit von intimen Beziehungssystemen liegt in der Art ihrer Entwicklung. Der US-amerikanische Familientherapeut Lyman Wynne postulierte als Erster ein Phasenmodell der Entwicklung von Familiensystemen (Wynne 1985). Dabei wird vom Grundsatz ausgegangen, dass sich analog zu psychischen Veränderungsprozessen auch in dauerhaften Beziehungssystemen gerichtete Phasen oder Stufen unterscheiden lassen. Laut diesen Vorstellungen spielen sich in der Entwicklung von Familiensystemen innere Prozesse ab, die einem sogenannten »epigenetischen Prinzip« folgen: »Konstitutionelle und empirische Einflüsse wirken in jeder Entwicklungsphase so zusammen, dass neue biologische und das Verhalten betreffende Grundlagen geschaffen werden, die dann die nächste Phase bestimmen« (ebd., S. 113). Auf einer phänomenologischen Ebene drückt sich dieses Prinzip in Form aufeinander aufbauender Entwicklungsstufen aus, das heißt, ehe die Ziele einer Phase erreicht werden können, muss die vorhergehende Phase möglichst abgeschlossen sein (vgl. Abb. 3).

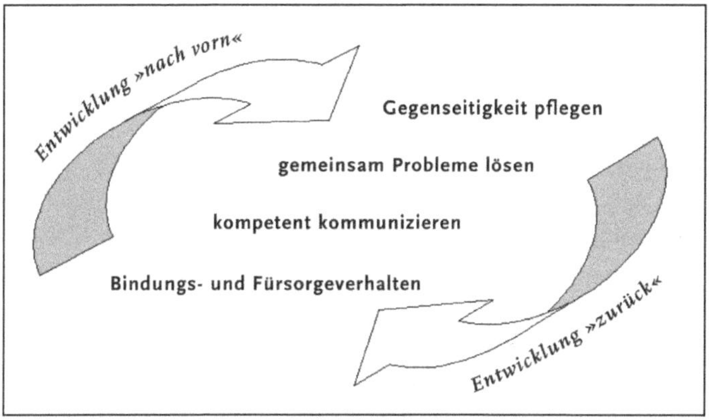

Abb. 3: Entwicklungsstufen nach Wynne (1985)

Als früheste Phase in der Entwicklung von dauerhaften Beziehungssystemen wird eine *Bindungs- und Fürsorgephase* angenommen, die mit einer komplementären, emotionalen Verbundenheit einhergeht und das sichere Fundament für die weitere Entwicklung bildet. Sind die Grundbedürfnisse nach Sicherheit, Nähe und Verlässlichkeit gestillt, so organisiert sich ein Familienbeziehungssystem auf der Stufe der *Kommunikation* nach innen und nach außen. Eine gelingende und funktionierende Kommunikation und Interaktion gilt wiederum als Voraussetzung für das Erreichen der dritten Stufe: das *gemeinsame Problemlösen*. Erst wenn sich dauerhafte, intime Beziehungssysteme so weit entwickelt haben, kann sich eine Form der reifen *Gegenseitigkeit* ausbilden.

Die Logik von Entwicklungsstufen läuft darauf hinaus, dass sich die Funktionen einer bestimmten Stufe nicht optimal ausbilden können, solange die vorangehende Stufe nicht bis zu einem bestimmten Grad abgeschlossen worden ist. Des Weiteren impliziert sie, dass unter den Bedingungen von Stress und Überforderung eine erreichte Stufe aufgegeben wird und ein Rückzug (Regression) auf die vorhergehende Stufe erfolgt. Bahnt sich beispielsweise in einer Familie das Drama einer AN an, blockieren Widersprüche und Ängste schrittweise sowohl das Problemlösen wie die Kommunikation, sodass sich Eltern und Tochter nunmehr in einer Bedürftigkeit nach Bindung und Fürsorge erleben, die mitunter von Eltern phänomenologisch tatsächlich mit einem früheren Zustand verglichen wird. Darin liegt allerdings nichts Pathologisches, ganz im Gegenteil, die Nutzung einer früheren Stufe der Bewältigung und Bewährung wird als adaptive Überlebensfunktion verstanden, ähnlich einer Muschel, die sich bei Gefahr schließt.

Insofern ist die Idee einer Stufenabfolge – von fließend ineinander übergehenden Stufen – der Entwicklung von Familiensystemen für die Praxis der AN-Therapie relevant, als sie der Fachperson das Bewusstsein für die Kontextabhängigkeit des individuellen Verhaltens stärkt. Eine AN-Patientin, die alleine zur Erstsitzung antritt, wird vielleicht im (unverbindlichen) Kontext der Therapiebeziehung ganz vernünftig reden und sich einsichtig und voller guter Vorsätze zeigen können (kompetente Kommunikation in einem nicht intimen Kontext). Erscheint sie später im Kontext mit den Eltern, präsentiert sich ein anderes Bild: In Anbetracht der allseitigen Überforderung zeigt sich nunmehr ein Familiensystem im Zustand regressiver, unsicherer (und oft desorganisierter) Bindung.

4.2.2 Differenz von System und Umwelt – Systemgrenzen

Für die ökosystemische Fallkonzeption greift das Modell der »Krankheit in der Person« zu kurz, sie erweitert den Fokus zusätzlich auf das Drumherum und betrachtet die AN als eine Störung der System-Umwelt-Passung. Diese Rahmenerweiterung hat für die Therapie insofern praktische Folgen, als dadurch die individuellen Ressourcen der Patientin mit Beziehungsressourcen im Problemsystem verknüpft werden können. Zwar umfasst auch das dyadische Therapiesetting sowohl personelle wie Beziehungsaspekte, doch Letztere sind auf die Therapiebeziehung zwischen Patientin und Fachperson begrenzt. Konflikte mit den Eltern können in diesem Setting zwar angesprochen und analysiert werden. Aber man spricht dabei stets *über* die Eltern, nicht *mit* ihnen (Zuk 1978). Theorie und Praxis klaffen auseinander; denn solange sich die durch Überforderung geprägten Bekräftigungsgewohnheiten in den gewachsenen Beziehungen nicht verändern, besteht wenig Aussicht auf eine nachhaltige Musterunterbrechung (Bandura 1979). Wie kein anderes Paradigma der Psychotherapie bringt das systemische somit die Klärungs- und Bewältigungsprozesse in nahen Beziehungen im »offenen« Therapiesetting (Liechti et al.

2003) zusammen. Patienten, Angehörige und weitere Bezugspersonen suchen in wechselnder Zusammensetzung und mit gemischter Motivation mit einer Fachperson gemeinsam nach Lösungen. Dies erforderte eine Klärung der Grenzen zwischen den Subsystemen. Wer gehört mit welchen Verantwortungen zu welchem System und wer definiert die Grenzen? Dürfen Eltern Jugendliche mit in die Therapie nehmen, die »das gar nicht wollen«? Wie gehe ich als Therapeutin damit um, wenn ich Teil eines »grenzverletzenden« Prozesses werde?

Eine elegante Antwort gab der deutsche Soziologe, System- und Gesellschaftstheoretiker *Niklas Luhmann* (1927–1998), indem er bei der Differenz von System und Umwelt ansetzte (Luhmann 1985). In der Therapie haben wir es mit Systemen wie Familie, Eltern, Personen, Schule, Kliniken etc. zu tun; Umwelt dieser Systeme ist (nach Luhmann) jeweils alles andere, sowohl lebende wie nicht lebende Systeme. Veränderungen in einem System geschehen immer in Bezug auf die Umwelt dieses Systems, wobei sich die Umwelt ihrerseits als System stets ändert. Damit steht die Frage im Raum: Ist es überhaupt möglich, Systemgrenzen zu zeichnen, wenn doch alles gegeneinander im Fluss ist? Insofern sei das aus systemischer Optik möglich (nach Luhmann), als die Grenzen nicht von Wissenschaftlern oder Fachpersonen gezogen werden, sondern von den Systemen selbst (Personen, Paare, Familien). Jeder kann beurteilen, an welchem System er gerade teilhat, im Tram, in der Schule, in der Familie. Diese Selbstwahrnehmung von Systemgrenzen deckt sich nicht zwingend mit deren Außenperspektive, im Gegenteil, Inkongruenz ist die Regel und zugleich unerschöpfliches Konfliktpotenzial auf allen Systemebenen menschlicher Organisation. Darin liegt die brückenschlagende Funktion der Kommunikation und Problemlösung.

Beispielsweise kann es sein, dass eine verheiratete AN-Patientin von außen betrachtet als Teil eines Ehesystems gesehen wird, während sie sich in ihrer Innensicht nach wie vor als Teil ihrer Herkunftsfamilie erlebt und insgeheim den Wunsch hegt, statt des Ehemannes die Eltern einzubeziehen. »Soziale Systeme konstituieren ihre Grenzen also entlang der Frage, welches ihr Sinn sein soll und welche Elemente und Operationen zu ihnen gehören sollen und welche nicht« (von Schlippe u. Schweitzer 1996, S. 59). Erlebt sich die Patientin insgeheim eher noch als Tochter denn als Ehefrau? Ist die AN eine Form der Grenzziehung mit anderen Mitteln, da sich die Patientin ungehört und unverstanden erlebt? Die Antwort kann nur sie selbst geben, was freilich den Mut voraussetzt, eigene Grenzen zu sehen, dafür einzustehen und Differenzen auszuhalten. Das Puzzle der Binnen- und Außengrenzen zu explorieren und einen (Mehrpersonen-)Arbeitskontext herzustellen, der so weit Sicherheit bietet, dass Menschen ihre innersten Bedürfnisse ohne Angst auszudrücken vermögen, ist in der DNA des systemischen Paradigmas verankert (Schiepek 1999).

4.2.3 Systemische Kreisläufe nutzen

Der Anthropologe und Systemtheoretiker *Gregory Bateson* (1904–1980) veranschaulichte die Frage nach der Art und Weise, wie wir Systemgrenzen behandeln sollten, am Beispiel des Blinden mit einem Stock (Bateson 1983). Mit dem weißen Stab lernen blinde und sehbehinderte Menschen bekanntlich, Niveaudifferenzen auf ihrem Gehweg zu erkennen und zu interpretieren, damit sie trotz Behinderung selbstständig mobil und orientiert bleiben. Mit dem Tap Tap der Stockspitze registrieren sie die Unterschiede, die der Stock als Information in ihr Gehirn leitet. Die merkwürdige Frage des Erkenntnistheoretikers Bateson lautet: Wo beginnt das Selbst des Blinden? »An der Spitze des Stocks? Am Griff des Stocks? Oder irgendwo in der Mitte des Stocks?« (S. 411).

Für die personzentrierte Psychologie scheint die Antwort klar: an den perzeptiven Außengrenzen der Person. Schwieriger ist die Antwort der Systemsicht: »Der Stock ist ein Weg, auf dem Unterschiede übermittelt werden und dabei eine Transformation durchmachen, so daß eine Grenzlinie *durch* diesen Weg zu ziehen bedeutet, einen Teil des systemischen Kreislaufs abzuschneiden, der die Fortbewegung des Blinden bestimmt« (ebd.; Hervorh. i. Orig.).

Ziel der *systemischen Praxis* ist es, die systemischen Kreisläufe zu nutzen, statt Verbindungen zu durchtrennen.

Beispiel 17: Christina G. – Zu den Quellen der Information

Einzelsitzung mit der 21-jährigen Geschichtsstudentin Christina G., die von ihrer Hausärztin wegen Untergewicht mit BMI 15,8 zur Therapie zugewiesen wurde. Ihre Mutter, 45-jährig, ist Hausfrau, der 48-jährige Vater ist Maurerpolier, zurzeit arbeitsunfähig wegen eines Asthmas; der 18-jährige Bruder Patrick, der bisher nicht an den Sitzungen teilgenommen hat, steht in einer Lehre als Bauzeichner.

THERAPEUTIN Vielleicht ist es ja eine ganz realistische Einschätzung, wenn Sie glauben, dass Ihnen Ihre Mutter auf den Teller starrt. Wäre es dann in diesem Fall, wenn es so ist, nicht wichtig, dass das bald geklärt wird, ich meine, wenn Sie nicht wollen, dass Ihnen die Mutter auf den Teller starrt?

CHRISTINA Ja, das möchte ich schon. Am Dienstag zum Beispiel, immer wenn ich an die Uni gehe, dann mache ich mir meine Sandwichs selber, die ich mitnehme. Und ja, am Dienstag war es ein kleines Sandwich, da habe ich einfach das Gefühl gehabt, jetzt mag ich gar nicht so viel mitnehmen, da habe ich einfach so das Gefühl gehabt, jeden Tag muss ich mir so viel überlegen, nehme ich jetzt so viel oder so viel. Da habe ich einfach keine Lust mehr gehabt, um mir große Mühe zu geben. Dann hat das Mutti gesehen und gesagt, das sei aber dann schon ein sehr kleines Sandwich, das ich mir da gemacht habe. Und ... ja in diesem Moment hätte ich am liebsten gesagt: Ja und? Was geht dich das an? So aus dem Trotz heraus hätte ich ihr am liebsten gesagt: Lass mich doch in Ruhe, das kann dir doch egal sein, was für ein Sandwich ich mitnehme! Aber dann habe ich einfach Ja gesagt und nicht viel mehr. Und Mutti hat mir dann noch einiges zugeschoben, ich soll noch dies und das mitnehmen. Und da habe ich nichts mehr gesagt und die Sachen einfach eingepackt. Ich habe dann den ganzen Tag hindurch ein schlechtes Gewissen gehabt. Statt dass ich mich auf die Vorlesung konzentriert habe, habe ich immer nur daran gedacht, dass ich weiß, dass es besser wäre, wenn ich mehr essen würde. Aber ich habe dann wie zum Trotz überhaupt nichts gegessen, denn ich hatte gleich das Gefühl, wenn ich essen würde, dann würde ich es nur Mutti zuliebe machen. Das ist dann ein ziemlich ungutes Gefühl gewesen, weil ich mehr kontrolliert werde, als dass ich selber bestimmen kann.

THERAPEUTIN Möchten Sie das denn ändern? Denn eigentlich ist es ja auch ganz praktisch, keine Meinung zu haben, denn keine Meinung bedeutet ja auch keine Gegenmeinung.

CHRISTINA Ja, ich weiß nicht, ob es besser wäre, wenn ich meiner Mutter sagen würde, jetzt lass mich einfach machen.

THERAPEUTIN Aha, Sie wissen nicht, ob das besser wäre? Wen müssten Sie fragen, um zu dieser Frage eine klare Antwort zu erhalten? Wer könnte da eine klare Antwort geben?

CHRISTINA Vati ist der Meinung, Mutti sollte mich machen lassen und nicht die Sandwichs kontrollieren. Er wagt aber auch nicht, ihr zu widersprechen.

THERAPEUTIN Aha? Da gibt es eine Verbindung zwischen Ihnen? Ich meine, zwischen Ihnen und Ihrem Vater? Da gibt es eine gemeinsame Meinung in Bezug auf Ihre Mutter? Verstehe ich das richtig?

CHRISTINA Ja, aber das war schon immer so, dass wir uns besser verstehen. Das ist schon wegen ... Meine Mutter hat ... Wenn Mutti etwas im Kopf hat, dann kann niemand was dagegen ausrichten. Dann geht sie einfach ihren Weg. Und sie hat auch schon gesagt, dass wir uns bald eine Wohnung nehmen könnten, dass sie jetzt bald genug habe ... [Weint.]

THERAPEUTIN Wir?

CHRISTINA Ja, Vati und ich. Wir halten eben zusammen.

THERAPEUTIN Und? Wie geht es weiter? Ich meine, mit den Sandwichs?

CHRISTINA Jetzt im Moment würde ich sagen, es wäre schon besser, einfach weil ich es vielleicht ausprobieren möchte zu sagen, das ist meine Sache.

THERAPEUTIN Jetzt im Moment? Und morgen, wenn's dann ernst wird?

CHRISTINA Sie meinen, wenn ich wieder an die Uni gehe? Weil, das ist am Dienstag.

THERAPEUTIN Einfach gleich morgen, Uni hin oder her. Indem Sie sich ein extra kleines Sandwich vorbereiten?

CHRISTINA Also schon morgen gleich?

THERAPEUTIN Warum nicht?

CHRISTINA Ja, warum nicht.

THERAPEUTIN Was machen Sie dann, wenn Ihnen die Mutter sagt, das Sandwich sei zu klein?

CHRISTINA Dann würde ich eben sagen: Lass mich doch in Ruhe!

THERAPEUTIN Das würden Sie sagen? Wäre dann Ihre Mutter nicht beleidigt? So nach dem Motto: Den Service bieten, dafür bin ich gut genug, aber wenn ich dann noch was sage, dann ist Frau Tochter gleich scharf?

CHRISTINA Das würde sie nie sagen!

THERAPEUTIN Was sagt sie denn, wenn sie beleidigt ist?

CHRISTINA Mit dem Gesicht. Sie schaut drein, so ein Telefon mit Blicken.

THERAPEUTIN Und? Würden Sie dem standhalten auf Ihrer Seite?

CHRISTINA Vielleicht. Aber ich hätte dann den ganzen Tag ein schlechtes Gewissen.

THERAPEUTIN Ein schlechtes Gewissen?

CHRISTINA Weil sie dann hinter Vati geht ... [weint]. Weil er zurzeit nicht arbeitet, kann er alles nur ... Nichts ist so recht, was er dann macht. Macht er ... zum Beispiel den Kaninchenstall im Hof reinigen, dann ist das nicht richtig, weil er allergisch ist und wieder fest hustet, und wenn er die Zeitung liest ... [weint].

THERAPEUTIN Aha. Gut. Also zurück zum Sandwich ... Da gibt es irgendeine Verbindung? Verstehe ich das richtig?

CHRISTINA Das verstehe ich nicht ... Wie meinen Sie? Das habe ich nicht verstanden.

THERAPEUTIN Ja, es war nur so eine Idee, jetzt hab ich selber gleich den Faden verloren ... Und? Würden Sie dann, wenn Sie an der Uni sind, das Sandwich auch essen?

CHRISTINA Ja, ich denke schon.

THERAPEUTIN Um sich mit der Mutter zu versöhnen?

CHRISTINA Ja. Ich denke, genau das würde ich machen.

THERAPEUTIN Aha, und dann, mit dem Sandwich im Bauch, wie ginge es Ihnen dann?

CHRISTINA Es macht mich traurig, wenn ich daran denke. Ich glaube, ich wäre über mich sehr enttäuscht.

THERAPEUTIN Enttäuscht oder wütend?

CHRISTINA Enttäuscht und traurig.

Stellt man sich in der Mitte ein Sandwich vor und darum herum die Eltern und Christina (und Patrick, von dem wir allerdings in dieser Sequenz nichts erfahren haben), so können wir uns aus dem Dialog heraus die Beziehungen der Menschen untereinander wie unsichtbare Fäden vorstellen, die sich kreuz und quer zwischen ihnen aufspannen. Vielleicht sind die einen Fäden dicker als die andern, fester oder lockerer gespannt, und vielleicht unterscheiden sie sich auch in ihrer Qualität (Wolle, Seide, Jute, Asbest). So betrachtet fällt auf, dass alles mit allem zusammenhängt.

Gleichzeitig zeichnet der Dialog aber auch lebendige Menschen, die als handelnde Subjekte je einzeln auf ihrer Alltagsbühne erscheinen. Wir sehen den asthmatischen Vater, der in seiner Verunsicherung (und vielleicht auch frustriert) entgegen der ärztlichen Weisung im Hof den Kaninchenstall reinigt. Wir sehen die Mutter, die nicht nur einen kranken Ehemann hat, sondern sich nun zusätzlich auch noch um die Gesundheit ihrer Tochter kümmern muss, und wir sehen die »vaterähnliche« Christina, dünnhäutig und zugleich wie ein Großmütterchen um die Ehe der Eltern bangend. Und wir hätten vermutlich für Patrick viel Verständnis, falls er sich aus alldem raushalten möchte.

Unter einer *systemischen Perspektive* kann im Sandwich (bzw. in den Konflikten, deren Gegenstand es ist) die Funktion eines Beziehungs- und Grenzenregulators gesehen werden. Es nimmt Einfluss auf die Beziehung und Sichtweise der Grenzen zwischen Mutter und Tochter, und diese Beziehung wiederum beeinflusst die Beziehung zwischen den Eltern (so genannte »triadische Beziehung«, wo nicht nur Beziehungen zwischen Menschen eine Rolle spielen, sondern auch Beziehungen zwischen Beziehungen). Über Interaktion und Kommunikation ist das Sandwich ein Teil des (Problem-)Systems, und es scheint unmöglich zu sein, es aus dem Bild zu entfernen, ohne damit gleichzeitig an allen Fäden zu zerren und das Netz womöglich zu zerreißen. Mit Fug und Recht kann man sich fragen, wo endet eigentlich das Sandwich? An den abgerissenen Fäden? Wo beginnt das Selbst von Christina? Wo beginnt die Beziehung der Eltern, wo endet sie? Wohin zielen die Fäden des väterlichen Hustenanfalls?

Unter einer *verhaltens-* oder *lerntheoretischen Perspektive* kann es darum gehen, verpasste Lernmöglichkeiten zu erkennen und die Menschen zu motivieren, sich einen kompensierenden Lernkontext einzurichten. Christina sollte (unter anderem) lernen können, ein normales Körpergewicht zu erreichen, normal zu essen und ihren Körper zu akzeptieren, negative Gefühle auszuhalten und positive Erwartungen in Bezug auf sich selbst aufzubauen. Auch wünscht man ihr »mehr Biss«, eine Prise Frechheit und den Mut, eine eigene Position zu halten. Auch den Eltern können verhaltensorientierte Hilfen angeboten werden, seien sie speziell auf die Situation der Mutter abgestimmt (z. B. »Aushalten« sich entziehender Kontrollbereiche) oder auf jene des Vaters (auf gleiche Augenhöhe mit seiner Frau ziehen) oder überhaupt in Bezug auf die Grenzwahrnehmungen und Kommunikation des Paares.

Mit Hinblick auf das Bedürfnis nach *Klärung und (Selbst-) Verständnis* geht es auch darum, die »Gründe dahinter« zu interpretieren. Denn für jede Entwicklung, ob adaptiv oder maladaptiv, gibt es (gute) Gründe, und es kann für Christina wichtig sein, sie besser zu erkennen und damit das Problem an der Wurzel zu packen. Zu den häufigsten von AN-Patientinnen selbst rückblickend angegebenen Gründen gehören das Erleben von Selbstunsicherheit, Einsamkeit, Bedeutungslosigkeit, Nicht-in-Betracht-gezogen-Werden und eine verletzte Sehnsucht danach, getröstet zu werden. So schilderte Christina G. gegen Schluss ihrer Therapie die Umstände, die sie rückblickend als »Einstieg in die AN« definierte, wie folgt:

CHRISTINA Ich bin als Kind immer einsam gewesen und gehörte nicht dazu, und wenn sie draußen gespielt haben, hielt ich mich immer etwas zurück. Ich lag oben auf meinem Bett und habe weinend darauf gewartet, dass endlich meine Mutter kommt und mich in ihre Arme schließt. Das ist eigentlich mein ganzes Drama gewesen, dass ich das so fest gewünscht habe und dass meine Mutter nicht gekommen ist. Ich bin mir aber sicher, wenn sie gekommen wäre, dann hätt ich sie weggestoßen. Nie und nimmer hätt ich es zugelassen, in die Arme genommen zu werden; denn ich wollte niemandem preisgeben, wie es wirklich aussieht in mir. Dieses Wissen gehörte nur mir allein.

THERAPEUTIN Das beeindruckt mich sehr, wie Sie das beschreiben, wie Sie das erleben, wie Sie das rückblickend sehen und beurteilen … Und wie ist es denn heute?

CHRISTINA Heute?

THERAPEUTIN Ja, heute, sitzen Sie immer noch auf dem Bett und warten?

CHRISTINA Nein, ich glaube nicht, also, ich hoffe nicht … Ich glaube, langsam fange ich an zu verstehen, dass man auf die Menschen zugehen muss, das hab ich kürzlich auch vom Mister Schweiz gelesen, in einem Heftli, der sei auch so gehemmt gewesen, und jetzt geht er auf die Leute zu und ist glücklicher.

Die aufrichtigen Schilderungen von verletzenden und einsamen Kindheitserfahrungen werden von Fachleuten nicht selten fehlinterpretiert, indem die Gründe dafür den Eltern angelastet werden, weil sie ihr Kind nicht richtig versorgt hätten. Solche linearen Schlussfolgerungen sind ideologisch gefärbt, willkürlich und meist falsch. Sie dienen niemandem, weder der Patientin, die dadurch in einen Loyalitätskonflikt gerät, noch den Eltern, die sich schuldig fühlen, noch der Fachperson, die sich vermutlich irrt, weil sie die Zirkularität der Ereignisse ausser Acht lässt und damit einen ersten Schritt in die therapeutische Sackgasse macht.

4.2.4 Lerntheorie und der »anorektische Teufelskreis«

Aus lerntheoretischer Perspektive lässt sich im anorektischen Teufelskreis ein sich selbst verstärkendes, d. h. Nähe und Distanz selbst regulierendes interpersonelles System erkennen (Hahlweg 2005).

Ein Vergleich mit dem interaktionstheoretischen Modell des »Zwangsprozesses«, wie er von Patterson und Reid (1970, zit. nach Hahlweg 2005) für Familien mit »schwierigen« Kindern beschrieben wurde, drängt sich auf. Hierbei wurde untersucht, was auf lerntheoretischer Ebene passieren kann, wenn Eltern ein Kind, das antisoziales Verhalten an den Tag legt, aggressiv bestrafen. Tatsächlich kann sich dabei ein aversiver Zirkelprozess oder eben ein Teufelskreis einstellen, der entgegen den elterlichen Absichten das antisoziale Verhalten des Kindes verstärkt statt mildert. Vergleichbare Prozesse der gegenseitigen operanten Konditionierung, die unter aversiven Bedingungen auf verhängnisvolle Weise gerade das unerwünschte Verhalten verstärken statt aus der Welt schaffen, wurden auch im Zusammenhang mit depressivem Verhalten gefunden (Biglan et al. 1985). Es wäre näher zu prüfen, wie weit das Modell auch auf das anorektische Verhalten übertragbar ist. Unter der Annahme, dass auch anorektisches Verhalten (Vermeidung des Essens, Rückzug, Weinen, Schreien etc.) von Eltern als aversiv erlebt wird, entwickelt sich eine Spirale wechselseitig missglückter Problemlösungen (Problemsystem), die durch einen »Mechanismus des Zwangsprozesses« (Hahlweg 2005, S. 133) das anorektische Verhalten verstärken. Im folgenden Beispiel von Heidi J. und ihrer Familie lässt sich auf interaktioneller Ebene eine Dynamik gegenseitiger operanter Konditionierung erkennen, die durchaus an das Modell des »Zwangsprozesses« erinnert.

Beispiel 18:
Heidi J. – Plus ça change, plus ça reste la même chose[11]

Dem oft großen Leid, das in einer Familie durch die anorektische »Teufelsdynamik« entsteht, steht die Einfachheit des Transaktionsmusters gegenüber, das der triadischen Dynamik zugrunde liegt. Dem Beobachter »hinter dem Einwegspiegel« präsentiert sich das Muster wie folgt (der [Video-]Ausschnitt stammt aus einer sogenannten »Lunch-Sitzung« (vgl. Minuchin, Rosman u. Baker 1981) mit Heidi J. im Therapiestudio, wo der Therapeut zusammen mit der Familie eine gemeinsame Mahlzeit einnimmt; zit. nach Liechti, Liechti-Darbellay u. Zbinden 1988):

VATER (zu Heidi) Du hast zu wenig gegessen, du solltest noch etwas mehr essen.

HEIDI Ich habe keinen Hunger.

VATER (zu Heidi) Iss jetzt!

HEIDI (blickt ablehnend, mit verschränkten Armen zu Boden und schweigt)

MUTTER (zum Vater) Vielleicht sollten wir Heidi einfach machen lassen, aber das haben wir zu Hause ja schon hundertmal besprochen. [Zu Heidi] Willst du nicht essen, weil wir dich nun drängen?

HEIDI (über den Tisch blickend) Nein, ich habe keinen Hunger, aber wenn ihr mich drängt, kann ich gar nicht mehr essen.

BRUDER (zur Mutter) Wenn sie nicht essen will, ist sie doch selber schuld.

MUTTER (zum Bruder) Ja, vielleicht ist sie selber schuld. [Zu Heidi] Warum willst du nicht essen? Hast du tatsächlich den Eindruck, dass du mit diesen paar Erbsen genug gegessen hast? Das kann doch nicht dein Ernst sein. [Wischt sich Tränen aus den Augen; nach einer Pause] Ich selber nehme jetzt noch etwas Kartoffelstock heraus [schöpft sich heraus]. Soll ich dir auch noch einen Löffel voll geben?

HEIDI (hält beide Arme über den Teller) Nein! Ich habe keinen Hunger mehr. Mein Magen ist voll!

11 Je mehr sich die Dinge ändern, desto mehr bleiben sie gleich; Übers.: JL.

Vater (leicht gereizt) Komm, Heidi, iss jetzt! Dies ist eine wichtige Mahlzeit für dich, für uns alle, sie muss eine Wende in deinem Leben bedeuten, iss jetzt!

Mutter (blickt mit ängstlichem Stirnrunzeln zum Vater und schweigt)

Heidi (wendet sich vom Vater ab und blickt zu Boden) Ich mag jetzt nicht mehr!

Die Sequenz verdeutlicht, dass es neben der »Krankheit AN« – die beschriebene Störung – ein zweites Problem gibt, das nicht direkt mit der AN (als psychosomatischer Krankheit) zu tun hat, sondern damit, wie in der Familie darüber gesprochen wird. So selbstverständlich es klingen mag: Die Beschreibung eines Problems ist nicht das Beschriebene. Aber die beiden Ebenen, jene der »medizinisch-psychologischen Krankheit« und jene des »Sprechens darüber« hängen zusammen und beeinflussen sich gegenseitig (Theiling, von Schlippe u. Lob-Corzilius 2000; Liechti 2005). Die Verwechslung der Vorstellung bzw. der Beschreibung von Dingen mit den Dingen selbst wurde bereits in der antiken Philosophie als Quelle menschlichen Unglücks erkannt: »So ist z. B. der Tod nichts Furchtbares – sonst hätte er auch dem Sokrates furchtbar erscheinen müssen –, sondern die Vorstellung, er sei etwas Furchtbares, das ist das Furchtbare« (Epiktet 1984, S. 24). Vorstellungen oder Beschreibungen sind eben nicht harmlos, sie entfalten ein Eigenleben in der Kommunikation und Interaktion (Theiling, von Schlippe u. Lob-Corzilius 2000) und können sich verschlimmernd auf das »eigentliche« Problem auswirken.

Die Fortsetzung des Videobandes zu Heidi J. zeigt, dass sich das gleiche Muster immer wiederholt. Der Vater befiehlt, die Mutter schwächt ab, indem sie auf Ursachenforschung umstellt, während der Bruder in einer Rolle, die ihm nicht zusteht, auf Selbstverantwortung pocht. Nachdem der Vater wieder mit einem Befehl reagiert hat, beginnt es von vorn. Die Lösungs*versuche* sind hier nach dem Motto »Plus ça change, plus ça reste la même chose« zum Problem geworden (Watzlawick, Weakland u. Fisch 1979).

Aus der Außenperspektive sieht man sich vor ein Karussell gestellt, das sich dreht und dreht, sodass immer wieder dieselben Interaktions- und Kommunikationsmuster (Kutschen, Ponys, Fahrräder) an einem vorbeiziehen.

4.2.5 Dreiecksprozesse

Im Zusammenhang mit psychosomatischen Krankheiten wurden solche »Karussellmuster« bereits von den Pionieren der Familientherapie beschrieben:

> »In dieser Familie wiederholt sich das gleiche Muster immer und immer wieder. Die Mutter bittet inständig, Deborah [die anorektische Tocher] weigert sich, der Vater kommt mit einem festen Befehl, die Mutter greift ein, um diesen Befehl wieder abzuschwächen, sie bittet wieder inständig, Deborah weigert sich usw. Mit jeder neuen Runde werden die Bitten intensiver, der Widerstand größer, die Forderungen heftiger – und bei alldem ändert sich überhaupt nichts. Es ist immer dasselbe Muster, das da abläuft« (Minuchin, Rosman u. Baker 1981, S. 14).

Die Familientherapeuten der ersten Stunde waren fasziniert von Dreiecksprozessen. Dabei verwiesen sie auf den Sachverhalt, dass in allen Kulturen menschliche Dreiecksbeziehungen einen zentralen Stellenwert innehaben, etwa in der christlichen Religion (Dreieinigkeit), der Literatur (der »ewige« Nebenbuhler, z. B. Heinrich Heines Gedicht »Ein Jüngling liebt ein Mädchen« aus dem »Buch der Lieder« von 1822: »Ein Jüngling liebt ein Mädchen, die hat einen Andern erwählt; der Andre liebt eine Andre, und hat sich mit dieser vermählt ...« [Heine 2015, S. 100]) oder in der Psychologie (Koalitionen). Sie erklärten psychiatrische Phänomene kurzweg als ein Ergebnis von »pathologischen Triaden«, »Triangulation« oder »perversen Dreiecken«. Unter anderen vermutete der US-amerikanische Familientherapeut *Jay Haley* (1923–2007), dass die Dynamik menschlicher Beziehungsdreiecke über das Glück oder Unglück der Menschen bestimmt. Ausgehend von Dreiecksbeziehungen als Forschungseinheit in Dauerbeziehungen skizzierte er »Ansätze zu einer Theorie pathologischer Systeme« (Haley 1990) und beschrieb das Grundelement des Dreiecksprozesses (S. 68):

- Die Personen, die im Dreieck aufeinander reagieren, stammen aus unterschiedlichen Hierarchiestufen (bezüglich Generation, Macht, Rang etc.).
- Es besteht eine Koalition zwischen zwei Personen auf unterschiedlichen Hierarchiestufen gegen die dritte (z. B. zwischen Elternteil und Kind).
- Die Koalition kann nicht eingeklagt werden (z. B. weil sie geleugnet wird).

Die Koalition kann auch abgesprochen sein, etwa wenn beim Mobbing eine missliebige Person aus der Abteilung »hinausgeekelt« wird. In der Therapiesituation ist sie den Menschen für gewöhnlich aber nicht bewusst. Sie gründet vielmehr in der quälenden Erfahrung existenzieller Angst um das Leben eines Kindes bei blockierter Konfliktlösung zwischen den Eltern und mobilisiert in der Folge Verhaltensmuster, die auf die jeweilige Herkunft zurückweisen.

Beispiel 19: Isabelle K. – »Teufelsdynamik«

Die Mutter von Isabelle K. wurde uns über die Esssprechstunde der Universitätsklinik gemeldet. Anlässlich einer telefonischen Anmeldung klagte sie über das große Leid in ihrer Familie und machte eine »Teufelsdynamik« im Zusammenhang mit der langjährigen AN ihrer erwachsenen Tochter Isabelle geltend. Diese war über 30-jährig und lebte als Einzelkind immer noch zu Hause, arbeitete als Hilfsverkäuferin mit einem minimalen Arbeitspensum in einem Gebrauchtwarenladen. Therapien habe Isabelle stets abgelehnt, und eine durch die Behörde verordnete stationäre Therapie habe nichts gebracht. Bis heute habe sich Isabelle nicht von der AN zu trennen vermocht, im Gegenteil, sie habe sie als Untermieterin im Elternhaus einquartiert. Vor allem in Krisenzeiten (namentlich an schönen Sommertagen, wo sich Isabelle nicht aus dem Haus traute) kriegten die Eltern diese unheilige Allianz wiederholt und heftig zu spüren. Einerseits beschuldigte Isabelle ihre Eltern – namentlich die Mutter –, in der Erziehung schwerwiegende Fehler gemacht zu haben, andererseits schrieb sie danach seitenlange Briefe voller Reue und Selbstvorwürfe wegen ihrer Ausfälligkeiten, waren doch die Eltern in Wahrheit die einzigen Vertrauten. Zur Erstsitzung erschien die Mutter alleine.

Mutter Nein, er [der Vater] hat sich ganz schön aus der Affäre gezogen. Er sagt einfach, er halte das nicht aus, dauernd dieser Stress am Tisch und nachts, wenn sie [Isabelle] nicht schlafen kann, und er müsse ja trotzdem die Brötchen verdienen, hat er gesagt. Schön! Was will ich? Kann ich das ändern? Irgendwie versteh ich ihn ja. Auch ich halt das nicht mehr aus. Sie verspricht dauernd, sie mache nun was dagegen, gehe in Therapie und so weiter. Vielleicht geht sie ja in Therapie, was weiß ich, aber gebracht hat's bis jetzt auf jeden Fall nichts! Ich hab ihr auch gesagt, sie sei 31, da kann einer doch ausziehen von zu Hause ... Ich bin mit 17 ausgezogen, aber ... Das ist halt eine andere Zeit gewesen. Ich weiß wirklich nicht, was man da noch tun kann. Die einen sagen, du musst sie halt einfach rauswerfen ... Aber das kann man doch nicht als Mutter, man muss sie ja sehen, in ihrem Zustand, da ist kaum noch Fleisch dran, sie sieht ja aus wie verhungert.

Therapeut Möchte Isabelle denn ausziehen?

Mutter Nein! Um Gottes willen nein! Das ist das Schlimmste, das wir ihr sagen können, du musst jetzt weg von zu Hause, dann schließt sie sich ein und weint, als hätten wir ihr weiß nicht was angetan! Nein, unter keinen Umständen will sie von zu Hause weg. Wohin sollte sie denn auch gehen, in dieser Verfassung!

Therapeut Ins Spital?

Mutter Das haben wir ihr tausendmal gesagt, du musst wieder ins Spital! Auch der Hausarzt hat's gesagt, aber es ist immer das Gleiche, dann sagt sie, das bringe nichts, das habe sie hinter sich, und wenn wir Druck machten, dann geht sie einfach nicht mehr zur Arbeit, und jetzt ... Sie vegetiert ja nur noch dahin ...

Therapeut Gesetzt den Fall, Sie würden Isabelle vor die Wahl stellen, entweder ausziehen oder ins Spital gehen oder drittens hier zu einer Sitzung kommen, was würde sie wählen, was glauben Sie?

Mutter (überlegt) Ah, das ist klar, sie würde hierherkommen. Da bin ich mir ganz sicher. Sie würde hierherkommen, sie würde aufbegehren, aber sie würde kommen, weil sie weiß, dass nichts Weiteres geschieht.

Therapeut Und Sie, sind Sie auch sicher, dass hier nichts Weiteres geschieht?

Mutter Also, das kann ich natürlich nicht sagen. Aber bisher hat ja Therapie nichts gebracht, also, entschuldigen Sie, das meine ich nicht gegen Sie, das ist einfach das, wie ich's sehe.

Therapeut Wissen Sie, Sie sind die Eltern, für Isabelle offenbar die einzige Alternative, wenn's ernst wird. Ich bin Therapeut, ich hab einige Erfahrungen mit der Magersucht. Das ist aber ... Vermutlich ist das allein noch kein Grund für Ihre Tochter, hierherzukommen. Also wegen mir wird sie sicher nicht kommen. Vielleicht wenn wir irgendwie zusammen ..., zusammenarbeiten würden, auf ein gleiches Ziel, Sie als Eltern haben das Vertrauen von Isabelle, ich als Fachperson kenne recht gut die Wege, die was bringen, und jene, die in die Sackgasse führen ... Ich denke, wenn wir zusammenarbeiten würden, natürlich nicht zusammen gegen Isabelle, sondern gegen die Magersucht ... Wir nehmen Isabelle mit an Bord und steuern gegen die Magersucht an … Ja, dann hätten wir vielleicht eine Chance, was meinen Sie?

MUTTER Ja, das wäre eine neue Perspektive. Ob da aber Isabelle mitmacht? … Bisher hat man uns immer gesagt, man könne nichts machen, wenn sie nicht … [Lange Pause.] Meinen Sie, dass ich dann auch anwesend bin oder auch mein Mann?

THERAPEUT Möglicherweise wäre es für Isabelle tatsächlich was Neues, zu sehen, dass die Eltern mit an Bord sind, ich meine, wirklich auf dem gleichen Boot mit dem gleichen Ziel … Gemeinsam Kurs auf die Magersucht zu nehmen ist so was wie in einen Sturm zu segeln. Das verlangt von der ganzen Mannschaft ein Zusammenschaffen. Da gibt's meist auch für Eltern was dazuzulernen … Darf ich fragen, wären Sie, Sie und vielleicht auch der Vater, wären Sie denn überhaupt bereit dazu, wären Sie bereit, auch selbst etwas dazuzulernen? Ich meine, zum Beispiel für Krisenzeiten die Leitplanken zu befestigen … Dem Sturm auch mal Paroli zu bieten?

MUTTER Jetzt, wo Sie das sagen … Isabelle hat mehrmals gesagt, es wäre für sie einfacher, wenn wir uns nicht alles gefallen lassen würden. Aber das hat sie immer hinterher gesagt, irgendwie noch als Vorwurf, wenn es ihr wieder besser gegangen ist … Sie sagt dann: Ihr müsst euch halt nicht alles gefallen lassen! Ja, das sagt sie … Und wenn's dann wieder gekriselt hat, dann sind wir natürlich gesprungen, weil, da kann man ja auch nicht die Tochter im Stich lassen …

THERAPEUT Und der Vater?

MUTTER (lange Pause) Ich werde mit ihm reden.

THERAPEUT Vielleicht, dass Sie ihm sagen können, ich meine, etwas überspitzt ausgedrückt: Die Eltern brauchen den Therapeuten, Isabelle braucht die Eltern, und der Therapeut kann Isabelle nur helfen, wenn sie an Bord kommt, ob mit oder ohne Eltern muss sie selbst entscheiden, verstehen Sie? Wichtig ist einzig, dass es Ihnen als Eltern klar geworden ist, dass man sich mitten im Sturm auf einen gemeinsamen Kurs einigen muss und dass man erst dann von Bord gehen kann, wenn das Schiff sicher an Land angelegt hat. Das ist das Ziel, sicheres Land zu erreichen. Aber einen gemeinsamen Kurs kann man nur fahren, wenn man sich daraufhin einigt, und dazu muss man miteinander reden. Und hier steht Ihnen ein Boot zur Verfügung, die Therapie ist das Boot.

MUTTER Ja, das leuchtet ein.

Die unausgesprochene Koalition zwischen Isabelle und ihrem Vater, der sich »ganz schön aus der Affäre zieht«, »gegen« die Mutter, die zwar unter der Bürde leidet und doch irgendwie »mitzuspielen« scheint, entspricht einer »Beschreibung von außen«, sie darf nicht mit den »subjektiven Perspektiven« gleichgesetzt werden. Vermutlich würde der Vater seine Sicht (mit guten Gründen) anders beschreiben. Nichtsdestotrotz liefert die Außenperspektive als eine »Systemdiagnose« oder »Zusammenhangshypothese« Ansätze für die Veränderung (z. B. die Hypothese, dass wenig Aussicht auf Wandel besteht, solange der Vater nicht einbezogen wird).

4.2.6 »Familie macht Anorexie« – Ein obsoleter Mythos

Bis in die 1980er hielt sich die Idee, die Familie sei als Schmelztiegel der Gefühle zugleich Ursache der AN. Die Familientherapiebewegung war damals neu und wurde auch in Europa mit Begeisterung aufgenommen. Man glaubte an die Möglichkeit, Familien bzw. menschliche Systeme gezielt zu steuern und sie – als Therapiekontext für den Patienten – von einer krank machenden zu einer heilsamen Umgebung zu transformieren. Liest man die Therapieprotokolle familientherapeutischer Pioniere (bedeutendster Vertreter in Bezug auf die AN: Salvador Minuchin, vgl. Minuchin, Rosman u. Baker 1981) durch die Brille von heute, irritiert uns gelinde gesagt dieser Geist des »Therapeuten als Steuermann«, der das Familienschiff durch Abweichungskorrekturen (negatives Feedback) in den sicheren Hafen steuert.

> »Das Problem ist jetzt nicht mehr das schwere psychische Problem eines Heranwachsenden, sondern das Problem ist das einer Familie mit ihren dysfunktionalen Regeln und ihren Subsystemen, die nicht so funktionieren wie sie eigentlich sollten« (Minuchin u. Fishman 1983, S. 209).

Als wir Mitte der 1980er in Bern unsere freiberufliche Praxis eröffneten, hatte sich die Szene bereits in verschiedene Richtungen aufgesplittert: strukturelle, strategische, kommunikationsorientierte, psychoanalytische, verhaltenstherapeutische Familientherapie. Ungeachtet dessen entwickelte sich die Familientherapiebewegung als Antithese zum traditionellen, individualpsychologischen Ansatz. Verbindend waren die Erweiterung des Settings auf die Familie als ein machtvolles Beziehungssystem und die Orientierung der Therapiearbeit am Jetzt und Hier. Die Prägung des Einzelnen durch seine Herkunft wurde somit nicht mehr als ein abgeschlossener Prozess in der Vergangenheit gesehen, der einzig noch über die Erinnerung erreichbar ist, sondern als ein der direkten Intervention zugänglicher Interaktions- und Kommunikationsprozess im Geflecht aktueller (Familien-)Beziehungen.

> Es ist für den Einzelnen sehr schwierig, sich zu ändern *und diese Veränderung zu bewahren*, wenn die Familie sich nicht verändert (Napier u. Whitaker 1981, S. 291, Hervorh. im Orig.).

Am Beispiel von »normalen« Entwicklungskrisen, etwa wenn ein Paar sein erstes Kind erhält, wurde modellhaft nachgezeichnet, wie Menschen an ihren Aufgaben wachsen, sich an die neue Situation anpassen und sich verändern. Umgekehrt wurde angenommen, dass Menschen leiden und in die Therapie kommen, wenn sie ihre Probleme nicht durch Wachstum, Anpassung und Veränderung lösen können und die Entwicklung stattdessen stagniert. So gesehen besteht die Funktion der Therapie darin, »die Natur zu kopieren«, indem den Familien geholfen wird, die blockierten Prozesse zu mobilisieren und die Strukturen zu Wachstum, Veränderung und Komplexität anzuregen.

> »Es ist eine Art der Therapie, die besagt: Wir müssen nicht unterrichten, wir müssen verbinden« (Minuchin, in: Guntern 1981, S. 66; Übers.: JL).

Die Protagonisten ließen dabei keinen Zweifel offen, dass der Therapeut der »Behandler« war (ein Schamane, ein Leader, ein Stratege – und in Live-Sitzungen anlässlich von Kongressen mitunter ein Zampano). Die Hilfe suchenden Familien waren dementsprechend die Behandelten, und es wurde viel Kreativität darauf verwendet, ihnen mittels raffinierter Interventionen zu neuen, oft verblüffenden Lösungswegen »zu verhelfen«. Es schien klar zu sein, wie ein »gesundes« (Familien-)Modell auszusehen hat, während Abweichungen davon, so wurde postuliert, mit dysfunktionalen Beziehungen, unzureichenden Lösungsstrategien und ungeeigneten Sichtweisen einhergingen. Es wurde auch ein »objektiver« Blick von außen beansprucht; dieser betrachtete eine Familie mit einem kranken Mitglied als einen kranken Organismus, und da es eine dem Individuum übergeordnete Ebene der Organisation betrifft, mussten Diagnosen entsprechend angepasst werden: »Symmetrie durch Opfer-Eskalation«, »pathologische Dreiecke«, »schizophrene Familie« oder »psychotische Familienspiele«.

Aus heutiger Sicht gelten solche pathologisierenden, schuldzuweisenden und von einem paternalistischen Selbstverständnis geprägten Konzepte als überwunden. Tatsächlich geriet die »klassische« Familientherapie in den 1980ern in die Heckwelle der sogenannten »konstruktivistischen Wende« in den soziologischen Fächern (Konstruktivismus). Erst gerade noch für spektakuläre Therapieerfolge hochgelobt, sah sich die Familientherapie nunmehr einer – letztlich heilsamen – Fundamentalkritik an ihrem (Helden-)Bild des Therapeuten als oberste Autorität, als allwissender Experte und objektiver Diagnostiker ausgesetzt. Der explizit hierarchische Zugang zu Hilfesuchenden, denen manchmal ominöse Motive für ihr Handeln unterstellt wurden (Verweigerung, Dominanz, Lügen, Intrigen), sowie die kriegerisch anmutenden Begriffe zur Beschreibung von Systemprozessen (Strategie, Widerstand, Kampf um die Struktur) wurden zunehmend hinterfragt. Feministische Therapeutinnen monierten zudem die althergebrachten Wertsysteme:

> »Eine Familie gilt als funktionsgestört, wenn die Generationsgrenze nicht eingehalten wird. Aber Familien sind nicht unbedingt so aufgebaut wie die Armee oder die Kirche, ebensowenig wie ein Therapeut ein General oder ein Papst sein muss. Hier stösst man wieder einmal auf ein implizit patriarchalisches Wertsystem« (Hoffman 1991, S. 217).

Das in den Anfängen der Familientherapie stillschweigend unterstellte Konzept der Familie als Brutstätte für seelische Störungen (»Patient Familie«) hielt auch einer empirischen Prüfung nicht Stand. Mit großem Aufwand hat die Familienforschung nach dieser spezifischen Kausalität zwischen Familienbeziehungen und psychischer Störung gesucht, indes gelang es keiner einzigen Studie, den Nachweis zu erbringen.

> Die sogenannte »Spezifitätshypothese« im Sinne eines kausalen Zusammenhangs zwischen spezifischen Familieninteraktionen und einer psychosomatischen Erkrankung gilt als widerlegt (Wiegand-Grefe 2002, S. 38, sich auf Cierpka 1989 berufend).

In Bezug auf die Essstörungen äußerten sich LeGrange et al. (2009, S. 1) im Rahmen eines Positionspapiers der in den USA beheimateten, aber global tätigen AED (»Academy for Eating Disorders«) noch pointierter:

> »Die AED lehnt jedes kausale Modell ab, das in Familieneinflüssen die primäre Ursache von Anorexia nervosa oder Bulimia nervosa sieht, und verurteilt verallgemeinernde Aussagen, die der Familie die Schuld für die Krankheit ihres Kindes unterstellen« (sinngemäße Übers.: JL).

Kurzum: Begriffe wie die »anorektische Familie« (oder »schizophrene«, »depressive«, »psychotische« Familie) im Sinne einer kausalen Unterstellung sind obsolet, sie werden als Konstrukte ohne Realitätsbezug betrachtet, sie beschreiben einen (schädlichen) Mythos.

4.2.7 »Anorexie macht System« – Das produktive Konzept des Problemsystems

> *Man kann sagen: Individuen oder Kollektive machen sich Problemgeschichten zu eigen. Man kann aber auch sagen: Problemgeschichten beherrschen Individuen und Kollektive.*
>
> Helm Stierlin (1994, S. 98)

Und dann geschah etwas Seltsames: Das Konzept der klassischen Familientherapie wurde auf den Kopf gestellt.

Ein Vertreter des konstruktivistischen Systemansatzes, der texanische Psychologe *Harold A. Goolishian* (1924–1991) und seine Mitarbeiterin *Harlene Anderson* (geb. 1942), interpretierten das Drehbuch der Familientherapie andersherum. Nicht Familien haben Probleme, sondern umgekehrt, ein Problem erzeugt dadurch, dass es mitgeteilt wird, ein soziales System, ein Problemsystem. Durch Interaktion und Kommunikation um das Problem herum konstituiert sich ein einzigartiges, nie dagewesenes Ensemble, dessen gemeinsamer Nenner das Problem ist. Und das Problem bindet die Menschen.

> Jedes in Therapie befindliche System bildet sich um irgendein »Problem« herum, das für das System von Relevanz ist, und wird versuchen, einen sprachlichen Ausdruck und Bedeutung zu entwickeln, die spezifisch sind für dieses System und seine Organisation, spezifisch aber auch für seine Auflösung in bezug auf das »Problem« (Anderson u. Goolishian 1990, S. 213).

> Das Problemsystem stellen wir uns als ein System vor, in dem das soziale Handeln der Personen sich um die Versprachlichung derjenigen Angelegenheiten in ihrem Leben dreht, die sie als Problem ansehen. Wie die Probleme selbst existieren auch Problemsysteme in Sprache, und

> jedes System (und seine Mitglieder) in der Therapie ist um ein Problem herum zusammengewachsen. Daher wird die Gruppe von miteinander im Gespräch befindlichen Personen, aus denen das therapeutische System besteht, durch ein gemeinsames Bindeglied, nämlich das Problem determiniert (Anderson 1999, S. 101).

Für den deutsch-chilenischen Psychologen, Theoretiker und systemischen Psychotherapeuten *Kurt Ludewig* (geb. 1942) gehört das Konzept des Problemsystems zum zentralen Bestand seiner theoretischen Auffassung und er traut ihm eine »immense Tragweite« zu (Ludewig 1991, S. 5). Er behauptet,

> »dass nicht soziale Strukturen (Familien, Ehen usw.) Probleme haben, sondern dass Probleme soziale Strukturen erzeugen … Das Problemsystem definiere ich als eigenständiges soziales System um ein Problem. Unter Problem verstehe ich eine Kommunikation über einen für veränderungsbedürftig und -fähig bewerteten Sachverhalt (d. h. als störend, falsch, unpassend usw.). Dabei ist nicht der Sachverhalt an sich das Problem, sondern die darüber etablierte und dauerhaft konservierte Kommunikation« (Ludewig 1991, S. 5–6).

Was auf den ersten Blick wie eine akademische Wortspielerei daherkommt, entpuppt sich in der Praxis als vollkommener Dreh in der Perspektive mit weitreichenden Folgen für das therapeutische Handeln. Das zeigt sich ganz besonders bei psychischen Störungen, wo sich die Innensicht der Patienten diametral von der Außensicht des Umfeldes unterscheidet. Paradebeispiel dazu ist die AN; bei kaum einer anderen Störung repräsentiert das Symptom – das Untergewicht – eine so offensichtliche Janusartigkeit der Funktionen, je nachdem ob es »von außen« betrachtet wird (Grund zur Sorge) oder »von innen« (Grund zur Beruhigung).

Auszubildende verwechseln manchmal das Konzept des Problemsystems mit Begriffen wie »Problem-Kind«, »Problem-Vater« oder »Problem-Familie«. Diese Begriffe sind reine Etiketts, sie beschreiben einen *Zustand* (das Etikett »Problem-Kind« meint ein Kind mit einem [Verhaltens-]Problem, eine »Problemfamilie« scheint »viele Probleme zu haben«). Demgegenüber beschreibt das Problemsystem *Prozesse* der Kommunikation und Interaktion um ein Problem herum, d. h. eine Wechselwirkung zwischen Sachverhalten und Sprachverhalten. Zum Sachverhalt gehört bei jeder AN, dass die Innenperspektive einer

Tochter, die massiv an Gewicht abnimmt und sich aus der Peergruppe zurückzieht, diametral anders liegt als die Außensicht der Eltern. Je weiter sich Außen- und Innensicht aber voneinander entfernen, umso mehr führen die unterschiedlichen Beschreibungen ein Eigenleben in der Sprache.

Des Weiteren bereitet das Einnehmen einer *Position des Nicht-Wissens* oft erhebliche Schwierigkeiten. Gerade für Fachleute aus der Medizin (und der diagnoseorientierten Psychologie) bedeutet diese Haltung meist starken Tobak. Wenn man die Jahre bedenkt, die sie in ihrer Fachausbildung damit verbringen, sich vorgefertigtes Krankheitswissen anzueignen und in Prüfungen zu belegen, ist das auch verständlich. In der somatischen Medizin wird genau diese Expertise erwartet, nämlich zu wissen, was angesichts eines Mangels zu tun sei. Viele ihrer Disziplinen sind so weit entwickelt, dass sie weitgehend kausale Therapien anzubieten haben (beispielsweise die Substitution krankhafter Drüsensekretion). Einen ähnlich privilegierten Wissensvorsprung haben wir in unserem Fach nur ansatzweise; Psychotherapien basieren mit wenigen Ausnahmen hauptsächlich auf der Mobilisierung von Selbstheilungskräften im Patienten und in dessen Umfeld.

> »Nicht-Wissen bezeichnet den Standpunkt – die Einstellung und Überzeugung – eines Therapeuten, dass er keinen Zugang zu privilegierten Informationen hat, einen anderen niemals restlos zu verstehen mag, sich immer im Zustand des vom anderen *Informiert-Werdens* befinden muss und immer noch mehr über das, was gesagt oder vielleicht nicht gesagt wurde, erfahren sollte. Indem er *nicht weiß,* nimmt der Therapeut eine interpretierende Haltung ein, in der das Erleben im aktuellen Kontext und das vom Klienten berichtete und erzählte Erleben fortlaufend analysiert werden. Interpretation ist immer ein Dialog zwischen Therapeut und Klient, nicht das Ergebnis bereits feststehender theoretischer Narrative, die den Auffassungen, dem fachlichen Können, der Erfahrung oder dem Therapiemodell eines Therapeuten zugrunde liegen« (Anderson 1999, S. 161; Hervorh. im Orig.).

> »Niemand ist berechtigt, sich mir gegenüber so zu benehmen, als kennte er mich« (Robert Walser 1988).

Mit Nicht-Wissen ist nicht gemeint, dass sich die Therapeutin dumm stellt oder absichtlich mit ihrem Wissen hinter dem Berg hält. Im Gegenteil, es gehört zu einer ethischen Haltung, dass eine Fachperson ihr eigens für die Berufsausübung privilegiertes Wissen einbringt, es aber so einbringt, dass ein Dialog entsteht, dass die Patientin eine echte Chance hat, im Lichte des selbst Informiert-Seins eine eigene Entscheidung zu treffen. Es geht also um das Primat des Respektes vor der Person und ihrem Leid, um die vorbehaltlose Anerkennung ihrer Sichtweise, während der Respekt vor Konzepten, Theorien und Fachwissen erst in der zweiten Linie steht. Damit ist keine Taktik gemeint, es geht dabei um eine Grundhaltung, die der deutsche Psychiater *Klaus Dörner*, geb. 1933, wie folgt beschreibt (Dörner 1982, S. 57):

> »Der Patient bekommt am ehesten wieder das Gefühl, selbst Handelnder zu sein und über sich selbst zu verfügen, wenn Sie sich jeglicher eigener Deutung und Interpretation der Symptome des Patienten enthalten, sich solchen Wünschen des Patienten verweigern (was schwer ist!) und ihn stattdessen mit aller Beharrlichkeit ermuntern, den Sinn und die Bedeutung seiner Beschwerden und Symptome aus sich selbst zu suchen.«

Beispiel 20: Brigitte G. – Ein Problemsystem und wie es sich darin anfühlt

Anlässlich einer Supervision in der Klinik stellte eine Assistenzärztin den Fall der 32-jährigen Brigitte G. vor, die seit Jahren an einer restriktiven AN leidet und vom Ehemann wegen Suizidäußerungen bei einer akuten Depression in die Klinik begleitet wurde. Die Kollegin schien mit dem Ehemann, einem vielbeschäftigten Informatiker, darin einig zu sein, dass der Grund für die Depression in der dominanten Mutter der Patientin liege. Die verwitwete Mutter telefonierte mit ihrer Tochter jeden Tag, um sich nach deren Zustand zu erkundigen, und brachte ihr regelmäßig quasi als Selbstversorgerin aus eigenem Garten allerlei Gemüse, Früchte und Eingemachtes. Obwohl die Tochter dadurch sehr unter Druck geriet, gelang es weder ihr noch ihrem Ehemann, der Mutter die ungebetenen Lieferungen auszureden. Der Ehemann ärgerte sich darüber, weil die Ware stets verfiel und entsorgt werden musste.

Statt lange über Familiendynamik zu spekulieren, schlug ich (JL) dem Team vor, der Patientin eine von mir durchgeführte Live-Sitzung im Rahmen der Supervision in der Klinik anzubieten. Unter meiner Zusicherung, dass ich die Möglichkeit hatte, die Therapie nach Austritt der Patientin aus dem Spital ambulant weiterzuführen, nahm sie an. Es war ihr Wunsch, sowohl den Ehemann wie die Mutter zur Sitzung einzuladen. Die Assistenzärztin zog es nach Absprache mit der Patientin vor, die Sitzung zusammen mit den Supervisionskollegen hinter dem Einwegspiegel zu verfolgen.

Zur Sitzung erschienen die deutlich untergewichtige, blass und gehemmt wirkende Patientin, ihr besorgter Ehemann, der sie am Arm führte, und die gepflegt wirkende Mutter der Patientin, eine 62-Jährige, die den beiden mit Charme und Nachdruck die Plätze zuwies. Nach einem Warm-up, einigen Erläuterungen und Klärungsfragen zum Setting bedankte ich mich für die Bereitschaft der Patientin, ihre Leute einzuladen, und dafür, dass alle gekommen waren. Meine Eröffnungsfrage richtete ich an die Patientin: »Ist es in Ihrem Sinn, Frau G., wenn sich jetzt mal alle, die das auch tun möchten, zur Situation äußern?« Und als sie nickte, begann die Mutter gleich, ihre Geschichte zu erzählen. Wider Erwarten machte sie weder der Patientin noch ihrem Schwiegersohn irgendwelche Vorhaltungen, im Gegenteil, es wurde rasch klar, dass sie etwas loswerden wollte, das sie sehr bedrückte. Sie erzählte von ihren Ängsten, dass (nach dem Tod ihres Ehemannes) ihre einzige Tochter an der Krankheit sterben, ja dass sie sich umbringen könnte, und sie berichtete von ihren Schuldgefühlen, weil sie als Mutter versagt habe. Zeitweise verschlug es ihr die Stimme, aber es wagte niemand, ihr Bekenntnis zu stören. Sie sprach während einer gefühlten halben Stunde, ohne dass sie von jemandem unterbrochen wurde. Ihre Schilderungen wirkten differenziert, aufrichtig und bewegend, und wer daran zweifelte, fand in den feuchten Augen des Schwiegersohnes eine Antwort.

Ich musste zugestehen, dass sich die Ereignisse während der Sitzung nicht an meinen »Plan« hielten, der eigentlich vorgesehen hatte, dass der Therapeut in der Rolle des neutralen Moderators alle zu Wort kommen ließ.

In der supervisorischen Nachbesprechung der Sitzung wurde hervorgehoben, dass es einen anfangs hinter dem Spiegel bald »gejuckt und gekratzt« habe, diese »dominante« Mutter endlich »abzustellen«, damit doch auch die anderen zu Wort kämen. Und gerade dadurch, dass der Therapeut »nichts« gemacht habe (aus welchen Gründen auch immer), sei der Eindruck der »Dominanz« »gekippt« und habe sich in eine tiefe Sympathie für die einsame Mutter »Courage« verwandelt. Wie in einem Sog sei man ihr auf ihrem Pfad der angebotenen Versöhnung gefolgt. An welchem Punkt »es gekippt« sei und welches die Auslöser dazu waren, vermochte niemand zu sagen.

Es wurde uns klar, dass wir, auch nachdem die Leute sich entfernt hatten, für einen Moment Teil eines Problemsystems waren und miterlebten, wie es sich dabei »von innen« anfühlt. Dadurch, dass der Therapeut »nichts« gemacht hatte (bzw. akzeptierend, respektierend und mitfühlend dabei war, vgl. Rogers' Trias, Rogers 1981), wurde ihm die Tür »von innen« geöffnet und Einlass in das für die Patientin relevante Beziehungssystem gegeben.

Bald nach der Sitzung drängte die Patientin auf Austritt und verließ schließlich die Klinik mit knapp normalem Gewicht (BMI 18). Die sich daran anschließende Therapie im ambulanten Setting zog sich über mehrere Jahre hin, wobei die Patientin das Gewicht halten konnte. Die Sitzungsfrequenz war in den ersten zwei Jahren mit zwei bis dreiwöchigen Abständen eher intensiv, danach lockerer im monatlichen Rhythmus und schließlich auch mit großen Pausen dazwischen. In der Auseinandersetzung mit ihrem Ehemann und ihrer Mutter gelang es Frau G., sich mit der kranken Seite »zu versöhnen« und selbst die Verantwortung dafür zu übernehmen. Zunehmend gelang es ihr, ihrem Ehemann und auch der Mutter gegenüber auszudrücken, was ihr hilft und was sie eher belastet. Telefonate und Kontakte mit der Mutter normalisierten sich. Zwar erhielt das Paar nach wie vor in den entsprechenden Jahreszeiten die Gartenlieferungen der Mutter, doch Frau G. und ihr Ehemann sahen darin nicht mehr eine versteckte Kritik, die Panik und Ärger auslöste, sondern eine Geste der Liebenswürdigkeit, wofür sie sich bedankten. Ein Zitat der Patientin vier Jahre später auf die Frage, weshalb es wichtig gewesen sei, den Ehemann »an Bord« zu haben: »Ich bin damals voll in dieser magersüchtigen Welt gefangen gewesen, alles kreiste nur um die Magersucht, wenn mein Mann seine Bedürfnisse angemeldet hat – was er leider lange Zeit nicht gemacht hat –, dann hat mich das gestresst und ich habe ihn deswegen auch schlecht behandelt. Dank der Therapie ist mein Mann mutiger geworden und er hat mir gezeigt, dass ich nicht allein auf der Welt bin. Das ist zuerst alles andere als einfach gewesen. Aber mit der Zeit habe ich gemerkt, dass es neben der Panik vor Kontrollverlust noch eine andere Seite gibt, nämlich so etwas wie Gefühle der Verbundenheit. Und in meinem Magersuchtwahn bin ich gar nie dazu gekommen, diese andere Seite zu erleben. So habe ich nie erfahren, dass Vertrauen etwas ist, das man lernen kann. Diese Erfahrung ist komplett neu für mich gewesen und ich erlebe sie auch heute noch wie ein kleines Wunder – oder nein ein großes.«

> »Diese Überlegungen münden in die Feststellung ein, dass es nicht mehr darum geht, die Familie wie ein Lebewesen im Laboratorium zu studieren, das man beobachten, klassifizieren oder sezieren kann. Man muss mit ihr in Interaktion treten« (Ausloos 2000, S. 134).

5 Konzeptuelle Impulse aus der Bindungstheorie

Die Bindungstheorie ist systemisch, indem sie den Fürsorgebedürftigen und den Fürsorgespender als ein wechselseitig interagierendes System sieht, das durch positive und negative Rückkoppelung gesteuert wird.

Jeremy Holmes (2006, S. 258)

Offenkundig ging es dem britischen Kinderarzt und Psychoanalytiker *John Bowlby* (1907–1990) von Anfang an um Fortschritt und Nutzen für die Psychotherapie durch ein verbessertes Verständnis des Zusammenhangs zwischen Familienbeziehungen und psychischem Leid. So zumindest lässt es sich aus einer frühen Arbeit mit psychisch belasteten Kindern und deren Familien ableiten, wie das folgende Zitat zeigt.

> »Überall in der Welt wurde uns in der Kinder- und Jugendfürsorge zunehmend klar, dass das vordergründige Problem, mit dem ein Kind in die Klinik gebracht wird, nicht das wahre Problem ist. Das tatsächliche (wirkliche) Problem, das wir in der Regel lösen müssen, sind Spannungen zwischen den Familienmitgliedern« (Bowlby 1949, S. 123; Übers.: Dr. Dorothe Dörholt).

Er erkannte die immense Bedeutung »seiner« Bindungstheorie – als deren »Vater« er tatsächlich gilt – für die Arbeit mit belasteten Familien, und dabei schienen ihm »systemische« Ideen selbstverständlich zu sein, lange bevor dieser Begriff überhaupt im Umlauf war. Zugleich war er auch ein Familientherapeut der ersten Generation:

> »Die klinischen Probleme, mit denen wir konfrontiert sind, betreffen sehr oft Familien mit einer nörgelnden Mutter und einem rebellischen Kind; dabei herrschen wechselseitige Provokationen und Eifersucht vor, und der Vater unterstützt mal die eine, mal die andere Seite und verschlimmert dadurch die Sache. Zusätzlich zu den Gesprächen mit einzelnen Individuen haben wir versucht, gewissermaßen experimentell, mit den Spannungen so umzugehen, dass wir alle Parteien in einer langen Sitzung zusammengeführt haben, um die Probleme aus jeder einzelnen Perspektive zu untersuchen« (Bowlby 1949, S. 125, Übers.: JL).

Der Autor beschreibt hier das »nörgelnde, rebellische und unklare« Verhalten von Mutter, Kind und Vater nicht in erster Linie als individuelle Merkmale, sondern als Beiträge zu einem den Personen übergeordneten Interaktions- und Kommunikationsmuster, das die Menschen »versklavt« und das System auf einen stabilen Zustand hinbewegt (Problemsystem). Auch eine – für die Familientherapie typische – mehrperspektivische Grundhaltung klingt an, indem »experimentell« alle Mitglieder des Systems angehört und deren Sichtweisen untersucht wurden; eine Herangehensweise, die den unterschiedlichen Überzeugungen und Meinungen der Familienmitglieder in Bezug auf Ursache und Lösung des Problems gleichermaßen Bedeutung und Wertschätzung entgegenbringt – nicht weil jede Sichtweise auch gleich »objektiv wahr« wäre, sondern weil es für die Lösung eines Problems, das alle betrifft, auch alle braucht.

Die Parallelen und Berührungspunkte zwischen Familientherapie und Bindungstheorie sind zahlreich (Marvin 2001). Beide haben ihre historischen Wurzeln in der Mitte des vorigen Jahrhunderts, beide nehmen eine interpersonelle Perspektive ein und orientieren sich am familiären Beziehungskontext. Auch basieren Bindungsverhalten und die Inanspruchnahme von Psychotherapie auf denselben seelischen Auslösern: Angst, Unsicherheit, Ärger, Bedrohung (von außen oder von innen durch Krankheit), Trennung oder Verlust von einem wichtigen Menschen. Sowohl der Bindungs- wie der Therapiesituation liegt ein komplementäres Interaktionsszenario zugrunde, indem ein hilfebedürftiger Mensch Nähe und Schutz – einen »sicheren« Hafen – bei einer Hilfe spendenden »stärkeren und weiseren« (Bowlby 2010) Person sucht. In beiden Situationen liefert die Erfahrung von Sicherheit und die damit einhergehende Beruhigung des Bindungssystems die Voraussetzung dafür, dass sich Hilfebedürftige von einer »sicheren Basis« aus (wieder) der Exploration der Umgebung bzw. der Lösung zugrunde liegender Probleme und dem Erwerb autonomer Fähigkeiten zuwenden können (das Bindungs- und das Explorationsverhaltenssystem verhalten sich wie eine Balkenwippe *antagonistisch*, entweder ist das eine oder das andere System aktiviert).

Schließlich ist für beide das prägende Element der Entwicklung die reale (Beziehungs-)Erfahrung im Jetzt und Hier (und beide haben sich teilweise als Antithese zur damaligen psychoanalytischen Sicht entwickelt, die eher den Fantasien, Träumen und Erinnerungen eine zentrale Bedeutung einräumt). Beide haben ein reges Interesse an der Empirie von Verhaltens-, Interaktions- und Kommunikationsmustern. Beide anerkennen im Prinzip die Idee eines »gesundes

Modells« – die Bindungstheorie das Modell der »sicheren Bindung«, die Familientherapie jenes der »Familienfunktionalität« (der Grad der Funktionalität und Organisation einer Familie wird anhand miteinander verbundener Dimensionen beurteilt: Aufgabenerfüllung, Kommunikation, affektive Beziehungsaufnahme, Kontrolle, Rollenverhalten, Emotionalität, Werte und Normen, vgl. Cierpka u. Frevert 1995). Die Idee der »funktionierenden Familie« ist allerdings nicht unumstritten, da sie mit der Gefahr verkoppelt ist, psychisch kranke Menschen und deren Familien als Defizit-Varianten zu sehen und damit der Pathologisierung auszuliefern.

Kaum eine andere Theorie zur gesunden und gestörten Entwicklung hat sich in den vergangenen dreißig Jahren so elementar über alle Psychotherapie-Schulen hinweg in den klinischen Fächern verankert wie die Bindungstheorie. Erstaunlich ist indes, dass die wissenschaftliche Konzeption und systematische Erforschung von dem, was uns am nächsten liegt, von menschlichen Bindungen, so lange auf sich warten ließ (Erstpublikation von Bowlbys Hauptwerk »Attachment and Loss« im Jahr 1969, gleichzeitig mit der ersten Mondlandung; das Buch steht auf der Liste der 100 Meisterwerke der Psychotherapie). Obwohl in ihrem Kern »systemisch« (vgl. einleitendes Zitat Holmes 2006), wurde die Bindungstheorie in der systemischen Literatur erst in den vergangenen Jahren zunehmend beachtet[12] (von Sydow 2008; Schindler 2015; Trost 2018).

Für das einführende sowie vertiefte Studium der Bindungstheorie und ihre Bedeutung für die Psychotherapie verweisen wir auf die einschlägige Literatur (ausgewählte deutschsprachige Werke: Strauss 2008; Grossmann u. Grossmann 2012; Gloger-Tippelt 2012; Spangler u. Zimmermann 2015).

5.1 Für die Psychotherapie wichtige Konzepte der Bindungstheorie

So sehr Konzepte der Bindungstheorie einleuchten und dazu verleiten, sie direkt in die Psychotherapie zu übernehmen, so ernüchternd

12 Konstruktivistische und postmoderne Ideen haben die klassische Familientherapie von hierarchischem, paternalistischem, abwertendem und rollenfixiertem Gedankengut entrümpelt, gleichzeitig aber auch einer »Relativierung von allem« Vorschub geleistet. Namentlich zu erwähnen ist die Verneinung von »Objektivität« und der Gültigkeit von »empirischen Erkenntnissen«; darin liegt womöglich einer der Gründe für die verzögerte Rezeption der Bindungstheorie, die als »empirische Naturwissenschaft« begründet ist.

kann es sein, im praktischen Einzelfall erkennen zu müssen, dass das nicht funktioniert. Bei allen Ähnlichkeiten dürfen die grundsätzlich verschiedenen Ansätze von Bindungstheorie und Psychotherapie nicht außer Acht gelassen werden: Erstere erforscht mit einem prospektiven Ansatz – vorausschauend, Hypothesen überprüfend – die menschliche Natur, sie gründet auf »vielen Fällen« und formuliert Ergebnisse in Form statistischer Zusammenhänge; Letztere behandelt den Einzelfall mit dem erklärten Ziel der Leidminderung. Als Praktiker und mit Hinblick auf AN-Therapien sehen wir den Nutzen der Bindungstheorie nicht in direkt daraus ableitbaren Rezepten für die individuelle Fallkonzeption. Sie bietet uns vielmehr eine Kompasseinstellung für das verbesserte Verständnis von personellen und interpersonellen Prozessen und für den beziehungsbasierten Umgang mit psychischen Störungen.

Psychische *Sicherheit* ist das zentrale Konzept der Bindungstheorie, sowohl im Kindes- wie im Jugend- und Erwachsenenalter, und die *Feinfühligkeit* der Bindungsperson ist die Schlüsselvariable dazu, sie beeinflusst den kindlichen Erwerb von Sicherheitsgefühlen, Erkundungskompetenz und Bindungsorganisation. Der Bindungsstatus (sicher, unsicher) eines Kindes kann durch den Grad der Feinfühligkeit der Eltern vorausgesagt werden. Meist wurden dabei Mütter untersucht, das Gleiche gilt aber ebenso für Väter oder andere Personen, sofern sie die Rolle als Bindungsfigur innehaben.

Ohne Fürsorge und Schutz von Mitmenschen würde das Kleinkind gar nicht überleben, und ohne Anleitung fände es den Tritt in die Welt nur schlecht. Von Anfang an sind wir aufeinander angewiesen. Mit *Bindungssicherheit* ist (nach Bowlby, in Anlehnung an Grossmann u. Grossmann 2012) die Fähigkeit verbunden, realistische und passende Lösungen für emotional belastende Situationen zu finden und, wo dies aus eigener Kraft nicht möglich ist, offen darüber zu kommunizieren und Hilfe zu erbitten sowie diese auch anzunehmen. In dieser *primären Bindungsstrategie* sieht die Bindungstheorie die innere Freiheit psychisch sicherer Menschen.

Demgegenüber leiten sich *sekundäre Bindungsstrategien* (unsichere Muster) von Bindungserfahrungen ab, die ein Vertrauen in andere erschweren. Unsicher gebundene Menschen können andere nur bedingt als emotionale Stützen in der Not erkennen und nutzen. Sie sind insofern in der optimalen Regulierung ihrer Emotionen im ständigen Austausch mit der Welt beeinträchtigt, was mit einem schwächeren

Selbstwertgefühl, Schwierigkeiten in sozialen Beziehungen und mit Problemen in der Anpassung einhergeht (Grossmann u. Grossmann 2012).

Ungeachtet dessen darf eine unsichere Bindung *nicht* als etwas Pathologisches verstanden werden und sie geht auch nicht zwingend mit einer psychischen Störung einher. Sie macht aber Menschen anfälliger (vulnerabler) für Fehlentwicklungen und wird deshalb als Risikofaktor eingestuft. Umgekehrt ist auch eine sichere Bindung noch keine Garantie für Gesundheit, bedeutet aber für das Individuum eine Ressource, einen Schutzfaktor und entwicklungspsychologisch ein Potenzial, das sich in messbaren sozial-emotionalen Vorteilen auszahlt.

Wie oben erwähnt, geht die Bindungstheorie mit dem Konzept der psychischen Sicherheit von einem *gesunden Modell* aus, indem ein sicherer Bindungsstil tatsächlich positiv mit der Entwicklung sozial-emotionaler Gewandtheit korreliert. Der englische Psychoanalytiker *Jeremy Holmes* (geb. 1943), der die Praxisrelevanz der Bindungstheorie früh erkannte, betrachtet es denn auch als Hauptaufgabe der Psychotherapie, psychische Sicherheit herzustellen, damit die Unsicherheit exploriert werden kann (Holmes 2012, S. 12):

> »Unsichere Bindung und Exploration sind unvereinbar. Dieses Dilemma aufzulösen gehört zur Hauptarbeit des Therapeuten: Ein Hilfe suchender Patient oder Klient kann erst dann beginnen, sich selbst, seine Lebenssituation und seine Gefühle zu explorieren, wenn Sicherheit gegeben ist [...] Das Behandlungsziel der Psychotherapie schließt beides ein, *Unsicherheit zu explorieren,* woher sie rührt und wie sie sich auswirkt, und *in Sicherheit zu explorieren*« (Hervorh. i. Orig.).

Unter *Feinfühligkeit* bzw. »Unfeinfühligkeit« (sensitivity, insensitivity) versteht die US-amerikanisch-kanadische Entwicklungspsychologin *Mary Ainsworth* (1913–1999, auch als »Mutter der Bindungs*forschung*« bezeichnet) eine spezifisch definierte und wissenschaftlich operationalisierte Form der Responsivität gegenüber den Signalen des Kindes. Sie umfasst folgende vier Komponenten (Ainsworth 1974):

- Wahrnehmung der Signale (zugänglich gegenüber den Signalen sein, Bedürfnis erkennen),
- richtige Interpretation der Signale (Bedürfnis verzerrungsfrei aus der Sicht des Kindes interpretieren),

- angemessene Antwort auf die Signale (bedürfnisgerechte und vollständige Interaktion),
- Promptheit der mütterlichen Interaktion (innerhalb eines Zeitintervalls, das es dem Kind ermöglicht, im Sinne der Selbstwirksamkeit die mütterliche Reaktion auf seine Signale zu beziehen).

Für Bowlby ist das Herbeiführen einer sicheren Therapiebeziehung, die der Patientin das Gefühl vermittelt, »gut aufgehoben zu sein, der Grundstein zum Erfolg« (2010, S. 114). Vor dem Hintergrund seiner Theorie sieht er in der Therapeutin die feinfühlige Mutter, die der Patientin eine verlässliche Sicherheitsbasis als Voraussetzung für Exploration und Selbsterkenntnis bietet. In seinem Spätwerk äußerte er sich hauptsächlich wieder zum dyadischen Setting der psychoanalytischen Einzeltherapie und gliedert die »stützende Funktion des Therapeuten« in die oft zitierten »fünf Hauptaufgaben des Therapeuten«, die allerdings, wie er selbst betont, in Therapiesitzungen kaum voneinander zu trennen sind (2010, S. 112):

»1. Die Fachperson bietet eine verlässliche Basis an, von wo aus die Patientin bedrückende, schmerzliche und bislang unzugängliche Themen zulassen kann,
2. die Fachperson animiert die Patientin, im Schutz der Therapiebeziehung über die eigenen signifikanten Beziehungen, Gefühle, Vorurteile und problemaufrechterhaltenden Muster nachzudenken,
3. die Fachperson ermutigt sie, die Therapiebeziehung selbst und die sich darin wiederspiegelnden früheren (elterlichen) Prägungen zu prüfen,
4. die Fachperson fordert die Patientin auf, die aktuellen Wahrnehmungen, Gefühle, Erwartungen und Handlungen mit den Erinnerungen aus der Kindheit zu vergleichen, und
5. hilft ihr, vor diesem Hintergrund die kognitiv-emotionalen Beziehungsschemata (innere Arbeitsmodelle) von ursprünglichen Arbeitsmodellen abzulösen und an die aktuellen Gegebenheiten anzupassen.«

Im Umgang mit AN-Patientinnen besteht die größte Hürde für die Fachperson darin, überhaupt eine verlässliche, kooperative Basis herzustellen. Erfahrungsgemäß sitzt man einem lächelnd zugeknöpften Menschen gegenüber, der die Hilfs- und Bindungsangebote entweder dankbar bejaht (um sie danach fallen zu lassen), meist aber in der Schwebe lässt oder direkt und unmissverständlich ablehnt. Auch wenn es die AN-Patientin im Gespräch nicht zwingend erwähnt: Sie ist störungsimmanent auf das Ziel fixiert, weiter zu hungern, um Gewicht zu verlieren als reale Bestätigung eigener Kontrolle in einer inneren Welt diffuser Unsicherheit. Ihr Problem ist nicht die AN, sondern die ständige Bedrohung vonseiten der Menschen rundherum, die ihr diese Erfahrung streitig machen (was nicht heißt, dass die AN-Patientin verhungern möchte, im Gegenteil, ihr Ziel ist zu leben, ihr Problem ist der Weg dahin).

Beispiel 21: Jasmin F. – Von der Last befreit

Jasmin F., 18-jährig, seit 4 Jahren AN vom bulimischen Typ, BMI 12,9, bisher refraktärer Verlauf nach mehreren stationären Auffütterungsversuchen, 3. Sitzung, Einzelgespräch:

JASMIN Ich war schon einmal auf 28 Kilo, und da ist es mir besser gegangen als jetzt, wo ich 33 Kilo bin. Und gestorben bin ich ja da auch nicht.

THERAPEUTIN Und es wäre Ihr Ziel, wieder dahin zu gehen, auf die 28?

JASMIN Ja, wenn ich ganz ehrlich bin, ja, das ist mein sehnlichstes Ziel, denn da ist es mir besser gegangen.

THERAPEUTIN Und was, wenn Sie dann die 28 erreicht haben, glauben Sie denn, dass es dann erreicht ist, das sehnlichste Ziel?

JASMIN Ja. Das heißt nein. Damals habe ich gedacht, 27 wäre halt noch besser. Aber wegen der Sonde ist es dann nicht gegangen. Ich war ja auf der Notfallklinik, und da haben sie mir so starke Medikamente gegeben. Da hab ich mir einfach gedacht, da kann ich ja nichts machen, da kann ich ja nichts dafür, wenn's nicht weiter runtergeht. Dann ist's halt rauf.

THERAPEUTIN Aber es wär' eigentlich positiv gewesen, wenn's weiter runtergegangen wäre, auf 27 Kilo?

JASMIN Ja, das wär' der Hit gewesen.

THERAPEUTIN Aha. Und mit 27 Kilo hätten Sie dann definitiv Ihr Ziel erreicht?

> JASMIN (zögernd) Ja, ich weiß nicht recht. Vielleicht doch irgendwie nicht. Ich habe das Gefühl, dann müssten es halt doch 26 sein, dann wieder 25, und immer weiter. Ich verstehe das selber nicht. Ich möchte gerne ohne Fleisch ... Ich habe einen schönen Traum gehabt, wo ich dort auf der Notfallklinik gelegen bin, da hat man mich auf dem Bett festgebunden, dass ich nicht erbrechen gehe. Da habe ich den Traum gehabt, und der war wunderschön, der geht mir nicht mehr aus dem Sinn. Ich bin ohne Fleisch und nur aus Knochen in einem Sarg gelegen, das hat mich so stolz gemacht. Das war ein wunderschönes Gefühl, das Gefühl, jetzt bin ich niemandem mehr etwas schuldig. Aber eigentlich möchte ich nicht sterben.

In Jasmins Andeutungen die Koketterie einer 18-Jährigen zu sehen, hieße zu übersehen, dass AN-Patientinnen in Wahrheit Getriebene sind. Sie versuchen in Worte zu fassen, was ihnen intrinsisch widerfährt. Wird dem Zwang zu hungern nicht von außen Einhalt geboten, wird ein schlimmer Verlauf herausgefordert. Deshalb verstehen wir solche Geschichten als einen mehr oder weniger verschlüsselten Hilferuf, der unbedingt ernst zu nehmen ist. Die Frage ist nur, wie das zu bewerkstelligen ist. Bevor eine Zwangseinweisung gewählt wird, raten wir zu schonenderen Methoden. Indes versetzt das dyadische Setting Patientin–Therapeutin die Fachperson in ein Dilemma. Stellt sie für die Therapie die Bedingung einer Gewichtszunahme, riskiert sie den Therapieabbruch (Drop-out); klammert sie aber das Gewichtsthema aus, um die Patientin bei der Stange zu halten, droht daraus eine Alibi-Therapie zu werden.

Das Dilemma kann durch die Erweiterung des Settings auf die familiären Bindungspersonen umgangen werden. Stellt man die AN-Patientin vor die Wahl, 1) keine Therapie, 2) stationäre Therapie und 3) ambulante Therapie unter Einbezug der Eltern, *um ihnen beizustehen, mit der Situation feinfühliger umgehen zu lernen*, dann wählen die meisten AN-Patientinnen den dritten Weg (und nicht etwa den ersten und schon gar nicht den zweiten). Das lässt hinsichtlich der Therapiemotivation den Schluss zu, dass mit dem Einbezug der Eltern Ressourcen aktiviert werden. Allerdings scheint der Gedanke daran von bedrohlichen Gefühlen begleitet zu sein, da bisherige Erfahrungen mit der elterlichen Überforderung für die Patientin eher abschreckender Art waren, wie folgendes Beispiel zeigt.

Beispiel 22: Rosanna P. – Unsichere Bindung, verborgene Ressourcen

Wie so oft kamen Eltern ohne Patientin zur Erstsitzung und beklagten sich über die Eigenbrötlerei ihre 24-jährigen Tochter Rosanna, über deren Reizbarkeit und über die geräuschvollen nächtlichen Turnübungen, die ihnen den Schlaf raubten. Dass sie Hilfe holten, wagten sie Rosanna nicht zu sagen, aus Angst, dass es danach nur noch schlimmer würde. Doch ganz entgegen den Befürchtungen, die Tochter würde den Wunsch nach einer gemeinsamen Sitzung abschlagen, war sie bereit herzukommen, unter der Voraussetzung, dass sie alleine empfangen wird. Sie schilderte, wie in der bereits achtjährigen Leidensgeschichte weder ambulante noch stationäre Therapien angeschlagen hätten. Vor einem knappen Jahr habe sie eine von der Invalidenversicherung unterstützte Kaufmännische-Lehre im geschützten Rahmen angetreten und erhalte ein Lehrlings-Taggeld. Aktuell habe sie die Ausbildung wegen körperlicher Überforderung (Wasser in den Beinen bei Untergewicht und Proteinmangel) unterbrechen müssen. Eine erneute Klinikaufnahme komme für sie nicht infrage, aber gleichzeitig sehe sie auch ein, dass ihre Eltern ihrerseits an Grenzen stießen, und sie werde deswegen auch von Schuldgefühlen geplagt. Sie schäme sich, weil sie noch keine Ausbildung habe und bei den Eltern wohne.

Therapeut Wäre es denn für Sie ein Alternative, von zu Hause auszuziehen und in einer WG zu wohnen?

Rosanna Nein, das kann ich mir nicht vorstellen.

Therapeut Aha, warum eigentlich nicht, dann wären Sie doch auf einen Schlag die Schuldgefühle los und hätten in dieser Beziehung auch mit Gleichaltrigen gleichgezogen?

Rosanna Das stimmt schon, aber für mich ist es unmöglich.

Therapeut Können Sie mir helfen, das besser zu verstehen ... Was hindert Sie daran, das zu tun, was von außen betrachtet naheliegend ist, was ist es, das Sie dermaßen unter Druck setzt?

Rosanna Es ist für mich einfach unmöglich ... Ich hätte nicht den Freiraum und ich hätte Angst, dass die andern merken, dass ich mit dem Essen Probleme habe. Zu Hause fühle ich mich einfach sicherer.

THERAPEUT Verstehe ich richtig, zu Hause muss die Magersucht keine Rücksicht nehmen, weil die Eltern damit überfordert sind und ihr deshalb freie Bahn geben?

ROSANNA Vielleicht ..., aber es ist nicht nur das ... Ich weiß es selbst nicht.

THERAPEUT Wäre es denn eine Hilfe, wenn ich die Eltern überzeugen würde, dass es das Beste sei, überhaupt nichts mehr dazu zu sagen, dass sie es als Schicksal nehmen, was man einfach hinnehmen muss wie eine unheilbare Krankheit?

ROSANNA Nein, das wäre überhaupt nicht gut.

THERAPEUT Wenn Sie wählen könnten zwischen den Alternativen, erstens zu Hause mit überforderten Eltern, die der Magersucht freie Bahn geben, zweitens zu Hause bleiben mit Eltern, die im Rahmen einer Therapie zusammen mit Ihnen lernen, besser zu verstehen, was das alles bedeutet, und besser damit umgehen zu können, und drittens auszuziehen, um altersentsprechend mit Peers zusammenzuleben?

ROSANNA Das Zweite.

THERAPEUT Die zweite Alternative, das heißt, zu Hause zu bleiben unter der Voraussetzung, dass gemeinsam Therapie geschieht?

ROSANNA Ja, also vor allem, dass meine Eltern Hilfe erhalten.

THERAPEUT Heißt das, dass Sie sich für das Wohl Ihrer Eltern verantwortlich fühlen?

ROSANNA Ja, irgendwie schon, es geht ihnen ja schlecht wegen mir ..., aber es wäre auch für mich eine Hilfe, wenn ich spüre, dass sie Unterstützung erhalten und sich sicherer fühlen.

THERAPEUT Heißt das, wenn die Eltern sich sicherer fühlen, dann fühlen auch Sie sich sicherer?

ROSANNA Ja.

THERAPEUT Am sichersten würden Sie sich doch in der Klinik fühlen, da sind Fachleute, die wissen am besten, was Sie durchmachen und sind darin erfahren, angemessen mit den Problemen umzugehen.

ROSANNA Ja, vielleicht. Aber das ist nicht das Gleiche.

THERAPEUT Was ist denn der Unterschied?

ROSANNA Ich weiß, das tönt blöd, ich bin ja 24, aber am meisten Vertrauen habe ich zu meinen Eltern.

THERAPEUT Und warum tönt das blöd?

ROSANNA Also, mit 24 sollte man doch erwachsen sein und nicht mehr bei den Eltern wohnen.

THERAPEUT Sagt wer?

ROSANNA Hm ..., sage ich ..., nein, das hört man doch von überall.

THERAPEUT Und was sagen *Sie*, ich meine, was glauben Sie selbst, nicht als Refrain der anderen?

ROSANNA Hm. Ich? Für mich stimmt es so.

THERAPEUT Das ist doch das Wichtigste, eine eigene Entscheidung. Das ist es doch, was wir unter »erwachsen« verstehen, oder nicht?

ROSANNA Mhm ..., eigentlich ja.

Der Plan des Therapeuten ist transparent und leicht ersichtlich: Er will von der Patientin den Auftrag erhalten, mit den Eltern in Kontakt zu treten, um ihnen im Umgang mit den widersprüchlichen Bedürfnissen ihrer psychisch belasteten Tochter behilflich zu sein. Aus der Sicht der Bindungstheorie und des Feinfühligkeitskonzepts, das auch auf die Jugend- und Erwachsenenwelt übertragen wird, gilt als wichtigste Voraussetzung für die sichere Bindung die elterliche Fähigkeit, Rosannas Perspektive einzunehmen (König 2012), Bedürfnisse aus deren Sicht zu erkennen und angemessen und prompt darauf zu reagieren. Für Eltern einer an Magersucht erkrankten Tochter ist das allerdings doppelt schwierig und oft sind sie meilenweit davon entfernt. Zum einen hatten sie bis zum Ausbruch der Störung nicht den Eindruck, ein Problem damit zu haben (Mutter: »Rosanna ist immer sehr selbstständig gewesen; sie hat uns nie Probleme gemacht«), und zum andern sehen sie sich nunmehr mit seltsamen Vorlieben konfrontiert, die gesunden Bedürfnissen diametral entgegenlaufen. Darüber hinaus zeichnen sich, je länger der Albtraum andauert, umso deutlicher latente oder manifeste Differenzen in der elterlichen Wahrnehmung ab. Alles in allem sehen sich Eltern und Tochter einer Doublebind-Konstellation gegenüber, die in der familientherapeutischen Literatur als eines der pathogensten Kommunikationsmuster gilt (Watzlawick 1980). Sie impliziert vier klassische Bestandteile:

- Verbal oder nonverbal wird eine Botschaft A vermittelt (z. B. die durch den untergewichtigen Körper vermittelte Botschaft »ich benötige dringend Nahrung«).
- Auf einer anderen Ebene wird der Botschaft mit -A, dem Gegenteil von A, widersprochen (z. B. »Diese Suppe ess' ich nicht!«).
- Dieser Widerspruch kann aber nicht eingeklagt werden (da sich Rosanna unverstanden erleben und sich umso mehr zurückziehen und hungern würde).
- Niemand kann das Feld verlassen (es geht um Leben oder Tod in nahen Beziehungen).

Dazu gehört, dass die Kommunikation hüben und drüben von solchen widersprüchlichen Prozessen gespickt ist und dadurch Kooperation und ein geeintes Handeln verunmöglicht. Vor diesem Hintergrund erlebt Rosanna nicht etwa ihr Untergewicht – das eigentlich Lebensgefährliche – als bedrückend, sondern die elterliche Panik, Verwirrung und Ohnmacht. Und je intensiver diese Wahrnehmung ausfällt, umso dringlicher ist ihr Bedürfnis zu hungern.

Häufig berichten Patientinnen, dass die »perfekte« Situation darin bestünde, dass sich Eltern »keine Sorgen« machten, *aber* ohne es zu unterlassen, sich zu sorgen. Eine Fürsorge ohne Emotionen hieße indes nichts anderes, als ein Fell zu waschen, ohne es nass zu machen. Die meisten AN-Patientinnen wissen intuitiv um diesen Widerspruch und können ihn auch benennen (Rosanna: »Das ist natürlich unmöglich, aber ich weiß selbst nicht, was die Lösung wäre«). Es verunsichert sie zusätzlich, sodass sie umso mehr die elterliche Nähe und Sicherheit suchen, ohne sie nutzen zu können. Darin, dass eine Therapie dies ändern könnte, sehen sie Hoffnung. So gesehen ist ihre Entscheidung, die Eltern einzubeziehen, und die Hoffnung, dadurch Widersprüche aufzulösen, auch eine Therapieverpflichtung.

> THERAPEUT Und genau um das geht es in einer Therapie ... Menschen beizustehen, dass sie ihre eigene Entscheidung finden und dann auch umsetzen [Pause] ... hm, und jetzt haben Sie gesagt, am liebsten wäre Ihnen gemeinsam Therapie mit den Eltern, habe ich das richtig verstanden?
>
> ROSANNA Ja, also dass die Eltern Hilfe erhalten. Es stresst mich zu sehen, dass ich ihr Sorgenkind bin. Sie sehen nur noch mein Essverhalten und sonst nichts mehr. Sie haben nur noch so einen Tunnelblick, sie sehen nur noch Krankheit und Sorge.

THERAPEUT Gesetzt den Fall, Ihre Eltern säßen gleich hier, und ich würde sie fragen: Was macht Ihnen eigentlich mehr Sorge, die Magersucht oder Rosannas Umgang mit der Magersucht?

ROSANNA Also ..., also ... klar, ich habe ein Problem, deshalb bin ich ja auch bei der Invalidenversicherung, aber es wäre mir lieber, wenn sich die Eltern mehr um sich selber kümmern würden. Sie gehen nie mehr ins Kino, sie bleiben jeden Abend zu Hause, und alles ist so schwer, die Telefonate der Mutter mit Gromi [Grossmutter], dann die giftigen Bemerkungen meines Vaters, wenn ich mich zum Essen in mein Zimmer zurückziehe. Es wäre eine Hilfe für mich, wenn Sie den Eltern sagen könnten, dass mir das alles nicht hilft. Im Gegenteil ... [Pause] ...

THERAPEUT ... im Gegenteil?

ROSANNA Ja, im Gegenteil, es ist für mich Stress.

THERAPEUT Aber nochmals, Frau P., das habe ich noch nicht ganz verstanden, Sie sind 24, haben eine Rente, Sie könnten es sich leisten, sich ein hübsches Studio zu mieten, weshalb ziehen Sie nicht einfach aus? Dann hätten Sie doch endlich Ruhe!

ROSANNA Eh ..., nein, das glaub ich nicht. Vielleicht ist das blöd, aber wenn ich ausziehen würde, dann wäre meine Mutter ganz alleine ...

THERAPEUT ... Wie ..., wie meinen Sie das, ganz alleine?

ROSANNA Ja, die Beziehung meiner Eltern ist nicht gut. Die ist gar nicht gut.

THERAPEUT Sie meinen, es ginge Ihnen viel besser, wenn es Ihren Eltern besser ginge?

ROSANNA Ja. Ich selber habe eigentlich kein so großes Problem.

THERAPEUT Aha, das ist interessant ... und Sie glauben, das, was die Leute als Magersucht beschreiben, wäre aus der Welt geschafft, sobald sich die Eltern vertragen würden?

ROSANNA Nein, das glaube ich nicht. Aber es ist für mich nicht ein so großes Problem. Ich esse ja, und die Frauen, die wirklich magersüchtig sind, die essen ja gar nichts mehr.

THERAPEUT ... Und falls die Eltern auswandern würden, beispielsweise nach Australien, mit dem Versprechen, dass damit ihre Beziehung besser wird ..., das würden Sie also unterstützen?

> ROSANNA Eh …, also …, ich glaube …, also das wäre schon nicht so gut [lange Pause] … Ich glaube, ohne sie … Ich glaube einfach, dass ich sie noch brauche.

Die Bindungsstrategie, die darauf beruht, in Situationen der Angst und Unsicherheit nicht unterzugehen, sondern im vertrauten sozialen Umfeld Schutz zu suchen, setzt die Erinnerung an dieses Umfeld und die gemachten Erfahrungen voraus. Dieses Bindungsschema, das von Bowlby als *inneres Arbeitsmodell* (»inner working model«) bezeichnet wurde, beschreibt den kognitiv-emotionalen Langzeitspeicher (Repräsentation, Schema), der alle mit den Eltern und weiteren nahen Personen je gemachten realen Bindungserfahrungen registriert und als Erwartung an zukünftige Erfahrungen aufhebt (Bindungsmuster, Bindungstyp). Das Bindungsmuster eines Menschen (sicher, unsicher, desorganisiert) steuert die Bewertung einer gegebenen Beziehungssituation (z. B. positiver oder negativer erster Eindruck von der Fachperson) bzw. die dabei auftretenden Gefühle (z. B. ein Gefühl der Sicherheit, Unsicherheit oder Zurückweisung) und die damit verbundenen Erwartungen an die (Therapie-)Situation. Durch Zirkularität und Selbsterfüllung der Interaktion und Kommunikation nehmen Beziehungsschemata regulierenden Einfluss auf den gegenwärtigen Beziehungsprozess. Wegen ihrer Tendenz zur Selbsterfüllung – Unsicherheit löst Unsicherheit aus, Sicherheit löst Sicherheit aus – sind sie relativ stabil (zwischen einem Jahr und sechs Jahren sind Bindungsmuster, gemessen in der »fremden Situation«, zu 87 % vorhersagbar, mit zehn Jahren, gemessen im »Bindungsinterview«, immer noch zu 75 %, vgl. Gloger-Tippelt 2012).

5.2 Bindungsmuster und Beziehungsgestaltung

Ein wesentlicher Gestaltungsfaktor der Therapiebeziehung, der sich aus der Bindungstheorie ergibt, ist das daraus abgeleitete »Gespür« für den Bindungstyp einer Hilfe suchenden Person und die feinfühlige Reaktion darauf.

In einer Untersuchung (Strauss u. Herpertz 2017, S. 228, Tab. 15.3) erwiesen sich bei Patienten mit *sicherem Bindungstyp* folgende Narrative für die Therapiebeziehung als relevant: Sie sind kooperativer, engagierter, werden positiver wahrgenommen, suchen aktiver

Hilfe, die Zusammenarbeit ist »vergnüglich« und »belohnend«, sie profitieren mehr von Therapien, entwickeln eine positivere, engere Arbeitsbeziehung, fokussieren Probleme besser, formulieren ähnliche Ziele wie ihre Therapeuten und zeigen differenziertere Objektwahrnehmung. Demgegenüber sind *unsicher-verstrickt Gebundene* mit ihren aktuellen Bindungspersonen verstrickt und in starker Abhängigkeit von anderen, sie überbewerten Bindungen und zeigen einen Mangel an Identität, die Darstellungen von Beziehungserfahrungen sind inkohärent und inkonsistent, das heißt ungeordnet, strukturlos, irrelevant, vage, weitschweifig etc., zudem ist ihre Mentalisierungsfähigkeit (vgl. unten) eingeschränkt, sie zeigen verminderte Regulierung der Affekte durch mit Ärger und Ängstlichkeit besetzte Ausführungen und sie werden von den Erinnerungen überflutet. *Unsicher-vermeidend (abweisend) Gebundene* sind in ihren Erzählungen bzw. Erinnerungen kurz, inkohärent und unvollständig, zeigen geringe Antwortbereitschaft und Fähigkeit, sich zu erinnern, idealisieren die Kindheit und zeigen kaum Affekte (Affektarmut, Überregulation des Affektes), die Fähigkeit zur Mentalisierung ist auch hier eingeschränkt, sie betonen Unabhängigkeit, während Bindungen negativ gesehen und Hilfen abgewertet werden. Schließlich schildern *Menschen mit unverarbeitetem Trauma/Verlust* in verwirrender und desorganisierter Weise von nicht verarbeiteten traumatischen Erlebnissen, zeigen Brüche im Affekt, Fehler in den Beschreibungen und es unterlaufen ihnen sprachliche Abweichungen vom Gesamteindruck als Indikatoren für dissoziierte Gedächtnisinhalte.

Was den Bindungstyp der psychotherapeutischen Fachpersonen selbst betrifft, zeichnet die Forschung ein uneinheitliches Bild. Die wenigen Studien weisen in ihrer Mehrzahl auf eine ähnliche Verteilung hin wie in der Normalbevölkerung (Schauenburg, Dinger u. Buchheim 2006). In der genannten Studie rekrutierten sich die 31 Psychotherapeuten aus einem stationären Kontext und orientierten sich am psychodynamisch-psychoanalytischen Paradigma. Wie weit Settings und Paradigmata einen selektiven Einfluss auf das Bindungsmuster von Fachleuten haben, bleibt dahingestellt. Andere Studien finden unter Psychotherapeuten einen vermehrt unsicher-vermeidenden Bindungsstil, aber kaum Unterschiede in den Bindungsmustern zwischen Fachleuten mit tiefenpsychologischer und klientenzentrierter Orientierung (Nord, Höger u. Eckert 2000). Signifikante Zusammenhänge zwischen Bindungstyp der Fachpersonen einerseits und

Geschlecht, Erfahrung oder Grundberuf anderseits konnten nicht festgestellt werden. Bindungssicherheit geht offenbar mit besserer Therapiebeziehung und besserem Therapieergebnis einher, vor allem bei schwer gestörten Patienten. Indes: auch unsicher oder nur bedingt sicher gebundene Fachleute können Patienten eine sichere Basis bieten, zumindest *solange ihr Bindungssystem nicht aktiviert ist*.

Beziehungsschemata werden auch durch Faktoren außerhalb des Bindungsgeschehens beeinflusst. Die beiden US-amerikanischen Kinderpsychiater *Alexander Thomas* und *Stella Chess* (sie waren auch ein Ehepaar und Eltern) unternahmen in den späten 1950ern ein Langzeitprojekt (die sogenannte New York Longitudinalstudie) mit 133 Kindern, die sie kurz nach der Geburt und danach 30 Jahre lang wissenschaftlich untersuchten (Thomas u. Chess 1980). Quintessenz dieser umfangreichen Arbeit: die kurz nach der Geburt festgestellten und biologisch festgelegten *Temperamentseigenschaften* wie Orientierungsreaktion und Selbstregulation des Kindes verschränken sich mit den sozial gemachten Bindungserfahrungen zu einem gefügten Ganzen einer Persönlichkeit, wo es praktisch unmöglich ist, einzelne Komponenten auseinanderzuhalten. Verhängnisvoll kann sich das darin äußern, dass sich die Veranlagung eines reizbaren, ungeselligen Temperaments einer Tochter mit elterlicher Unfeinfühligkeit paart. Oder umgekehrt und in Bezug auf die AN: die feinfühligsten Eltern (die begabtesten Therapeutinnen) kommen im Umgang mit einer anorektischen Tochter an ihre Grenzen, wenn sich die Krankheit, Temperament und Unsicherheit (geschweige denn darüber hinaus noch soziale Faktoren wie häusliche Gewalt, Arbeitslosigkeit, Drogenkonsum, Armut etc.) zu einer im höchsten Grad ungünstigen Konstellation zusammenfinden.

Bei Jugendlichen zeigt sich Bindungsverhalten weniger durch offensichtliche körperliche Nähesuche als durch die Kommunikation von emotionaler Belastung (verbal, para-, nonverbal). Solange die Bindungsfigur erreichbar ist – was im Rahmen der Therapiesitzung mit Anwesenheit der Eltern der Fall ist –, zeigt sich Bindungsverhalten nur in der Versicherung der Nähe durch Blicke, gespanntes Hinhören oder – für Dritte kaum wahrnehmbar – durch den Austausch von bestätigenden kleinen Gesten (beispielsweise aufmunterndes Nicken der Mutter – das erst in der Video-Nachschau ersichtlich wird – etwa als Antwort auf den verzweifelten Blick der Patientin, während sich der

Aufmerksamkeitsfokus des Gesprächs gerade zu einem Geschwister hinbewegt).

Erstsitzungen sind eine exzellente Gelegenheit, jugendliches Bindungsverhalten bei vorhandener Erreichbarkeit der Bindungsperson zu studieren. Manchmal sitzen die Patientinnen engelhaft zwischen den Eltern, verraten außer einem beschwichtigenden Lächeln kaum eine Regung oder wirken gar »hochnäsig« und ablehnend (beides erinnert an das unsicher-distanzierte Muster), oder sie suchen verstört den Blickkontakt zur Mutter, kaum sind sie von der Therapeutin angesprochen worden (erinnert an das unsicher-verstrickte Muster). Manchmal fangen die Töchter gleich zu weinen an und kuscheln sich in den von der Mutter angebotenen Arm. Oder sie zeigen ganz im Gegenteil den Fürsorgespendern in diesem Moment demonstrativ die kalte Schulter und lehnen jeden Trost ab. Auch lässt sich beobachten, dass ihre Gesichtszüge mitunter erstarren (= Freezing, das Einfrieren des Gesichtsausdrucks, erinnert phänomenologisch an das »desorganisierte« Muster der Kleinkinder). Schließlich ist es auch nicht untypisch, wenn die von den Eltern angesprochenen Mädchen mit auffordernder Bestimmtheit den Kopf schütteln, was bedeutet, dass sie nicht sprechen werden (das Bemühen von Eltern in Erstsitzungen, ihre kranken Töchter für sich selbst sprechen zu lassen, ist meist vergeblich).

Es sei noch auf ein scheinbar harmloses Missverständnis im Gebrauch von Begriffen für die *Qualität* von Bindung im Sinne der Bindungstheorie aufmerksam gemacht; denn es wirkt sich in der Therapiepraxis unter Umständen sehr schädlich aus: Die Qualität von Bindung ist »sicher« oder »unsicher« und nicht »stark« oder »schwach«. Warum ist diese Präzisierung kein Detail? Die Mutter einer anorektischen 15-Jährigen berichtete im Erstinterview Folgendes: »Man hat mir gesagt, ich hätte eine zu starke Bindung zu meiner Tochter.« Ihrem Blick war zu entnehmen, dass die Fachleute damit nichts Erfreuliches meinten. Dementsprechend versank die Mutter in stille Selbstvorwürfe und Zweifel. Dass sie offenbar eine unfähige Mutter sei, wurde ihr damit nicht allein durch das irrationale, unzugängliche Verhalten ihrer Tochter nahegelegt, sondern durch das fachliche Verdikt bestätigt.

Die (vermutlich ungewollte und dennoch wirksame) abwertende Konnotation einer »zu starken Bindung« ergibt psychotherapeutisch keinen Sinn und ist obendrein falsch: Was hier als »zu starke Bindung« beschrieben wird, spricht eher für eine »unsichere« Bindung aufgrund eines hyperaktivierten Bindungssystems (»unsicher-verstrickt«). Statt die Mutter weiter zu verunsichern und abzuwerten, wäre in diesem Fall mehr erreicht, wenn sie unterstützt und in ihrer Rolle versichert würde. Nachweislich zeigen Interventionsstudien an Müttern von labilen Kindern, dass professionell in ihrer Feinfühligkeit unterstützte Mütter ihre Kinder »sicherer« bzw. »autonomer« machen (van den Boom 1994). Zu ähnlichen Ergebnissen, wenn auch in einem anderen Arbeits- und Forschungskontext, kommen Untersuchungen mit »Marte Meo« (Marte Meo, *lat.* »aus eigener Kraft«, eine erziehungsberaterische Methode, bei der Mütter über videografierte Aufnahmen ihrer Interaktion mit dem Kind unterstützt werden; Aarts 2009).

5.3 Bindungsmuster und psychische Störungen

Die Bindungstheorie erklärt nicht, warum ein Individuum gerade an AN und nicht an Schizophrenie erkrankt, sie ist keine Störungstheorie im engeren Sinn. Nichtsdestotrotz lassen zahlreiche empirische Untersuchungen auf einen zumindest angedeuteten Zusammenhang zwischen Bindungsmustern und psychischen Störungen schließen. Ganz allgemein ist unter psychisch belasteten Menschen der Anteil unsicher und desorganisiert gebundener viel höher als in Kontrollgruppen (Strauss 2008). Bei Patienten mit somatoformen Störungen, die gehäuft mit einem »unsicher-distanzierten« Bindungsmuster in Verbindung gebracht werden, wird als Erklärungsmodell eine Störung der Affektregulation als wichtigster Beitrag an der Symptomentstehung angenommen (Waller, Scheidt a. Hartmann 2004). Empirisch gut gesichert ist auch der Zusammenhang zwischen desorganisierter Bindung und BPS (Borderline-Persönlichkeits-Störung, vgl. Dulz und Jensen 2000). Auch speziell in Bezug auf Essstörungen sind unterdessen robuste Daten zum Zusammenhang mit Bindungsstilen auf dem Tisch:

- Bei AN-Patientinnen (das Gleiche gilt für die Bulimie) wird deutlich häufiger als zufällig ein unsicher-ambivalentes Bindungsmuster gefunden (Steins, Albrecht u. Stolzenburg 2002), in anderen Studien allerdings ein unsicher-distanzierter Bindungsmodus (Kobak a. Cole 1994; Cole a. Kobak 1996);

- in einer Studie mit 145 jungen Frauen mit einer Essstörung (Kontrollgruppe 315 Frauen), die auf eine ambulante Therapie in einer Klinik für Essstörungen warteten, wurde ein Zusammenhang zwischen Bindungsunsicherheit und der Essstörung sowie Beziehungsschwierigkeiten gefunden (Broberg, Hjalmers a Nevonen 2001); es gab auch Hinweise auf eine Verbindung zwischen Schweregrad der Essstörungsprobleme und Unsicherheit;
- bei Mädchen mit einer unsicheren Bindung fand sich in fast 40 % der Fälle ein gestörtes Essverhalten (versus gut 16 % mit sicherer Bindung, vgl. Wick et al. 2012). Eine unsichere Bindung gepaart mit einer Unzufriedenheit mit dem eigenen Körper stellt das größte Risiko für die Entwicklung einer Essstörung dar (ebd.).

Um jungen AN-Patientinnen während der Rekonvaleszenz beizustehen, sich in ihrer Peer-Welt zu reintegrieren und die sozialphobischen Verhaltensweisen zu überwinden, veranstalten wir mitunter Schulbesuche. Das geschieht natürlich nach eingehender Rücksprache mit der Patientin und in ihrem Auftrag. Die Anlässe werden sowohl von der Lehrerschaft wie von den Mitschülern sehr geschätzt. Mitunter beschreiben die Mitschüler das Auftreten der Patientinnen als »besonders selbstsicher«, »eisig«, »zurückhaltend« bis »arrogant«. Eindrücklich ist jedes Mal zu erleben, wie das Eis bricht und warmherzige Sympathie aufkommt, sobald die Jugendlichen verstanden haben, dass es sich um ein unbewusstes Schutzverhalten eines zutiefst verunsicherten Menschen handelt.

Bei Menschen mit unsicher-distanziertem Modus wird das Bindungssystem bei Angst deaktiviert, sie fühlen sich nicht so sehr durch Trennung bedroht, sondern durch emotionale Nähe. Distanznehmen ist ihre Strategie, um mit Angst und Unsicherheit umzugehen. Ganz anders bei unsicher-ambivalenter Bindungsorganisation. Hier ist das Bindungssystem bei Angst hyperaktiviert und die Betroffenen suchen oft in übertriebener Weise Nähe. In beiden Fällen geht es darum, den Peers die Einsicht zu erlauben, dass das direkt ersichtliche Verhalten der AN-Patientin nur eine Art Igelkleid ist, während doch alle wissen, was es mit der Funktion von Stacheln auf sich hat. Die Botschaft lautet: »Lasst euch nicht durch die scheinbar abweisende Haltung irritieren, sondern helft eurer Mitschülerin zu erkennen, dass sie dazugehört.«

Da sich die AN meist im (Kindes- oder) Jugendalter zum ersten Mal manifestiert, ist die Frage berechtigt, ob die Pubertät bzw. das Jugendalter von Natur aus und unabhängig von einer seelischen Problematik eine Lebensphase der Bindungsunsicherheit ist. Liefert etwa eine in der Entwicklung begründete »normative« Bindungsunsicherheit des Jugendalters den verletzlichen Boden für die AN? Zumindest aus der Sicht der Bindungsforschung trifft dies nicht zu. Die Verteilung der Bindungsmuster (in sicher – unsicher) unterscheidet sich im Jugendalter nicht von jener im Erwachsenenalter (Zimmermann, Becker-Stoll u. Mohr 2012; Gloger-Tippelt 2012). Die AN ist also keine »Pubertätserscheinung«, es ist eine Krankheit.

Es muss davon ausgegangen werden, dass AN-Symptome im Verlauf einer Fehlentwicklung zunehmend in die Emotionsregulierung und Beziehungsgestaltung eingebaut werden (Waller u. Scheidt 2008); oder anders gesagt, die Symptome sind Ausdruck einer beeinträchtigten Affektregulierung bei mangelhaften Copingstrategien (Becker-Stoll 2015). Wird AN-Patientinnen im Rahmen einer Therapie die Erfahrung von Sicherheit und Selbstwirksamkeit ermöglicht, können sich die Verhältnisse erstaunlich schnell verbessern. So zeigte sich in einer Bindungsstudie an 45 essgestörten Patientinnen, dass sich unter ihnen die Häufigkeit des unsicheren Bindungstyps bereits nach einer 4-monatigen teilstationären Therapie zur sicheren Bindungsorganisation verschoben hat und dass die Patientinnen, die als sicher klassifiziert wurden, das Therapieangebot besser als die unsicher gebundenen zu nutzen vermochten (Becker-Stoll 2015). Keine einzige Patientin mit autonomer Bindungsorganisation brach die Therapie ab (das Viertel, das die Therapie vorzeitig abgebrochen hatte, bestand ausschließlich aus unsicher klassifizierten Patientinnen).

5.4 Die Entwicklung des Problemsystems aus bindungsbasierter Sicht

Wo aber wären – mit Blick auf die genannten Problemsysteme – diese Ressourcen zu suchen und welche Begriffe bieten sich für ihre Beschreibung an? Nun, sie sind, wie ich meine, vor allem in dem zu suchen, was in der familientherapeutischen und Forschungsliteratur als tiefe Bindung, als unsichtbare Loyalitäten und Delegationen beschrieben wurde.

Helm Stierlin (1999, S. 111)

Beginnt bei einem jungen Menschen ein krankhafter Prozess, bei dem sich seltsame Essgewohnheiten, exzessives Hungern und eine ausgeprägte Gewichtsabnahme einstellen, zieht das unweigerlich die Aufmerksamkeit auf sich. Außerhalb der Familie reagieren Lehrpersonen, Vorgesetzte oder Freunde mit konsternierten Blicken, Stirnrunzeln, Tuscheln hinter vorgehaltener Hand, allenfalls mit besorgten Rückfragen oder Hilfsangeboten, wobei Letzteres meist ohne die erhofften Konsequenzen bleibt. Kameradinnen und Freunde gehen auf Distanz, sobald sie merken, dass ihre Unterstützungsversuche auf Ablehnung stoßen. Gleichzeitig beginnt die AN-Patientin selbst, jene Situationen zu meiden, wo das Essproblem zum Thema gemacht werden könnte. Wie ein Fluss sein Wasser aus vielen Bächen bezieht, um es stets abwärts »heim« zurück ins Meer zu tragen, bewirkt die psychosoziale Dynamik für die AN-Patientin eine »Drift nach Hause« mit Endstation Familie. Eltern und Geschwister können sich dem Geschehen nicht entziehen.

Im Folgenden beschreiben wir ein Prozessmodell in vier Phasen, wie man sich die Bildung eines Problemsystems aus systemisch-bindungsbasierter Perspektive vorstellen kann (in Anlehnung an Marvin 2003; Liechti u. Liechti-Darbellay 2013). Im Zentrum dieser Entwicklung – gewissermaßen als Kristallisationskern – steht das Problem AN.

5.4.1 Aktivierung der Bindungs- und Fürsorgeverhaltenssysteme

Erkrankt ein Familienmitglied an AN, zieht es sich aus der Peer-Gruppe zurück und intensiviert die Beziehung zur Familie (eine Mutter: »Sie hängt an mir wie eine Klette, sie kontrolliert mich ununterbrochen, ich kann keinen Schritt mehr machen, ohne dass sie mir am Rockzipfel hängt«; ein Vater: »sie hat sich vollständig aus ihrem Freundeskreis ausgeklinkt; kürzlich hat sich eine Freundin per Telefon erkundigt, aber unsere Tochter wollte nicht ans Telefon«). Parallel dazu bemerken Eltern, Verwandte, Lehrpersonen etc. einen Gewichtsverlust (z. B. 15 Kilo) innert zwei oder drei Monaten sowie ein zunehmend selektives Essverhalten und eine schleichende Wesensveränderung (unsicheres, ängstliches, mürrisches, subdepressives Verhalten, wird oft als »das Gegenteil zu früher« beschrieben, als die Patientin »selbstsicher, dominant und zielstrebig« gewesen sei). Vermehrt konzentrieren sich die Eltern auf das offensichtlich erkrankte Mitglied und verstärken diesem gegenüber die Intensität und Häufigkeit von Fürsorgeverhalten.

Kommentar: Im Wesentlichen bedeutet dies eine Aktivierung des familiären Bindungs- und Fürsorgeverhaltenssystems. Phänotypisch ist das vergleichbar mit einem viel jüngeren Kind, das sich unsicher fühlt, Angst hat und viel Nähe und Körperkontakt von seinen primären Fürsorgespendern einfordert. Das entspricht einer absolut gesunden sozialen Reaktion in nahen Beziehungen unter Mobilisierung des anthropologisch vorgebahnten Schutz- und Sicherheitssystems.

5.4.2 Symptomentstehung im Dienst der Selbstberuhigung

Die Erfahrung, dass Hungern ein Kontrollgefühl und im Umfeld soziale Zuwendung auslöst, markiert den Ausgangspunkt der anorektischen Eigendynamik (eine Patientin: »Das ist wie ein Aha-Erlebnis, plötzlich gibt es nur noch ein einziges Ziel: Hungern. Alles andere wird unwichtig. Zu erleben, dass das funktioniert und dass die andern darauf reagieren, das ist wie ein Triumph, weil du das jetzt voll im Griff hast«).

Kommentar: Hungern, gezügeltes Essverhalten und sozialer Rückzug werden mangels Alternativen sukzessive als Methode zur Selbstberuhigung eingesetzt. Die dadurch »gewonnene« Aufmerksamkeit im Umfeld erhöht aber zugleich den Veränderungsdruck auf die Patientin, der ihr umso entschlosseneres Hungern zur Selbstberuhigung abverlangt. Es bahnt sich eine »Selbstläuferdynamik« an, die das (Sucht-)Verhalten zum automatisierten Hebel umformt, um Gefühle der Angst, Scham, Unsicherheit oder Schuld besser zu kontrollieren.

5.4.3 Das Symptom kontrolliert das Geschehen (Problemsystem in Aktion)

Das Symptom dominiert alles, es ist »autonom« geworden (vgl. Abschnitt 1.3.1). In dieser dritten Phase führt die AN-Patientin ein mehr oder weniger ausgeprägtes Parallel-Leben zur Familie und zu Gleichaltrigen (Mutter: »Wenn wir abends am Esstisch sitzen, setzt sie sich in die Küche. Sie hat da einen eigenen Schrank, wo sie alle ihre Esswaren aufbewahrt, aber eigentlich isst sie abends nur Nüsse. Sie ernährt sich abends nur von einem Farmer's Snack oder einer Handvoll Pekannüssen«). Die Familie wird durch das Symptom vollständig kontrolliert, und jedes Mitglied versucht, sich mit der prekären Situation zu arrangieren, sei es durch Abwesenheiten, sei es durch Resignation (Mutter: »Ich muss jetzt selber Antidepressiva schlucken«; Vater: »Unseren Sohn hat's jetzt auch angegriffen und er braucht jetzt eine Therapie, weil er sich nicht mehr auf die Prüfungen konzentrieren kann«). Das

Hungersyndrom ist für die Patientin zum Zwang geworden und der Gedanke, an Gewicht zuzunehmen, löst Panik und irrationale Ängste aus (Gewichtsphobie; eine Patientin: »Ich weiß selbst nicht mehr, wie ich da überhaupt hineingerutscht bin, ich wollte einfach ein wenig abnehmen, glaub' ich, aber jetzt ist der Gedanke an eine Gewichtszunahme absolut unmöglich, da flipp' ich gleich aus, das ist die reinste Panik«). Elterlichen Beschwörungen der Notwendigkeit, fachliche Hilfe aufzusuchen, begegnen die Töchter mit einer Palette von passiver und aktiver Verweigerung bis zu Suiziddrohungen. Verwandte, Freunde und Bekannte, die ohnehin »alles besser wissen«, drängen die Eltern dazu, »endlich zu handeln« und erteilen Ratschläge oder machen Vorwürfe. Infolgedessen sondert sich die Familie zum eigenen Schutz vom Umfeld ab und die sozialen Interaktionen nach außen werden immer weniger (ein Vater: »Bei uns in der Familie gibt es nur noch ein Thema, das Essen. Wir lesen keine Zeitungen mehr, schauen nicht mehr fern, laden keine Freunde mehr ein und gehen nicht mehr aus. Alles dreht sich um die Krankheit unsere Tochter«). Dauerstress, Angst, Scham- und Schuldgefühle schwächen Selbstwertgefühl und Kompetenz der Eltern, eine gemeinsame Haltung aufrechtzuerhalten. Es kommt zu Spaltungen und Koalitionen (Triangulation): Der eine Elternteil stellt sich schützend hinter die Tochter, der andere geht auf Distanz (Mutter: »Wenn ich meinem Mann sage, wir sollten die Probleme der Tochter ernst nehmen, sagt er, das sei mehr mein Problem; dann setzt er sich auf sein Rennvelo und radelt davon«).

Kommentar: Die Interaktion und Kommunikation um das Problem der AN herum konstituiert ein soziales System, das Problemsystem. In der Endstrecke dieses Prozesses gleichen sich die Transaktionsmerkmale von Fall zu Fall: Erschöpfung, Überforderung, chronisches Untergewicht bzw. Ausbleiben einer Gewichtszunahme, Koalitionen, Therapieabbrüche, Klinikaufenthalte im Sinne der Drehtür-Psychiatrie – alles Prädiktoren einer schlechten Prognose (Steinhausen 2005). Bei der AN-Patientin hinterlässt die Teufelsdynamik eindrückliche und deprimierende Spuren.

5.4.4 Demoralisierung, Chronifizierung

Wenn Eltern oder Fachleute sich mit der Situation zu arrangieren beginnen und speziell wenn die Krankheit als unumkehrbar beurteilt wird, dann entsteht (erlernte) Hilflosigkeit im Umfeld der Patientin. Es breitet sich eine »anorektische Kultur« aus, so als wäre die Krankheit seit Langem ein ständiges Mitglied der Familie (der blaue Elefant im Raum). Da der unerträgliche Zustand ständiger Ohnmacht am Selbstwertgefühl der Familienmitglieder nagt, installiert sich ein entlastender Bezugsrahmen: Die Krankheit ist unheilbar und »chronisch« (41-jährige, seit über 20 Jahren anorektische Patientin im Erstinterview: »Da mir niemand helfen konnte, war es immerhin eine Verbesserung in der Beziehung zu meinen Eltern, als sie hörten, es sei unheilbar chronisch«).

Beispiel 23: Christa R.[13] – Beginnende Demoralisierung, Patientin als Expertin ihrer Leidenssituation

Christa R. leidet seit vier Jahren an einer schweren AN vom restriktiven Typ (Größe: 1,72 Meter, Gewicht: 38 kg, BMI 12,8). Zuweisung der 19-Jährigen nach mehreren stationären Therapien, zuletzt während mehrerer Monate in einer Regionalklinik. Da in dieser Zeit kein Gewichtszuwachs erfolgte, wurde sie nach Hause entlassen. Während des Klinikaufenthaltes wurde die Patientin entmündigt, um die »belastende Einmischung der Eltern in die Behandlung« zu unterbinden (Zuweisungsbericht). Da die Patientin die Magensonde mehrmals herausriss, wurde sie chirurgisch durch Haut und Bauchwand gelegt (PEG, perkutane endoskopische Gastrostomie). Die Erstsitzung bei uns findet statt, nachdem sich die Eltern um eine ambulante Therapie beworben haben, »um nicht mit unserer schwer kranken Tochter alleine dastehen zu müssen«. Ehe ein erster Termin bei uns stattgefunden hatte, wurden mit (schriftlicher) Erlaubnis der Familie die vormaligen Fachleute kontaktiert, um interdisziplinäre Zusammenarbeit – das heißt insbesondere Anerkennung der Legitimität unterschiedlicher Kontexte und Perspektiven – zu erreichen und fachlichen Rivalitäten den Nährboden zu entziehen (es ist ja nie auszuschließen, dass im Rahmen einer Behandlungskette weitere stationäre Therapien notwendig sind). Zur Erstsitzung erschienen Eltern und Tochter gemeinsam und es ging vor allem darum, die Sichtweisen der Menschen anzuhören (Problembeschreibungen aus der Sicht der Betroffenen).

13 Der Patientin und ihrer Familie (Name anonymisiert) sei herzlich gedankt, dass sie die Erlaubnis gegeben haben, die Videoaufzeichnungen dieser ebenso dramatischen wie aufwendigen Therapie im Kongress- und Weiterbildungskontext zu Lehrzwecken zu verwenden. Mehrfach haben wir seit 2013 Rückmeldungen von Fachleuten erhalten, die sich unter dem Eindruck dieser Videoaufnahmen bzw. der darin zum Ausdruck kommenden systemisch-bindungsbasierten Therapiehaltung motiviert erlebten, sich in der ambulanten Praxis vermehrt Anorexie-Kranken therapeutisch anzunehmen.

THERAPEUT Wie alt sind Sie ..., ist es in Ordnung, wenn ich Christa sage? [Patientin bestätigt] Wie alt sind Sie?

CHRISTA Neunzehn.

THERAPEUT Neunzehn, mhm.

CHRISTA Seit vier Jahren habe ich das ..., diese Krankheit [längere Pause]. Und es ist so viel geschehen in dieser Zeit, vor allem Schlechtes, eigentlich nichts Gutes.

THERAPEUT Mhm, Sie haben viel durchgemacht in dieser Zeit [Pause], und ich habe beim Lesen der Akten den Eindruck gehabt, dass auch eine gewisse Verzweiflung bei den Ärzten vorhanden ist [Patientin stimmt nickend zu] in Anbetracht des Schweregrades der Erkrankung. Und wenn ich Sie jetzt so sehe, Christa, frage ich mich: Woher nehmen Sie die Kraft, das alles auszuhalten, durchzuhalten, vier Jahre lang?

CHRISTA (leise, schleppend, in brüchigem Tonfall, die Achseln zuckend) Ja, das frage ich mich auch ..., der Überlebenswille ..., ja, der Überlebenswille, dass man nicht stirbt [Pause]. Sonst wäre ich ja längst nicht mehr da, wenn ich aufgegeben hätte.

THERAPEUT Ja, das ist so, an dieser Krankheit kann man sterben, wenn man aufgibt. Und Sie sind eine Kämpferin! ... Ist es in Ordnung, wenn sich nun auch Ihre Eltern äußern? [Patientin stimmt nickend zu]

VATER Ja, es ist schlimm, es ist sehr schlimm, auch für uns. Und wenn man hört, dass es ein hoffnungsloser Fall sei ...

THERAPEUT Wer redet von einem hoffnungslosen Fall?

VATER Die Ärzte. Sie haben uns gesagt, das sei vergleichbar mit einer Krebskrankheit, wenn ein krebskranker Patient die Hoffnung aufgebe und die Therapie abbreche, wenn er die Therapie nicht mehr annehmen wolle, sich aufgebe, damit sei das vergleichbar [lange Pause]. Es ist jetzt schon vier Jahre her, es ist langsam gekommen, schleppend, und jetzt hat man die Kontrolle verloren. Und jetzt ist die Situation so, dass es auch uns mehr und mehr kostet. Es ist für uns halt unerträglich geworden. Bis jetzt hat man es irgendwie geschafft, hat selber ja nie Hilfe erhalten oder eingefordert. Es ging ja immer um Christa, wir haben für uns nie Hilfe in Anspruch genommen [längere Pause]. Und es greift jetzt alles an, es greift die Beziehungen an, und auch beim Sohn, den hat es jetzt auch angegriffen, er muss jetzt auch Hilfe haben. Deshalb haben wir uns gesagt: Jetzt muss etwas geschehen, sonst schaffen wir das nicht mehr. Wir müssen ja auch arbeiten gehen, wir können nicht 24 Stunden für die Tochter da sein, wir müssen zu unserem Leben schauen, sonst geht alles kaputt [lange Pause].

THERAPEUT Mhm, wenn die Reise weitergehen soll, in Richtung Verbesserung und Entlastung, ich meine, Gesundheit, so muss jetzt etwas geschehen, es muss sich etwas ändern, verstehe ich das richtig? [Der Vater stimmt zu, der Therapeut wendet sich fragend der Mutter zu.]

MUTTER Ja, das sehe ich auch so. Und Christa sagt, sie habe Kraft, aber diese Kraft muss man doch stärken, großmachen, und das ist jetzt unsere Frage. Wir wissen nicht, wenn wir Christa unterstützen, wenn wir ihr helfen, machen wir das so richtig, oder eher das Gegenteil? Stärken oder großmachen, oder wie auch immer, das ist unsere Frage. Wenn wir ihr jetzt so helfen, wie wir es tun, machen wir das Richtige? Oder eher das Gegenteil?

THERAPEUT Mhm, unterstützen Sie damit eher das Kranke, oder doch das Gesunde, das ist Ihre Frage?

MUTTER Ja, ich mache alles für Christa ... Alles andere wird hintangestellt. Also ich mache alles, ich bin präsent, alles andere kommt in zweiter Linie. Das ist das, was mein Mann sagen will. Christa kommt an erster Stelle, und mein persönliches Ding ist, ob das gut ist. Oder soll ich vielmehr sagen, das und so viel bin ich bereit zu machen, hier aber sind die Grenzen, und da sage ich, Vogel iss oder stirb. Das wäre mein Punkt ..., also Christa unterstützen, das ist für mich [zögerliche Pause] ehm, und das ist halt jetzt der Fall, dass Christa zu Hause ist, ehm, man hört ja auch ...

THERAPEUT (die Mutter zitierend) »Das ist für mich ... Christa unterstützen, das ist für mich?« Sie wollten noch etwas sagen ...

MUTTER Ja, es heißt, man solle eher so reagieren, dass man sagt: »So, wir haben jetzt alles für dich gemacht, zu mehr sind wir nicht bereit, schau jetzt selber!« Damit wissen wir nicht umzugehen.

THERAPEUT Aha, gut, darauf möchte ich gleich eine erste Antwort geben ... Wenn Sie hier in Therapie kommen, wird diese Frage nämlich eine zentrale Frage sein. Zum jetzigen Zeitpunkt ist es für mich selbstverständlich noch nicht möglich zu beurteilen, was es genau ist, was Ihrer Tochter Christa wirklich hilft. Das wird dann Christa selber am besten beurteilen können. Ich spreche jetzt eher im Allgemeinen, so im Sinn, was wir zu hören bekommen. In der Regel wünschen

> Betroffene ..., von dieser Krankheit Betroffene, dass die Eltern genau verstehen, was für ein Leid sie ertragen müssen, und dass Eltern ihnen Halt und Sicherheit geben. Aber das ist nicht so einfach, alles ist bei dieser Krankheit ja so ein bisschen widersprüchlich, paradox ... Nun, wir werden sehen [sich an Christa wendend], wie es bei Ihnen aussieht ... mhm ... [zum Vater gewendet] Sie haben noch von Ihrem Sohn gesprochen. Es würde mir helfen, etwas über ihn zu erfahren. Welche Art von Hilfe muss er beanspruchen?

Im Kapitel 7 beschreiben wir den Therapieprozess vom Erstkontakt bis zur Normalisierung des Gewichtes als einen Prozess in drei Schritten (vgl. »Ein Dreischritt«, Abschnitt 7.5). Der erste Schritt besteht darin, die Patientin als Expertin ihrer Leidenssituation anzusprechen.

Ein Beispiel dazu liefert der folgende Ausschnitt aus der zweiten Sitzung zusammen mit Christa unter vier Augen.

> CHRISTA (in sich gefallen sitzend, schluchzend) Die Eltern verstehen das eben auch nicht.
>
> THERAPEUT Das kann niemand verstehen, Christa, außer wenn man es selber erlebt.
>
> CHRISTA (schluchzend) Sie wissen nicht, dass ich nicht essen kann wegen der Gewichtszunahme. So kommt auch gleich der Vorwurf, du hast nicht zugenommen, du hast zu wenig gegessen. Sie wissen gar nicht, wie das ist ... Man macht es ja nicht absichtlich [längere Pause, Therapeut bietet ein Taschentuch an]. Jeden Tag, wo ich mich auf die Waage stellen muss, ist das der Horror für mich. Wenn's hinaufgegangen ist, ist es schlimm. Eigentlich, wenn's gleich bleibt oder runtergegangen ist, ist's gut [schluchzt, Pause] aber dann setzen die Eltern wieder mehr Druck auf und ich kriege größere Portionen und darf weniger spazieren gehen [Pause] das ist einfach ein Teufelskreis.
>
> THERAPEUT Das ist das richtige Wort, ja, das ist ein Teufelskreis [Patientin steht plötzlich auf, weil sie das Sitzen nicht mehr aushält, bleibt vor dem Therapeuten mit verschränkten Armen stehen; nach einer nachdenklichen Pause ...].
>
> THERAPEUT Was ich bieten könnte, Christa, das ist, den Eltern zu helfen, besser mit der Situation umgehen zu können [Patientin nickt]. Da bräuchte ich aber Ihre Hilfe, denn nur Sie wissen, wie sich die Eltern richtig oder eher falsch verhalten [Pause]. Was hilft Ihnen mehr?

Wenn sie sagen: »Iss jetzt, mach jetzt, tue jetzt!« Oder hilft es mehr, wenn sie sagen, sie machten sich Sorgen?

CHRISTA Eher wenn sie es so sagen ...

THERAPEUT Wie so sagen?

CHRISTA Sich um mich sorgen ...

THERAPEUT ... statt Befehle zu erteilen?

CHRISTA Ja.

Spontan und eher intuitiv als bewusst streicht Christa R. mit ihrer Antwort den Unterschied zwischen Eltern heraus, die in Sorge sind (und in ihrer Überforderung versuchen, Kontrolle zu übernehmen, die Befehle erteilen, die Arme verwerfen oder ohne Auftrag das Essen schöpfen etc.), und andererseits Eltern, die sich stattdessen feinfühlig um die Bedürfnisse ihrer Tochter sorgen. Letzteres, das Wahrnehmen der Bedürfnisse der Patientin und das angemessene und prompte Eingehen darauf, ist der Schlüssel zur Mitarbeit der Patientin. Damit verzichtet der Therapeut indessen explizit auf einen professionellen Wahrheitsanspruch betreffender Diagnose (aus dieser Sicht müsste er sagen: »Sie leiden an einer schweren Magersucht und ohne Gewichtszunahme riskieren Sie lebensgefährlichen Schaden«). Auch betreffend Therapiemaßnahmen hält er sich aktiv zurück (er unterlässt es zu sagen: »Wir müssen einen Weg finden, wo sich das Gewicht und das Essverhalten normalisieren können«). Stattdessen respektiert er die »Diagnose« der Patientin (überforderte Eltern, fehlende Sicherheit).

Rückblickend auf den Gesamtverlauf der Therapie bei Christa R. (es haben insgesamt 97 Sitzungen im Verlaufe von fünf Jahren stattgefunden) darf das Ergebnis angesichts des Schweregrades der Erkrankung als erfreulich positiv bewertet werden – Stand heute (2019): Die 24-jährige Patientin kann einen (sub)normalen BMI halten bei einigermaßen normalisiertem Essverhalten, ist sozial gut integriert, hat eine Handelsschule absolviert und vor Kurzem die Abschlussprüfung als Kauffrau bestanden, lebt vom Elternhaus abgelöst in einer kleinen Mietwohnung, hat einen Freund und steht vor dem ersten Stellenantritt. Gelegentlich konsultiert sie am aktuellen Wohnort eine (Einzel-)Therapie, die auf die Stabilisierung der Autonomie ausgerichtet ist.

5.5 Zusammenfassung

Unter dem Begriff »systemisch-bindungsbasiert« verstehen wir die Integration von Bindungswissen in das Konzept des Problem- und Therapiesystems. Für Bowlby waren die klinischen Erfahrungen in der Beratung von Familien mit psychisch belasteten Kindern und Jugendlichen der Ausgangspunkt für die Ideen und Konzepte, die schließlich in der Bindungstheorie ihren Ausdruck fanden. Berührungspunkte und konzeptuelle Parallelen mit der systemischen Sichtweise sind daher naheliegend.

Der Bindungstheorie entlehnte Ideen in unserer Arbeit fassen wir wie folgt zusammen (in Anlehnung unter anderem an Damen u. Betz 2009; Grossmann u. Grossmann 2012):

- *Soziale Interaktion:* Bindungsbeziehungen sind einerseits eine Quelle für intensive Gefühle, positive oder negative, sei es in der Therapiebeziehung, sei es in der Partnerschaft oder zwischen Eltern und Kindern. Anderseits funktionieren sie als Regulatoren und Organisatoren von starken Affekten (Angst, Wut, aber auch Begeisterung, Freude). Die soziale Interaktion ist das Medium der Bindungsbeziehung und der Psychotherapie schlechthin. Die Face-to-Face-Interaktion im Sprechzimmer ist dabei die (immer noch gewünschte) Norm, wobei sich mit der Entwicklung der künstlichen Intelligenz erst zeigen wird, wie weit »maschinengestützte« Interaktionen ebenfalls helfen können. Bis auf Weiteres denken wir allerdings, dass die sozial interagierende, »feinfühlige« Psychotherapeutin »aus Fleisch und Blut« nicht ersetzbar ist.
- *Perspektivischer Zugang:* Je nachdem, in welchem Kontext Fakten beurteilt werden, ergeben sich daraus unterschiedliche Perspektiven und Bedeutungen. Aus medizinisch-somatischer Sicht ist das Hungern bzw. Untergewicht einer Patientin Zeichen einer Fehl- und Mangelernährung, für die AN-Patientin indessen ist es eine Methode der Selbstberuhigung und Affektkontrolle (sekundäre Bindungsstrategie).
- *Zuwendung:* Die therapeutische Bindungsbeziehung ist gekennzeichnet durch eine von Respekt geprägte, »liebevolle« Kommunikation zwischen Patientin und Therapeutin (»liebevoll« schließt nicht aus, dass die Beziehung auch durch Konflikte

und Widersprüche belastet wird, im Gegenteil, das Beiwort charakterisiert eine Beziehung, die einer tragenden Eltern-Kind-Beziehung analog ist und sich unvermeidlichen Konflikten stellt, statt ihnen auszuweichen). In der Zuwendung ist auch das Prinzip der Feinfühligkeit enthalten im Sinne der Kontingenz: Die Therapeutin gibt nicht aktiv den Takt vor, sondern reagiert verstärkend im Sinne der »verbalen und nonverbalen Konditionierung« auf die Aktionen der Patientin. Die Patientin ist somit nicht passive Empfängerin, sondern gestaltet das Beziehungserleben selbstwirksam mit.

- *Sicherheit:* Der Patientin wird das Gefühl der Sicherheit und Kontinuität der Beziehung vermittelt; damit gewinnt sie eine Vorstellung von ihrer Therapeutin bzw. dem Therapiesystem als Quelle von Schutz, Trost und Wohlbehagen. Die Erfahrung der Therapiebindung als »sicherer Hafen« *(haven of safety)*, der zur Beruhigung der krankhaften Ängste (Gewichtsphobie) führt, soll eine unterscheidbare Alternative zum Hungern sein. Als »sichere Basis« bedeuten die Beziehungen im Therapiesystem den Ausgangspunkt für die Erkundung von sozialer Ungewissheit und Selbsterkenntnis (Mentalisierung).
- *Stressreduktion:* Die Therapeutin reguliert den Stress für die Patientin durch feinfühlige Nähe, Trost und Unterstützung. Infolgedessen kann die Patientin die Angst und das Unbehagen überwinden und schneller zu einer positiven Stimmungslage zurückkehren (Funktion eines »externen Stressverarbeitungsorgans«).
- *Explorationsunterstützung:* Die Therapeutin bzw. das Therapiesystem dient als Sicherheitsbasis *(secure base)*, von der aus die Ambivalenz und Unsicherheit reflektiert wird. Bei zu viel Unsicherheit wird die Therapiebeziehung zum sicheren Hafen.
- *Assistenz:* Die Therapeutin steht der Patientin und ihren Angehörigen auch dann zur Verfügung, wenn sie an die Grenzen ihrer Möglichkeiten geraten. Bindungsbeziehungen haben von der Kindheit bis ins hohe Alter die Funktion von externen Organisatoren vor allem negativer Gefühle, sodass die auslösenden, affektiv überfordernden Situationen angemessen bewältigt statt vermieden werden.
- *Bindungslernen:* Bedeutet, dass man mit Anstrengung Ziele verfolgt, die man für wichtig genug hält, dass sie verfolgt werden.

Dieses Lernen vermitteln Bindungspersonen; diese Verbindlichkeit der eigenen Anstrengung, die dann feinfühlig honoriert wird, ist das Fundament des Aufbaus eigener Interessen[14].

- *Selbstverpflichtung zur Exposition mit der Gewichtszunahme:* Der Prüfstein für ein Therapiesystem bei der AN ist die erfolgreiche Exposition mit der Gewichtszunahme und schließlich die Gewöhnung an ein Normalgewicht. In den meisten Fällen – wenn nicht immer – ist die Habituation an das Normalgewicht die notwendige Voraussetzung für die Normalisierung des Essverhaltens, der Körperwahrnehmung und der Autonomieentwicklung. Um den störungsimmanenten »Widerstand« gegen eine Gewichtszunahme zu überwinden, braucht es einen »äußeren« Druck (wenn es diesen nicht braucht und eine Patientin »einsichtig« das Normalgewicht erreicht, ist kaum von einer AN die Rede). Im Unterschied zum Zwang (z. B. Zwangseinweisung) streben wir die *Selbstverpflichtung* der Patientin an, indem sie die Wahl zwischen stationärer und ambulanter Therapie hat, während die Eltern im Auftrag ihrer Tochter dafür sorgen, dass die Verantwortung auch wahrgenommen wird (zentrale Bedeutung kommt dabei dem elterlichen Glaubwürdigkeitskredit zu – es spricht für sich, dass mit ganz wenigen Ausnahme AN-Patientinnen im akuten und subakuten Stadium den ambulanten Weg zusammen mit den Eltern gehen wollen; sind sie bereits aus dem Elternhaus ausgezogen, so kehren sie nicht selten für die Therapie dahin zurück).

14 Klaus Grossmann, mündliche Mitteilung anlässlich eines Seminars am ZSB Bern, 2006.

6 Klinische Anforderungen an ein Modell

Aufgabe der Psychotherapie ist es, dem Patienten diejenigen Lernerfahrungen zu vermitteln, die nach gründlicher Abklärung einen günstigen Einfluss auf seine Probleme ausüben würden, d. h. auf diejenigen neuronalen Strukturen, die seinen Problemen zu Grunde liegen.

Klaus Grawe (2004, S. 22)

Es macht »einen Unterschied, ob man eine Familie mit einem 12-jährigen, nur leicht untergewichtigen Mädchen ambulant in einer Beratungsstelle sieht oder ob man eine 25-jährige, seit Langem kachektische (ausgemergelte) Magersüchtige, die schon über Jahre wenig Kontakt zu ihrer Herkunftsfamilie hat, in einer Klinik behandelt« (Weber u. Stierlin 1989, S. 88). Und im gleichen Sinn unterscheidet sich eine Patientin, die sich im Zustand phobisch-restriktiver Angstvermeidung befindet und sich jeglicher Nahrung enthält, erheblich in ihren motivationalen und störungsspezifischen Bedürfnissen von einer anderen, deren einzige Lebensfreude im allabendlichen Ess-Brech-Ritual besteht. Gerade diese chamäleonartige Symptomatik bei der AN, die möglicherweise mit den multifaktoriellen Gegebenheiten ihrer Genese in Zusammenhang steht, verlangt eine auf die individuelle Fallsituation angepasste und phasenspezifische diagnostische Einordnung. Was die erfolgreichen Therapieansätze bei Essstörungen betrifft, ist vor diesem Hintergrund umso erstaunlicher, dass sie trotz des facettenreichen Erscheinungsbildes unübersehbare Parallelen aufweisen, indem sie die eine oder andere oder mehrere von folgenden Perspektiven einnehmen:

- *Medizinisch-somatische und ernährungstechnische Perspektive:* korrekte Diagnose, Differenzialdiagnose (Ausschluss somatischer Ursachen der Symptome), Lebenserhaltung, Realimentation, Monitoring der somatischen Parameter.
- *Systemisch-familientherapeutische Perspektive:* komplexitätsgerechter Therapiekontext, familienbasierte Ressourcen für die Optimierung von Motivationsprozessen im Problem- und Therapiesystem.
- *Bewältigungsorientierte Perspektive (kognitiv-behavioral):* Verhaltensübungen bzw. »Aushalten« sinnlich-korrektiver Erfahrun-

gen (Exposition mit Gewichtszunahme, Normalisierung des Essverhaltens und der Körperwahrnehmung), Erlernen von Sozialfertigkeiten.
- *Klärungsorientierte Perspektive (kognitiv, systemisch, psychodynamisch):* realistische Einschätzung der (Entwicklungs-)Probleme »hinter« der Essstörung (nicht zu verwechseln mit der Suche nach kausalen Ursachen), Auf- und Durcharbeiten bisher vermiedener Inhalte zwecks Stärkung des Selbstwertgefühls.

6.1 Ein klinisches Hexagon

Da bei Essstörungen die selbstauferlegte Mangelernährung – unabhängig von primär seelischen Faktoren – perpetuierenden Einfluss auf den Störungsverlauf nimmt (Garfinkel a. Kaplan 1985), dienen alle therapeutischen Maßnahmen (Abb. 4) vordringlich der *Lebenserhaltung und Wiederherstellung einer gesunden Ernährungssituation.*

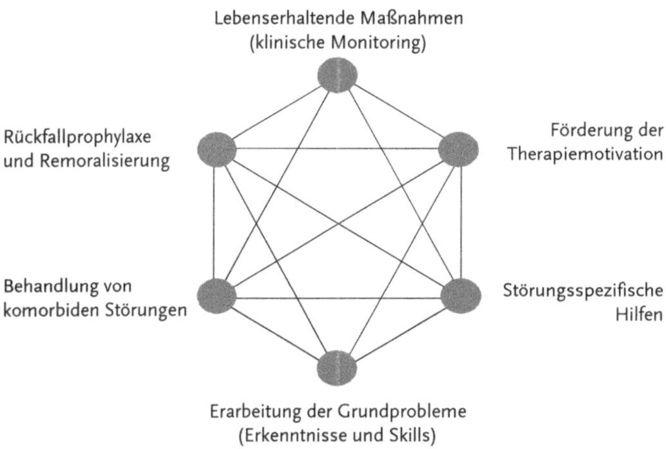

Abb. 4: Ein klinisches Hexagon (aus: Liechti 2007).

Des Weiteren sind die *störungsimmanenten Compliance- und Motivationsprobleme* und daraus resultierende Therapieverweigerung und -abbrüche zu beachten, die als relevante Prädiktoren für eine schlechte Prognose gelten (Steinhausen 2005). Aber auch der Stellenwert eines realistischen Heilungsbegriffs ist zu berücksichtigen, indem gezeigt werden konnte, dass sich das Ziel einer »umfassenden Heilung« nicht mit den Bedürfnissen der Klientinnen deckt (Pettersen a. Rosenvinge 2002). Diese erleben eher konkrete und auf die *spezifischen Störungssymptome* abzielende Hilfen als nützlich. Schließlich drängt sich ein psychodynamischer und/oder Skill-orientierter Fokus auf, wenn es um die *Entwicklungsprobleme »hinter« der Essstörungssymptomatik* geht, die im Zusammenhang mit pathologischen Erwartungen und Beliefs (Überzeugungen, vgl. Weiss a. Sampson 1986) bzw. mit unzureichenden Fähigkeiten im Umgang mit diesen Problemen stehen (Jacobi, Paul u. Thiel 2004). *Komorbidität* und *Rückfallprophylaxe* sind weitere Aspekte, die zu einem Psychotherapiemodell – welcher Schulenprovenienz auch immer – gehören, sodass sich ein Hexagon der Therapie ergibt. Im Folgenden gehen wir kurz auf diese sechs Aspekte ein.

6.1.1 Lebenserhaltende Maßnahmen

Stationäre Therapie erleichtert das psychosomatische Monitoring (Realimentation, Elektrolytkontrollen, Substitutionstherapie). Eine Indikation dazu besteht bei jeder Form einer Lebensgefährdung (Knölker, Mattejat u. Schulte-Markwort 1997; AWMF-online 2019, S. 142), so bei:

- massivem Gewichtsverlust (auf unter 25 % des Normalgewichts), kritischem Untergewicht, keiner ausreichenden Flüssigkeitszufuhr, häufigem Erbrechen;
- fehlender Gewichtszunahme trotz intensiver ambulanter Therapie;
- weitreichenden somatischen Komplikationen, Suizidgefahr,
- Komorbidität mit schwerwiegenden anderen psychiatrischen (Persönlichkeits-)Störungen,
- sozialer Isolation, schwerwiegenden familiären Problemen, die einen Gesundungsprozess massiv behindern und nicht innert nützlicher Frist im Rahmen der Therapie überwunden werden können (nicht zu verwechseln mit dem AN-assoziierten Problemsystem),
- ausgeprägter Selbstverletzungstendenz.

Diese Indikationen ausgenommen, ist indes der Stellenwert der Spitalbehandlung empirisch nicht geklärt, und es fehlen eindeutig gesicherte Daten als Grundlage für die evidente Settingwahl (ambulant, teilstationär, stationär bzw. Einzel-, Familien-, Gruppentherapie) wie auch für die Therapieform im Einzelfall. Bisherige Ergebnisse sprechen für eine vergleichbare Wirksamkeit von ambulantem und (teil)-stationärem Setting (Kennedy a. Garfinkel 1992; Gowers et al. 1994). Tatsächlich konnte in einer umfangreichen Metaanalyse gezeigt werden, dass stationäre Verhaltenstherapie zwar erfolgreich Symptome reduziert, bei der Umsetzung in die alltägliche Praxis aber große Mängel festzustellen sind (Kupper-Horster, Kupper a. Engel 1997). Daher wird in der Literatur bis heute primär das ambulante oder tagesklinische Setting empfohlen, sofern nicht triftige Gründe für die Klinikaufnahme sprechen (Gerlinghoff u. Backmund 1995; Reich, Witte-Lakemann u. Killius 2005, Steinhausen 2005, Legenbauer 2015). Auch bei klarer Indikation für die Verordnung einer stationären Therapie ist zu bedenken, dass sie bei Kindern und Jugendlichen mit Risiken einhergeht:

- Entwicklung von *psychologischer Reaktanz* wegen impliziter oder expliziter Einengung der Wahlfreiheit (Brehm 1966; Dickenberger Gniech u. Grabitz 1993); typische Reaktanzfolgen: Pseudokooperation, »Sichhinausfressen«, »Drehtürpsychiatrie« und innerer Rückzug.
- Bei jüngeren Klientinnen besteht ein erhebliches *Entwurzelungsrisiko,* z. B. Entzug der Bindungspersonen als Folge der »Parentektomie«, Verlust von Peerkontakten und der gewohnten Umgebung.
- *Ausgrenzung von Ressourcen* (z. B. Bindungs- und Fürsorgeengagement der Eltern).
- Implizite *Medizinalisierung:* Die Spitalbehandlung vermittelt die (nicht immer berechtigte) Botschaft an die Angehörigen, dass das Problem unter Kontrolle ist.
- Eine Art des *Hospitalismussyndroms* bei längerem Spitalaufenthalt als Ergebnis eines Schonmilieus (Abschottung gegen realistische Lebenserfahrungen).

Gerade bei jüngeren Patientinnen, die noch in ihrer Herkunftsfamilie eingebunden sind, ist eine primär stationäre Therapie sorgfältig gegenüber dem ambulanten (Familien-)Setting abzuwägen, dies umso mehr, als sich Therapien über längere Zeit, oft über Monate bis Jahre erstrecken können. Insbesondere sollte, ehe gleich eine stationäre Therapie angeordnet wird, durch geschulte Fachleute abgeklärt werden, ob möglicherweise die angeblich den Gesundungsprozess behindernden »familiären Einflussfaktoren« Ausdruck des Problemsystems sind. In unserer Wahrnehmung werden durch dieses Missverständnis allzu oft für den Heilungsprozess nützliche familiäre Ressourcen vergeben. Selbstredend sind in jedem Einzelfall medizinische, ernährungsphysiologische, Bindungs- und Kontrollbedürfnisse sorgfältig aufeinander abzustimmen. Therapeutisches »Einzelkämpfertum« ist zu vermeiden. Zweifelsohne sind die besten Voraussetzungen dann geschaffen, wenn zwischen der Familie sowie den Fachleuten im ambulanten und stationären Setting eine allseits anschlussfähige und konzeptuell gut verträgliche effiziente Strategie umgesetzt wird.

6.1.2 Therapiemotivation als therapeutische Herausforderung

> »Wie kann die Wirkung der Psychotherapie verbessert werden? Befolgen Sie die empirischen Erkenntnisse; folgen Sie dem, was zum psychotherapeutischen Ergebnis beiträgt. Nutzen Sie zunächst die Ressourcen und Selbstheilungskräfte des Patienten; betonen Sie die therapeutische Beziehung und die sogenannten gemeinsamen Faktoren. Wenden Sie forschungsunterstützte Behandlungsmethoden an; wählen Sie Therapeuten aus, die interpersonell kompetent und klinisch motiviert sind, und passen Sie all das an die Eigenschaften, die Persönlichkeit und die Weltanschauungen des Patienten an. Dies, nicht einfach eine Behandlungsmethode, die auf eine bestimmte Störung abgestimmt ist, maximiert den Erfolg« (John C. Norcross a. Michael J. Lambert 2011, p. 13; Übers.: JL).

Die Psychotherapie hat grundsätzlich folgendes Wunschszenario eines Therapieverlaufs: Die Patientin zeigt hohe Therapiemotivation, angestoßen durch einen starken Leidensdruck »auf Grund von wahrgenommenen unangenehmen Veränderungen im eigenen Erleben und Verhalten« (Michalak, Grosse Holtforth u. Veith 2005, S. 69). Sie hat Einsicht in die Notwendigkeit, Hilfe in Anspruch zu nehmen. Sie hat eine gut ausgebildete und erfahrene Psychotherapeutin mit gutem Namen gefunden, die fähig ist, ihr sichere Bindungserfahrungen zu ermöglichen und mithin das Gefühl zu geben, mit ihren Problemen am richtigen Ort zu sein. Es entsteht eine sichere Basis für die weitere Exploration (therapeutische Allianz, vgl. Orlinsky a. Howard 1986; Grawe, Donati u. Bernauer 1994; Hubble, Duncan u. Miller 2001; Znoj 2005). Darin fühlt sich die Patientin geborgen, akzeptiert und in ihrem Selbstwert gestärkt. Es werden zumutbare, wirksame und angemessene Ziele ausgehandelt. Um sie zu erreichen, gelangen evidenzbasierte

Therapiemethoden zum Einsatz. Gleichzeitig kommen allgemeine Wirkfaktoren zum Tragen: Therapiebeziehung, Erfolgserwartungen, motivationale Klärungen, Ressourcenstärkung, Mobilisierung der Selbstheilungssysteme usw. (Norcross a. Lambert 2011; Pfammater u. Tschacher 2012; Pfammater, Junghan u. Tschacher 2012). Die engsten Angehörigen sind auf Wunsch der Patientin in die Therapie einbezogen und fühlen sich verstanden. Sie tun, was getan werden muss, und sie lassen, was nichts bringt. Feinfühlig von der Therapeutin durch die Therapie geleitet, arbeitet das Ensemble konsequent an den Zielen, die alle als bedeutsam erleben und die perfekt in die unterschiedlichen Selbstsysteme passen. Zwischen Hilfesuchenden und Fachleuten hat sich ein optimales Matching in Bezug auf spezielle Merkmale, Persönlichkeit, Weltanschauung und Projekt ergeben. Ermutigend ist zudem, dass die sukzessive Zielerreichung auf allen Seiten ein bislang unbekanntes Erleben eigener Wirksamkeit erzeugt. Das Experimentieren mit neuen Optionen (Bedürfnisklärung, Problemlösen, Autonomie etc.) verschafft der Patientin positive Gefühle (Freude, Heiterkeit, Gelassenheit) und eine wohltuende Distanz zu den bisherigen Problemen. Grosso modo lässt das Ergebnis der Psychotherapie nichts zu wünschen übrig. Nach zwölf Sitzungen haben sich bei der Patientin und ihren Angehörigen der Leidensdruck auf ein Minimum reduziert und die Zuversicht auf ein realistisches Optimum eingependelt. Nebenbei: Die Nachuntersuchungen (Katamnese) haben die Stabilität des Erfolges voll bestätigt, indem sich die erreichten positiven Veränderungen über die Zeit als nachhaltig erwiesen.

Wer sich therapeutisch auf die AN einlässt, sieht sich in der klinischen Praxis weit von diesem Idealszenario entfernt. Folgende Faktoren tragen dazu bei, dass jede AN-Therapie zu einer großen Herausforderung wird (Vandereycken a. Vanderlinden 1983; Strauss u. Schmidt 1997; Legenbauer u. Vocks 2006):

- Niedrige Therapiemotivation bzw. störungsimmanente Motivations- und Compliance-Probleme sind bei der AN nicht Ausnahme, sondern die feste Regel, und sie bilden den Dreh- und Angelpunkt für die Bewährung eines jeden Therapiemodells.
- Ein übersteigertes Kontrollbedürfnis und ein daraus resultierendes hohes Ambivalenz- und Reaktanzniveau sowie
- eine ausgeprägte Krankheitsverleugnung (wie im Abschnitt 2.3.3 erwähnt, wird im DSM-V und ab 2023 auch im ICD-11

auf Schuldgefühle erzeugende Begriffe verzichtet; anstelle der »Krankheitsverleugnung« benutzen wir die Bezeichnung: Vermeidung der Wahrnehmung, krank zu sein).

- Eine exzessive Fixierung auf Kalorien, Essen und Figur,
- unsichere Bindungsmuster und
- starvationsbedingte (hungerbedingte) Einschränkungen der Körper- und Mentalfunktionen erschweren die Therapie.
- Demoralisiertes Umfeld und infolgedessen zunehmende Zementierung des Glaubens, »es ist chronisch«.

Dass es anspruchsvoller und weniger von Erfolg gekrönt ist, mit feindseligen, dominanten oder extrem verschlossenen Menschen Kontakt aufzunehmen als mit offen-charmanten, kooperativen oder freundlich-submissiven, ist in der Praxis evident und empirisch gut belegt, und die Frage, wie es Therapeutinnen denn mit den interaktionell »schwierigen« Patientinnen halten, wird auch als »Gretchenfrage für Therapeuten« bezeichnet (Caspar 2005).

Im Rahmen von Workshops und Seminaren zum Thema der ambulanten AN-Therapie haben wir von Kollegen immer wieder die Klage vernommen, wie anspruchsvoll es sei, mit diesen Patientinnen in der ambulanten Praxis zu arbeiten. Meist nur oberflächlich oder überhaupt nicht motiviert für eine Therapie, zeigten sie sich überangepasst, stets lächelnd und zugleich stur und uneinsichtig oder dann apathisch und unverbindlich beziehungsweise euphorisch, impulsiv, launisch oder feindselig. Die schwierigen Beziehungserfahrungen verleiten offenbar ganz besonders zur Fehldiagnose »Borderline-Störung«, obwohl wissenschaftliche Studien den Mythos »Essstörungen gleich Borderline« längst widerlegt haben. Meist sei die Diagnose »Borderline« eher Ausdruck einer affektiven Reaktion des Therapeuten auf die interaktionellen Schwierigkeiten und weniger das Ergebnis von rationalen, diagnostischen Erwägungen, schreibt sinngemäß der Borderline-Skeptiker George Eman Vaillant (1992): »Es ist der Beginn von Weisheit, nie einen Patienten als ›Borderliner‹ zu bezeichnen« (S. 117; Übers.: JL). Diese Aussage ist vielleicht zu apodiktisch und eher provokativ gemeint; denn bei sorgfältiger Verwendung kann auch die Diagnose »Borderline« einem Patienten helfen, chaotisches und bedrohliches (Impuls-)Erleben einzuordnen (abgesehen davon, dass es heute dazu passende Therapien gibt).

Beispiel 24: Romina K. – Lösungen entlocken

Falls es zutrifft, »dass die Veränderung motivationaler Vermeidungsschemata die hohe Schule der Psychotherapie ist« (Grawe 2004), so ist die Gestaltung der Beziehung mit Menschen wie Romina der passende Prüfstein dazu.

Erstsitzung mit der bubenhaft wirkenden, deutlich untergewichtigen Romina K., 17, und ihren Eltern, beides Ärzte, die wegen des Gewichtssturzes bei ihrer Tochter von 12 Kilo innerhalb weniger Wochen in großer Sorge sind. Bei der Begrüßung gibt Romina dem Therapeuten nur auf Aufforderung der Mutter und zögerlich-widerwillig die Hand, ohne dabei den angebotenen Blickkontakt aufzunehmen (man kennt diese eigenartige, von peinlicher Berührung und latentem Ärger begleitete Situation, wenn eine Mutter ihre jugendliche Tochter auffordert, dem Herrn Doktor das Händchen zu geben, wo diese sich eigentlich entschieden hat, genau das nicht zu tun). Rominas Haltung wirkt abweisend-gehemmt und gleichzeitig auch verloren. Damit drückt sie aus, was sie von dieser ersten Begegnung erwartet (gewiss wäre sie ohne Vermittlung der Eltern gar nicht hier). Im Umgang mit einer Vermeidungshaltung liegt das Risiko für den Therapeuten darin, dass er das aktive oder passive Aversionsverhalten des Gegenübers grundlos persönlich nimmt, statt zu erkennen, dass dabei nicht er als Individuum, als Person bewertet wird, sondern die bedrohliche, Angst auslösende Situation. Eine häufige und gerade bei unerfahrenen Fachleuten verbreitete Fehleinschätzung liegt in der Annahme, es gehe in der Erstsitzung um Inhalte (Wie sehen Sie das Problem? Was sind die Ziele? Usf.). Natürlich geht es immer auch um Inhalte, doch das Primat haben die Emotionen. Die Inhalte stellen vorerst die Vehikel dar, um den Hilfesuchenden ein Gefühl der Sicherheit zu geben. Andernfalls landet der Dialog schneller, als der Fachperson lieb ist, in der Sackgasse (Motto: »Vermeidung und offene Fragen werden sich niemals vertragen«).

Therapeut (zu Romina, nachdem die Eltern ihre Geschichte erzählt haben) Wie sehen denn Sie die Situation?

Romina (ohne Blickkontakt, leise, abweisend) Ich weiß nicht [Stille].

Therapeut (noch voller Optimismus, immerhin ist Romina 17, kein Kind mehr, also es gilt, Unterschiede in Richtung Autonomie zu entwickeln) Sehen Sie die Situation ähnlich wie die Eltern ... oder haben Sie eine andere, eine eigene Vorstellung?

Romina (nach einer Pause und die Mutter mit dem Blick suchend) Ich weiß nicht [Stille, man hört ihre Armbanduhr ticken].

Therapeut (der Optimismus schwindet) Gut, Romina, Sie sind ja erwachsen, möchten Sie sich zur Situation äußern?

Romina (kaum verständlich) Ich weiß nicht.

Therapeut (zu Romina, verunsichert) Also ich finde, eh ... Wissen Sie, hier darf sich jeder äußern ... [Die Eltern rutschen auf den Stühlen hin und her.]

Therapeut (lähmende Stille, zu Romina, leicht verärgert) Mit 17 sollten Sie doch eine Meinung haben, oder nicht?

... und so fort (der Therapeut verheddert sich zunehmend in einer Spirale von Aussagen und Reaktionen, die den Eltern Anlass geben, ihre Tochter in Schutz zu nehmen).

Eine latent aversiv gestimmte Patientin zur Kooperation zu ermahnen, ist ebenso vergeblich, wie einen depressiv gestimmten Patienten zu ermuntern, seine Situation positiver zu sehen (»Das haben Sie doch gut gemacht!«, »Betrachten Sie das doch mal von der positiven Seite her!«). Falls es zutrifft, dass »viele (die meisten?) der als psychopathologisch identifizierten emotionalen und zwischenmenschlichen Muster in Wirklichkeit aktive, kompetente Bewältigungsstrategien eines Individuums in der Auseinandersetzung mit seiner oder ihrer Umwelt« darstellen (Marvin 2003, S. 112, Sameroff 1989 zitierend), so ist es die Aufgabe der Fachperson, sich die Umwelt vor Augen zu führen, in welcher das aktuelle Verhalten einer Patientin eine Überlebensfunktion innehat. Mit »Umwelt« ist allerdings nicht allein das, was wir mit unseren Sinnen wahrnehmen, gemeint, sondern vor allem das, was wir in unserem Hirn daraus machen (Mentalisieren). So gesehen reagiert Romina möglicherweise nicht auf das reale Hier und Jetzt des therapeutischen Beziehungsangebots (ohne Zweifel ein Hilfsangebot), sondern auf ihr Erwartungsgefühl, dass sich hier gerade eine sehr bedrohliche Situation zusammenbraut. Statt Rominas Aversion persönlich zu nehmen und sich dadurch – wie im Verbatim ausgedrückt – in der Spirale feindseliger Selbsterfüllung wiederzufinden, sollte der Therapeut einen Bedeutungskontext herstellen, der ihr die dazu notwendige Sicherheit bietet, sich ohne Angst vor Kontrollverlust auf neue Erfahrungen einzulassen.

In Charles Dickens *Weihnachtsgeschichte* (vgl. Dickens 2017) macht die an sich fröhliche Weihnachtszeit den notorischen Geizkragen Scrooge nur noch geiziger. Seine habgierige Kaltherzigkeit ist der Mantel, der ihn vor Gefühlen schützt, die er als Bedrohung erlebt. Erst nachdem ihn im Schlaf drei Geister mit seinen negativen Eigenschaften (Hartherzigkeit, Gier und Geiz) und deren Auswirkungen auf sein zukünftiges Leben konfrontiert haben, bessert er sich. Mit andern Worten, die »Therapie-Geister« haben ihm im Traum neue Wege aufgezeigt, die in ihm bereits vorhanden waren, die er aber im bisherigen Leben nicht als lohnenswert bzw. als Bedrohung empfunden hat. Analog dazu liegt die Aufgabe des Therapeuten nicht im Pflügen neuer Wege durch Unbekanntes, sondern im Aufzeigen von bereits Vorhandenem, aber bisher nicht Gewagtem:

> »Im Ansatz der motivorientierten Beziehungsgestaltung werden die Interventionen so angelegt, dass sie beim Patienten in komplementärer Weise zu bedürfnisbefriedigenden Erfahrungen führen und nicht zur Aktivierung von Vermeidungszielen beitragen« (Herpertz u. Caspar 2017, S. 65).

Eine nachhaltige Lösung des Problems kommt meistens von der Patientin selbst. Die Aufgabe des Therapeuten besteht darin, *einen Kontext zu kreieren*, der ihr die darin passende Lösung *entlockt*. In ähnlicher Weise hilft man Kleinkindern, ihr erstes Puzzle zu legen, indem man auf den klaffenden Umriss zeigt und damit die Neugierde weckt, das passende Positivteil zu finden (zu dumm nur, wenn ausgerechnet dieses verloren ging). So geschaut sind Psychotherapeuten auch »Lösungsentlocker«, indem sie neue Sichtweisen ins Spiel bringen und Hilfesuchenden dabei assistieren, dazu passende Lösungen zu erkennen.

Romina K.; eine Variante, die weiterführt:

Therapeut (zu den Eltern, nachdem sie ihre Geschichte mitgeteilt haben, in ruhigem Tonfall) Es könnte sein, ja vielleicht ist es so, vielleicht auch nicht, aber möglich ist es, dass es für Romina extrem schwierig ist, hierherzukommen, ja es könnte sein, ich meine grundsätzlich, ohne Romina etwas unterstellen zu wollen, dass sie von großen Ängsten geplagt ist, Ängsten, unguten Gefühlen oder wie man das immer nennen will. Es ist bemerkenswert, wenn ein junger Mensch sich trotzdem einer schwierigen Situation stellt, und es könnte unsere Aufgabe sein, möglichst deutlich zu machen, dass hier nichts über den

Kopf von Romina befohlen wird. Romina ist die Expertin, sie ist die Expertin ihrer eigenen Situation, die sie selber am besten kennt, und nur sie weiß, wie es in ihrem Innern tatsächlich aussieht – das gilt ja auch für Sie und für mich –, und vielleicht wird Romina auch einmal darüber sprechen wollen. Doch das wird sie selbst entscheiden.

ROMINA (wirkt leicht verunsichert)

MUTTER Ja, wir haben keine Ahnung, wie wir damit umgehen sollen. Romina verspricht, dass sie essen will, aber das Gewicht geht ständig weiter nach unten ...

THERAPEUT (zu Romina, ohne den Blickkontakt zu forcieren) Es könnte ja sein, dass wir einfach zu wenig genau verstehen, was *wirklich* in Ihnen vorgeht, ich meine, was Sie da durchmachen müssen ... [Romina sitzt vornüber gebeugt, die Hände auf den Knien.] Darf ich fragen, Romina, wenn sich auf Ihren Knien je ein Lämpchen befände, so mit einem Knopf nebendran, und das Lämpchen der linken Hand würde heißen: »Die wissen nicht wirklich, was ich aushalten muss«, und das Lämpchen der rechten Hand: »Doch, die haben's ganz gut begriffen«, welches von beiden würde gerade *jetzt* aufleuchten?

ROMINA (bewegt die Finger der linken Hand und blickt unsicher zu den Eltern)

THERAPEUT Mhm. Danke. Das ist sehr ehrlich von Ihnen. Und ich denke, auch Ihre Eltern sind dankbar, darüber sprechen zu dürfen, ohne sich schuldig zu fühlen. Viele Eltern fühlen sich schuldig und wissen nicht, dass das niemand verstehen kann, der es nicht selber durchmacht. Genau das entspricht auch meiner Erfahrung. Nur wer es selbst erlebt, kann es verstehen. Nur Sie, Romina, wissen, wie's wirklich ist. Und daher sind wir auch darauf angewiesen, dass Sie uns helfen ... [Zu den Eltern] Verletzt es Sie, wenn ich behaupte, niemand könne diese Gefühle verstehen, die Romina dazu bringen, sich so zu verhalten, wie sie sich verhält?

VATER (die Mutter weint) Nein, es verletzt mich nicht, im Gegenteil, ich bin sehr froh, mehr darüber zu erfahren, denn tatsächlich kann man das nicht verstehen ... Und wir möchten Romina nicht unrecht tun ...

THERAPEUT (zum Vater) Ja, genau. Ich sehe das auch so. [Zur Mutter] Und Sie? [Übergibt ihr eine Schachtel mit Taschentüchern.]

MUTTER (sich schnäuzend und die Augen trocknend) Ja, ich bin auch froh, es fällt wie eine Last von mir, wenn ich höre, dass man das nicht verstehen kann ... Weil, ich habe so starke Schuldgefühle, dass ich

Romina nicht verstehe, dass ich was falsch gemacht habe, weil ich denke, als Mutter müsste ich sie doch verstehen, aber sie lässt mich spüren, dass ich sie nicht verstehe … Das ist so widersprüchlich, weil, andererseits lässt sie mich nicht aus den Augen und folgt mir auf Schritt und Tritt … Ich bin froh, dass ich es gar nicht verstehen kann, irgendwie hilft mir das, ja, das hilft mir.

THERAPEUT (zu Romina, ohne den Blickkontakt zu forcieren) Darf ich Sie etwas fragen?

ROMINA (mit scheuem Blick zum Therapeuten) Mhm.

THERAPEUT Darf ich davon ausgehen, dass Sie es mir sagen, wenn Sie lieber nicht antworten möchten?

ROMINA Mhm. Ja.

THERAPEUT Gibt es jemand, gibt es Menschen, vielleicht auch unter jenen, die jetzt nicht hier sitzen, von denen Sie glauben, dass sie genau verstehen, was Sie durchmachen müssen mit diesen schwierigen Gefühlen? Was Sie aushalten müssen?

ROMINA (schüttelt den Kopf) Nein. Ich glaube nicht. Ich glaube nicht, dass man das verstehen kann, wenn man es nicht selber erlebt.

THERAPEUT Mhm. Das erleben die meisten so, die das durchmachen müssen, das höre ich oft … Wie würden Sie diese Gefühle, inneren Zustände – oder was auch immer – beschreiben, benennen, die man von außen nicht verstehen kann?

ROMINA (leise) Unsicherheit … Angst. Manchmal weiß ich es selber nicht.

Der Therapeut kreiert durch explizite Zuschreibung der Kontrollhoheit an Romina einen Bedeutungskontext, der ihr Äußerungen »entlockt«, die einen Pfad der Kooperation eröffnen. Das erlaubt den Eltern ihrerseits, sich Rominas Gefühlen gegenüber zu öffnen und ihr Verständnis entgegenzubringen, ohne sie gleichzeitig zum Essen aufzufordern. Es markiert den Beginn eines Austauschprozesses, in dem auch die Verantwortungen zwischen Eltern und Tochter neu definiert werden. Die Eltern lernen einerseits, eigene Gefühle besser zu erkennen und auszudrücken, andererseits aber auch zu unterscheiden, welche Verantwortung sie zu übernehmen gedenken und welche nicht. Romina sieht sich herausgefordert, Selbstverantwortung zu übernehmen und zu entscheiden, was das für sie bedeutet.

6.1.3 Störungsspezifische Hilfen – Hilfen für die Symptombewältigung

Störungs- und bewältigungsorientierte Modelle der Verhaltenstherapie entfalten ihre Wirkung unter den Bedingungen einer guten Therapiemotivation. Ausgehend vom »Angstreduktionsmodell« lassen sich folgende Ziele ableiten (Böse, Beisel u. Geissner 2005):

- Aufbau eines normalen Gewichts bzw. Abbau der Angst vor Gewichtszunahme (das »Aushalten« eines höheren Gewichts wird meist als Habituationseffekt interpretiert)
- Aufbau eines angemessenen Essverhaltens (Verzicht auf Diät, Abbau der Angst vor »verbotenen« Nahrungsmitteln, ausgewogene Ernährung, strukturiertes Essverhalten, Wahrnehmung von Hunger und Sättigung)
- Aufbau einer realistischen und angstfreien Wahrnehmung und Bewertung der eigenen Figur und des Gewichts
- Verringerung des Einflusses von Belastungen auf das Essverhalten (Auflösen der Verknüpfung Stress und Hungern)

Essstörungsspezifische Expositionsübungen können, wie das folgende Beispiel zeigt, auch im Paar implementiert werden, sodass für beide Partner neue sinnliche Erfahrungen möglich sind.

Beispiel 25: Fabiola B. – Die Freiheit der Entscheidung

Die erste Manifestation der AN zeigte sich bei Fabiola B. im Alter von 18 Jahren mit einem »foudroyanten« (blitzartigen) Gewichtsverlust bis auf 39 kg bei einer Größe von 176 cm (BMI 12,6). Anschließend erfolgte eine stationäre Behandlung mit schrittweiser Gewichtszunahme bis auf 52 kg. Im Verlaufe des folgenden Jahres, in dem die Patientin ihre Ausbildung als Bankangestellte abschloss, erneuter Gewichtsabfall unter 40 kg und anschließende stationäre Behandlung im gleichen Spital. Nach der Auffütterung bis zum Normalgewicht lernte die Patientin im folgenden Jahr ihren Freund kennen, mit dem sie zum Zeitpunkt der Therapie verlobt war.

Fabiola suchte uns im Alter von 22 Jahren auf, weil sie wieder auf »ihrem geliebten BMI saß« (wie sie einen BMI von knapp 13 spöttisch nannte). Ihr Ziel der Therapie bestand in der Strukturierung des Essverhaltens im Alltag, in der Gewichtsnormalisierung und in verbesserter Kontrolle der Angstüberflutungen (bereits der Anblick einer Standwaage löste bei ihr ein starkes Vermeidungsverhalten mit Agitiertheit, Atembeschleunigung, Herzklopfen und Wegschauen aus). Nachdem sie es zuerst abgelehnt hatte, ihren Verlobten zu einer Sitzung einzuladen, weil sie sich schämte und nicht für »gut genug« hielt, ihm ihre Krankheit zuzumuten, lenkte sie ein, ihn zumindest zu fragen und selber entscheiden zu lassen. Wie so oft, war der Verlobte darauf sofort zur Stelle.

Es folgten die typischen Schritte: Lobbying für das Leid der Patientin, Information zur AN (Psychoedukation), Externalisierung der Krankheit (die gesunden Teile müssen aktiviert werden, damit sie die kranken Teile kontrollieren), die Patientin ist Expertin ihrer Situation und Auftraggeberin für die Therapie, der Verlobte ist »Hilfspersonal«, falls sich die Patientin für eine »Klinik zu Hause« entscheidet, d. h., er handelt bezüglich der Therapieanliegen nur im Auftrag der Patientin.

Im Verlaufe der nächsten Wochen wurde genau Buch über die Anliegen und Aufträge der Patientin geführt. Sie wünschte sich, dass der Verlobte ihr ohne Worte das Essen auf dem Teller vorbereite, da ihr »das Gefühl für normale Portionen schon vor langer Zeit abhandengekommen« sei, und dass er ihr dreimal pro Tag sage: »Du bist zu dünn!« Des Weiteren wünschte Fabiola, dass ihr Verlobter sie einmal pro Woche zu einer Pizzeria ausführte und darauf achtgab, dass sie sicher eine ganze Pizza aß. Als sich Fabiola einmal weigerte, die Pizzeria zu betreten, und stattdessen weinend das Weite suchte, reagierte der Verlobte ratlos und brachte das Vorkommnis in der nächsten Sitzung zur Sprache. Daraufhin wünschte Fabiola, dass der Verlobte sie in diesem Fall umarme und festhalte, sodass sie nicht weglaufen könne. Bei einem der nächsten Pizzeriabesuche bewährte sich diese Vereinbarung insofern, als der Verlobte es zum ersten Mal wagte, die »widerspenstige« Freundin eng an sich zu drücken, sodass sie sich schließlich in seinen Armen »ergab« und weinen konnte. Bei der nächsten Sitzung beschrieb Fabiola die Gefühle, die sie in den Armen ihres Verlobten erlebt hatte, als ein »Schlüsselerlebnis« und meinte: »Ich bin mir wie ein kleines Mädchen vorgekommen, das zu verstehen beginnt, dass es wie die andern auch das Recht hat, geliebt zu werden.«

Das Beispiel zeigt, wie schmal der Grat zwischen Gewalt und Hilfe zur Selbsthilfe sein kann. Ob es das hässliche eine oder das willkommene andere ist, kann letztlich nur die Patientin selbst entscheiden. Hierzu muss sie aber auch die Freiheit haben, zu einer Methode Stellung zu beziehen, *ehe* sie angewendet wird. Diese Patientin (Fabiola) wünschte explizit die Exposition mit den Angst auslösenden Gefühlen durch »erzwungene« Nähe ihres Freundes. Gerade bei jüngeren AN-Patientinnen, die gewissermaßen noch »Kinder ihrer Eltern« sind, ist diese Freiheit des sich *vorher* Entscheidens nicht immer gegeben, wie das folgende Beispiel zeigt.

Beispiel 26: Luana P. – Ist das gerecht?

Ein Problem in der Familie der 14-jährigen Luana war die extrem konfliktvermeidende Haltung beider Eltern, insbesondere aber des Vaters, CEO eines Telekommunikations-Unternehmens, der es eigentlich gewohnt war, sich in seiner beruflichen Welt durchzusetzen. Doch zu Hause waren er und seine Frau außerstande, klare Botschaften und eindeutige Emotionen auszudrücken. Mehrmals ließ Luana in den ersten Sitzungen durchblicken, dass ihr eine offene Aussprache lieber gewesen wäre als die Blicke der Enttäuschung und das bedrückende Verstummen, wenn sie einmal mehr ab- statt zugenommen hatte. Als Kommentar zu einem weiteren Gewichtsverlust ließ der Vater beispielsweise verlauten: »Ich glaube jetzt bald nicht mehr an diese Waagen, die sind alle so unterschiedlich.« Nach vier Monaten ohne ersichtliche Veränderung entschied sich die Therapeutin in der zwölften Sitzung, nachdem Luanas Untergewicht ein bedrohliches Ausmaß angenommen hatte, die Verantwortung für die Fortsetzung einer Therapie im ambulanten Rahmen abzulehnen und die Unvermeidbarkeit der Spitalaufnahme anzusprechen. Sofort kam Bewegung in die Familie, die schließlich darin gipfelte, dass der Vater seine Beherrschung verlor und Luana anschrie: »So geht das nicht mehr! Es ist deine Verantwortung, dafür zu sorgen, dass du nicht ins Spital gehst, Mami und ich haben definitiv die Nase voll! Ständig dieses Theater zu Hause! Entweder übernimmst du jetzt selber die Verantwortung oder wir übergeben sie der Frau Doktor!« Noch während der Vater mit unerwartet heftiger Stimme sprach, verfiel Luana in ein kindliches Schluchzen. Ohne jeglichen Trotz versprach sie, bis zur nächsten Sitzung ihre »letzte Chance« wahrzunehmen. Am Ende der Sitzung hielt die Therapeutin Luana zurück, um noch ein paar Minuten mit ihr unter vier Augen zu sprechen. Therapeutin: »Fühlst du dich nicht ungerecht behandelt, wenn dich dein Vater so heftig anschreit?« Zuerst nickte Luana, noch immer voller Tränen, und die Therapeutin überlegte sich bereits, wie sie die Eltern zurückholte, um die von Luana empfundene Ungerechtigkeit zu klären. Doch dann sagte Luana: »Aber ich weiß ja, dass er das tun muss, wenn er mich liebt!«

Psychologisch gesehen können die beschriebenen Ereignisse in der zwölften Sitzung bei Luana P. als »Exposition im Felde« gesehen werden (Exposition mit dem Affekt der Wut, deren Funktion in der Abgrenzung liegt, was aber in Luanas Familie so viel Angst auslöst, dass sie bisher unterdrückt wurde). Auch außerhalb familienbasierter Therapien – im stationären Rahmen – werden im Zusammenhang mit Essstörungen Expositionsverfahren als Elemente der Konfrontation zur Behandlung der »phobischen Teufelsspirale« genutzt:

- *Exposition mit Essen und Gewichtszunahme:* Wahrnehmung »normaler« Portionen, genügend langes »Ausharren« vor dem Teller, Erkennen und Hinterfragen dysfunktionaler Gedanken, Wiegen zu unterschiedlichen Tageszeiten.
- *Exposition mit »Schlüssel-Nahrung«* (Schlüsselreiz-Exposition, engl. *cue exposure*): zeitlich angemessene Exposition entweder mit »verbotenen« Speisen (im Alltag vermiedenen Speisen) oder mit »Binge-Nahrung« (einen Essanfall auslösenden Speisen) mit dem Ziel einer angemessenen Esskontrolle (Habituation der Ängste bzw. des Cravings). Erfüllt jemand zum Beispiel die Kriterien eines Ess-Cravings (eines exzessiven Essbedürfnisses bei bulimischer AN), so kann aufgrund empirischer Studien davon ausgegangen werden, dass die Expositionstherapie gegenüber diesen Nahrungsmitteln (Binge Food) die Methode der Wahl ist. Die Übungen sollten unter klar definierten Rahmenbedingungen durchgeführt werden (z. B. nicht vor dem Mittagessen, da sonst nur gelernt wird, Hungergefühle »auszuhalten« statt das spezifische Verlangen nach Binge Food; auch sollten die Übungseinheiten so lange durchgeführt werden, bis das Essverlangen abgeklungen ist, vgl. Tuschen-Caffier u. Florin 2002).
- *Exposition mit dem eigenen Körper* (Spiegel- oder Videokonfrontation mit der eigenen Figur in unterschiedlicher Bekleidung) mit dem Ziel der Angstreduktion im Umgang mit dem eigenen Körper bzw. der eigenen Figur sowie einer differenzierten Wahrnehmung und Beurteilung des Körpers, der Herbeiführung einer wertneutralen Beschreibung, einer Korrektur von Gedanken und Wahrnehmungen zum Schlankheitsideal (Korrektur kognitiver Irrtümer) und der Akzeptanz eigener Unvollkommenheit, einhergehend mit einer Sensibilisierung für Körpergefühle (da diese »körpernahen« Übungen den intimen Raum einschließen und

gleichzeitig von heftigen Gefühlsausbrüchen begleitet sein können, sollten sie unserer Meinung nach in gleichgeschlechtlicher Zusammensetzung stattfinden).

Mit zunehmender Habituation der Ängste nehmen auch die Fähigkeit und das Interesse der Patientinnen zu, ihre Situation differenzierter zu betrachten. Eine gute Aufgabe, die viele Patientinnen mit großem Elan in Angriff nehmen, ist die Erstellung eines »Vier-Felder-Schemas« beispielsweise zu den kurz- und langfristigen Vor- und Nachteilen des symptomatischen Verhaltens.

Beispiel 27: Regula Z. – Das Vier-Felder-Schema

Hier das Beispiel der 22-jährigen Regula Z., einer Patientin mit extrem leidvoller Krankengeschichte:

Kurzfristige Vorteile des Ess- und Brechanfalls:

- Kann den täglichen Heißhunger stillen,
- ich kann feine Kalorienbomben essen, ohne zuzunehmen,
- ich fühle mich für eine kurze Zeit nicht allein,
- er ist mein Lebenssinn, er gibt mir Orientierung, er ist mein Ziel, Vorfreude auf speziell gutes Essen.

Kurzfristige Nachteile des Ess- und Brechanfalls:

- Esse meist das Ekligste, da ich nichts Besseres verdient habe,
- kann mich nie entscheiden, was essen,
- vollgefressen zu sein ist ein scheußliches Gefühl,
- Angst, nicht kotzen zu können, dass es »verstopft« (letzthin habe ich geblutet),
- teilweise Schmerzen beim Erbrechen,
- fühle mich nach dem Ritual erschöpft, schmutzig und hasse mich dafür, wie ein Tier gefressen zu haben,
- muss danach die ganze Küche und das Bad putzen, obwohl ich fix und fertig bin vom Erbrechen,
- Angst, dass etwas vom vielen Fett und Zucker im Magen geblieben ist,
- nach der ganzen Tortur (Kotzen, Putzen) sehr deprimiert und extrem einsam,
- nach dem Ritual der größere Heißhunger als vorher,
- viele negative Gedanken gehen durch den Kopf während des

Fressens, kann mich gar nicht aufs feine Essen konzentrieren,
- ständige Angst, beim Ladendiebstahl erwischt zu werden,
- die vielen Lebensmitteleinkäufe machen mich unfrei und rauben viel Zeit und Kraft,
- Angst, beim Fressen und Kotzen gestört zu werden.

Langfristige Vorteile des Ess- und Brechanfalls:
- Das regelmäßige Ritual gibt mir Halt, da ich weiß, was jeden Abend geht,
- ich kann mich in meinen vier Wänden verstecken,
- muss nichts organisieren (Freunde, Verwandte etc.),
- lerne, richtige Menüs zu kochen,
- da es viel Zeit einnimmt, ist das Ritual wie ein Hobby geworden (Zeitvertreib).

Langfristige Nachteile des Ess- und Brechanfalls:
- »Verkotze« unnötig viel Geld,
- die Planerei, wann welches Joghurt, Guetzli, welche Schoggi, macht mir das Leben zur Hölle,
- schlafe schlecht wegen Planerei,
- soziale Kontakte gehen kaputt,
- es schadet der Gesundheit erheblich,
- werde mit Essen belohnt, wenn ich viel geleistet habe (habe nur sehr selten das Gefühl, etwas geleistet zu haben), und mit unfeinem Fressen bestraft, wenn ich nichts geleistet habe, so stehe ich ständig unter Druck, viel leisten zu müssen,
- furchtbares Gedankenkreisen rund um die Fresserei,
- ich fresse mit wenig Freude und kotze mit noch weniger Freude,
- bin zeitlich extrem eingeschränkt,
- horte Lebensmittel, die alle ablaufen (die Gefriertruhe geht fast nicht mehr zu vor lauter Lebensmitteln teilweise drei Jahre alt),
- die Krankheit bestimmt mein Leben, habe keine Freiheiten,
- ich verpasse meine Lieblingsserie, »Die Simpsons«,
- je mehr ich fresse, umso weniger gebe ich Geld aus für Kleider, Schuhe, Kino etc.

Regula Z. meinte auf die Frage, was sie selber davon halte: »Ich habe mir viel mehr Zeit genommen, um die Vorteile der Fress-Brech-Anfälle herauszufinden, aber es ist mir einfach nichts mehr in den Sinn gekommen. Mein Hirn war wie leer, wenn ich darüber nachgedacht habe, als hätte ich Watte im Kopf. Als ich zu den Nachteilen gekommen bin, hat es mich erstaunt, in wie kurzer Zeit mir so viele Ideen in den Sinn gekommen sind. Ich hätte noch viel mehr gewusst, aber der Platz war ja klein. Irgendwie bin ich auch stolz darauf. Denn ich glaube, es hat auch mit dem etwas zu tun, dass ich mich verändere.«

Einen Monat, nachdem die Patientin das Vier-Felder-Schema ausgefüllt hatte, hörte sie von einem Tag auf den andern auf mit Erbrechen und organisierte sich einen Job als Babysitterin. Auch wenn Kliniker (wie wir in diesem Fall) immer wieder solche »Wunderheilungen« erleben, muss Folgendes bedacht sein: Erstens, Interventionen für sich können nicht heilen, wenn sie aber eingebettet sind in einen verbindlichen Vertrauensrahmen, der der Patientin die notwendige Sicherheit bietet und ihr neue Erfahrungen innerhalb der Erträglichkeitsgrenze ermöglicht, so kann eine Intervention gewissermaßen den »letzten Tropfen« bedeuten, der zum Kippen in ein neues Muster führt (Musterunterbrechung). Das sieht dann nach außen wie »durch ein Wunder« aus, ist in Wahrheit aber das Ergebnis eines anspruchsvollen Erfahrungs- und Lernprozesses. Und zweitens, ein Zurückkippen ins »alte« Muster ist jederzeit möglich. So war der katamnestische Verlauf bei Regula Z. durch einen sehr ernsthaften Selbsttötungsversuch im Zusammenhang mit einer verschmähten Liebe geprägt. Im Verlaufe eines längeren Spitalaufenthaltes setzten wieder massive bulimische Essanfälle ein, die sie erst zwei Jahre später, nachdem sie sich in einer geschützten Wohnsituation gut eingelebt hatte, bis heute definitiv überwinden konnte.

6.1.4 Erarbeiten der Grundprobleme

Die Symptomatik der Essstörung gilt einerseits als ein Maß für die körperliche Schädigung und andererseits »als Maßstab für die Ausprägung der psychischen Konfliktspannung und Entwicklungsstörung« (Schors u. Huber 2004, S. 61).

Eine Ärztin, die selbst seit Jahren an einer schweren AN litt, sagte in der Erstsitzung: »Die Magersucht hilft mir, die unerträglichen Gefühle zu ertragen.« Nach ebenso zahlreichen wie erfolglosen Auffütterungsversuchen in mehreren Kliniken drängte sie darauf, den Therapiefokus auf die Gründe »dahinter« zu richten, nämlich auf die unerträglichen Scham-, Angst und Schuldgefühle, die sie durch selbstschädigenden Arbeitseinsatz, Selbstbestrafung durch Selbstverletzungen und asketisches Hungern zu kontrollieren versuchte. Nun wollte sie stattdessen lernen, das während einer von Grenzverletzungen geprägten Kindheit aufgebaute neurotische Selbstschutzverhalten zu überwinden.

Beispiele dafür, wie »Hungern« als Ersatz zur Befriedigung verletzter Grundbedürfnisse wie Schutz, Sicherheit, Autonomie, Kontrolle, Bindung, Anerkennung, Genuss, Identität etc. (Maslow 1987; Grawe 2004) eingesetzt wird, finden sich in der täglichen Therapiepraxis zuhauf:

- »Das Abnehmen ist das Einzige, das ich noch im Griff habe« (Bedürfnis: Erfahren eigener Wirksamkeit).
- »Nachdem meine Eltern nicht reagiert haben, habe ich weitere drei Kilo abgenommen« (Bedürfnis: Bindungs- und Fürsorgeappell an die Eltern).
- »Wenn ich Hunger verspüre, dann ist das das beste Gefühl, das ich kenne« (Bedürfnis: Kontrolle und Affektregulierung).
- »Ich kann mich nur akzeptieren, wenn ich abnehme« (Bedürfnis: Erhöhung des Selbstwertes).
- »Essen würde heißen, alle meine Ideale zu verraten« (Bedürfnis: Selbstverwirklichung und Identitätsstiftung).

Die »Probleme hinter der AN« dürfen nicht mit den Kausalursachen verwechselt werden, die letztendlich unbekannt sind. Aufgrund vorliegender Evidenzen aus Outcome-Studien sollte aber die Gewichtsnormalisierung als ein primäres Ziel der Therapie verfolgt werden. Es entspricht einem verhängnisvollen Irrtum zu glauben, der Körper (bzw. das Gehirn) gesunde von selbst, wenn erst einmal die Seele psychotherapeutisch genährt würde. Im Gegenteil, wenn die Therapeutin es vermeidet, die Normalisierung der Ernährungsfunktion durchzusetzen, dann riskiert sie, Teil des »gewichtsphobischen Systems« (Problemsystem) zu werden und dadurch die Störung zu perpetuieren. Die Hoffnung, dass sich unter einer stützenden Begleitung das Hungern wie von selbst abstellt, ist vergeblich. Weder die (limbischen) Fehlkonditionierungen, die das anorektische Panik- und Impulsverhalten steuern, noch die dazu passenden kognitiven Wirklichkeitskonstruktionen sehen normales Essen oder ein normales Gewicht vor, sie laufen vielmehr darauf hinaus, genau das zu vermeiden. Infolgedessen wird eine Therapie, die auf diesen Irrtum baut, zur Feigenblattfunktion instrumentalisiert (Becker-Stoll 2003).

Andererseits ist es unmöglich, eine therapeutische Beziehung aufzubauen, ohne gleichzeitig »in Berührung« mit den »Problemen hinter der AN« zu kommen.

Beispiel 28: Yvonne R. – Die Magersucht ist die Lösung, nicht das Problem

Die 48-jährige Patientin Yvonne R. definiert ihr Problem in der 4. Sitzung, als zum ersten Mal ihr Ehemann dabei ist, wie folgt: »Seit 32 Jahren besteht mein Leben nur noch aus Fressen und Kotzen, wöchentlichen Solarium-Besuchen und aus dem täglichen Gefühl, dass ich nichts kann und nichts wert bin.«

Als der Therapeut versucht, die Äußerungen der Patientin, die er nicht ohne Betroffenheit vernimmt, in ein positives Licht zu rücken (»Dass Sie das so viele Jahre durchhalten und immer noch bereit sind, dranzubleiben und Hilfe zu suchen, das beeindruckt mich!«), reagiert die Patientin harsch und feindselig, indem sie entgegnet: »Das müssen Sie ja sagen ... Das ist ja Ihr Beruf, den Menschen Komplimente zu machen ... Dafür werden Sie ja auch bezahlt!« Nun versucht der Therapeut, diese Unterstellung zu klären, und beginnt, sich zu rechtfertigen. Darauf steht die Patientin plötzlich auf und maßregelt den Therapeuten mit den Worten: »Es hilft mir nichts, wenn Sie mich behandeln wie eine unter den vielen Ihrer Patienten ... Das macht mich nur noch kleiner«, sagt es und verlässt den Raum, ohne sich zu verabschieden – aber nicht ohne die Tür zuzuknallen.

Der leicht überforderte Therapeut wendet sich fragenden Blickes an den Ehemann, der mit hängenden Schultern seiner maßlosen Enttäuschung Ausdruck gibt. Er sagt mit tonloser Stimme: »Es ist immer das Gleiche ... Immer läuft es nach dem gleichen Schema ab ... Nachdem meine Frau ein wenig Zutrauen zu jemandem gewonnen hat, dann darf das einfach nicht sein ... Dann macht sie das mit aller Gewalt wieder kaputt!«

In der Supervision wird dem Therapeuten empfohlen, das Geschehen in einer andern Perspektive zu sehen: Die Patientin bricht nicht die Therapie ab, sondern »wechselt den Rahmen«. Sie provoziert zwar den Therapeuten, meint aber ihren Ehemann. Die Botschaft lautet: »Jahrelang war ich die Patientin, doch all die vielen Therapieversuche waren vergeblich, jetzt habe ich gelernt, mit der chronischen Essstörung zu leben, was mir aber zu schaffen macht, ist meine emotionale Haltlosigkeit. Mein Mann liebt mich und gleichzeitig lässt er sich alles gefallen. Ich habe kein Gegenüber. Er ist das Vakuum, in dem ich lebe. Er braucht Hilfe, nicht ich.«

Ein Brief an die Patientin und ihren Ehemann, der den Vorschlag einer Einzelsitzung mit dem Ehemann enthielt, wurde umgehend beantwortet, indem der Ehemann einen Termin buchte und ausrichtete, dass die Frau das »sehr gut« finde.

EHEMANN Wissen Sie, ich verstehe es ja, dass das für einen Therapeuten schwierig ist, wenn er beleidigt wird, und ich verstehe es, wenn Sie sich das nicht gefallen lassen wollen ... Sie sind jetzt der fünfte Therapeut ... Aber damit ist das Problem nicht gelöst.

THERAPEUT Sie sprechen jetzt von welchem Problem?

EHEMANN Von der Magersucht meiner Frau ... Niemand kann ihr helfen!

THERAPEUT Könnte es sein, dass gar nicht die Magersucht das Problem ist?

EHEMANN Wie meinen Sie das? Das ist doch das Thema seit all den Jahren!

THERAPEUT Ich meine, könnte es sein, dass die Magersucht die *Lösung* ist, nicht das Problem? Dass wir hier versuchen, die Lösung zu bekämpfen statt das Problem?

EHEMANN Das verstehe ich nicht.

THERAPEUT Könnte es sein, dass das Problem Ihrer Ehefrau vielmehr lautet: Niemand nimmt mich ernst! Niemand setzt mir Grenzen! Oder noch provokativer: meinem Mann bin ich egal, er lässt sich von mir alles gefallen! Ich bin es nicht wert, dass er mir entgegenhält!

EHEMANN Hm [lange Pause]

THERAPEUT Drück ich mich verständlich aus?

EHEMANN Hm ... Das habe ich mir nie so überlegt [nach langem Schweigen] ... Meine Frau ist sehr temperamentvoll, wissen Sie, wenn sie einmal in Fahrt ist, da knicken die Bäume, da möchte man nicht dazwischenkommen ... Nein, eigentlich glaube ich nicht, dass das mein Problem ist.

THERAPEUT Gesetzt den Fall, Ihre Ehefrau würde neben Ihnen sitzen, was denken Sie, was würde sie zu meiner Theorie sagen?

EHEMANN Hm ... Ja, vermutlich würde sie das bestätigen.

THERAPEUT Das?

EHEMANN Dass ich mich zurückziehe, wenn's Streit gibt.

THERAPEUT Sie glauben an eine Welt ohne Streit?

EHEMANN Nein, natürlich nicht ... Ich sehe ja, dass ich eher der ruhige Typ bin ...

THERAPEUT Wie wärs denn, wenn Ihre Ehefrau bereit wäre, am andern Ende des Tischs zu lernen, die Emotionen zu zügeln, sodass Sie Ihrerseits Raum fänden, sich deutlicher auszudrücken?

EHEMANN Ja, in der Theorie wäre das die Lösung, aber [sackt zusammen] ...

Der Ehemann begann zu weinen und gestand, dass seine religiöse Einstellung es ihm unmöglich mache, seine Frau zu verlassen, und dass er in der Krankheit seiner Frau eine Schicksalsfügung sehe. Dass sie mit etwas anderem kämpfe als mit ihrer Magersucht, das habe er sich so nie überlegt. Er kam in der Folge zu weiteren Einzelsitzungen her, um zu lernen, sich selbst und seiner Ehefrau gegenüber gefühlsoffener, »ehrlicher« zu sein (um sie im Kampf gegen »die Angst« zu unterstützen). Er erkannte, dass sein »medizinisches Defektmodell« eine Tarnung für seine eigene Angst vor Veränderung war und dass er mit dieser Ko-Haltung weder seiner Partnerin noch sich selbst einen Dienst erwies. Er nahm an einer Gruppentherapie teil und machte die Erfahrung, dass auch andere Menschen Mühe hatten, ihre Bedürfnisse wahrzunehmen und auszudrücken, und vor allem, dass er das ändern konnte. Mehrere Wochen später erhielt der Therapeut einen Brief von der Ehefrau (aus dem Französischen übersetzt): »Sehr geehrter Doktor, ich werde an die nächste Sitzung mitkommen, ich habe meinen Mann gefragt, und er ist damit einverstanden. Er hat mir gesagt, ich solle Sie selber fragen, ob Sie das gut finden. Deshalb schreibe ich Ihnen diesen Brief, und ich hoffe, dass es Ihnen recht ist (dass Sie es gut finden). Ich bitte Sie höflich, mir mitzuteilen, wenn Sie es anders sehen. Unterdessen habe ich mir vieles überlegt, und es hat sich bei uns auch einiges verändert. Es war für mich undenkbar, in eine Klinik zu gehen, wie

Sie ja wissen. Heute denke ich anders darüber, nachdem auch mein Mann mich unterstützt. Ich danke Ihnen für die Geduld mit mir.«

Im Verlaufe des folgenden Jahres machten die beiden Ehepartner Fortschritte in ihrem Konfliktverhalten, indem nicht mehr »die Magersucht« und »die Fress-Kotz-Anfälle« die Inhalte ihrer Konflikte ausmachten, sondern auch »störungsfremde« Themen und vor allem der kooperativere Umgang damit. Dabei rückten die Beziehungen des Ehemannes zu seiner Mutter und seinen Geschwistern – die ihn völlig vereinnahmten – ins Zentrum; denn seine Ehefrau war nicht mehr bereit, diesen gegenüber die zweite Geige zu spielen, sodass er sich verpflichtet sah, sich besser abzugrenzen. Beide Partner lernten je, Affekte besser zu kontrollieren, aber auch heftige Affekte auszuhalten, ohne die Flucht zu ergreifen, und Verantwortung für zugefügten Schaden zu übernehmen bzw. zugefügten Schaden wiedergutzumachen. Bei all dem veränderte sich das Gewicht der Patientin allerdings kaum, es blieb dem Alter der Patientin entsprechend erheblich unter dem Normalen; Patientin: »Eine Gewichtszunahme ist für mich kein Ziel, seit ich 16 bin, bin ich untergewichtig, nur ein einziges Mal bin ich schwerer gewesen, und da war ich todunglücklich! Ich bin aber froh, dass ich die Essanfälle besser im Griff habe, ich habe Strategien gelernt, um ihnen auszuweichen, sodass ich kaum noch erbreche.«

6.1.5 Komorbidität und Rückfallprophylaxe

Obwohl die Klinik von stabilen Störungsbildern ausgeht, erscheint es »angemessener, anzunehmen, dass Störungen von Natur aus eher nicht stabil und klar fassbar sind« (Caspar u. Grawe 1996, S. 73). Das Management von Komorbidität ist daher ein wichtiger Teil jeder AN-Behandlung. Bei 20–80 % der Patienten mit Essstörungen (nicht nur AN) sind die Kriterien für eine oder mehrere Persönlichkeitsstörungen erfüllt (Sipos u. Schweiger 2016). Zwanghafte und gehemmt-schüchterne Persönlichkeitszüge sind häufig. AN-Patientinnen sind in hohem Maß vom Urteil anderer abhängig und vermeiden daher Situationen, wo sie bewertet werden könnten (in der Schule, unter Peers etc.). Häufige begleitende Leiden sind Angststörungen und Depressionen. Bei zunehmender Krankheitsdauer sind Suizidalität und Substanzmissbrauch nicht zu unterschätzen (Alkohol, Medikamente, Cannabis). Komorbide Störungen verlangen nach einer sorgfältigen Abklärung in Bezug auf den Einsatz spezifischer Therapien (DBT,

Emotionsmanagement, Pharmakotherapie, Skill-Trainings zur Reduktion innerer Spannungen).

Das Rückfallrisiko von AN-Patientinnen nach einer stationären Therapie mit erfolgreicher Gewichtsrestitution ist erheblich, indem ein Drittel bis zur Hälfte der Patientinnen in den anderthalb Jahren nach Austritt rückfällig wird (Carter et al. 2012, Khalsa et al. 2017). Als »Rückfall« gilt allgemein ein BMI < 17.5 über eine Periode von mindestens drei Monaten (Carter et al. 2004), wobei eine einheitliche Definition fehlt. Aus einer jüngsten Metastudie geht hervor, dass auch bei mehrjähriger Beobachtung das Rückfallrisiko im ersten Jahr nach Klinikaustritt am größten ist (Berends, Boonstra a. van Elburg 2018). Erstaunlicherweise scheint das Alter der Patientinnen dabei keine Rolle zu spielen.

In Anbetracht der hohen klinischen Relevanz von Rückfällen wurde untersucht, welche empirischen Faktoren Rückfälle eher begünstigen und welche die AN-Patientinnen vielmehr davor schützen (Carter et al. 2012, Giel u. Schmidt 2015). Nachgewiesene Risikofaktoren sind störungsassoziierte Faktoren wie lange Krankheitsdauer, niedriges Gewicht, Ess-Brech-Anfälle, zwanghafte Essgedanken, persistierende Essrituale und eine ausgeprägte Körperunzufriedenheit. Aber auch Suizidversuche in der Vorgeschichte, Komorbidität und fehlende soziale Unterstützung begünstigen Rückfälle. Vor Rückfällen schützend wirken sich andererseits – neben der Abwesenheit der Risikofaktoren – eine gute Veränderungsmotivation, Selbstakzeptanz, eine vertrauensvolle Therapieallianz sowie verlässliche und unterstützende Beziehungen im Umfeld aus.

In den vergangenen zwei Jahrzehnten wurde der Rückfallprophylaxe zunehmend Beachtung geschenkt, und daraus sind spezifische Programme entstanden, die ihre Wirksamkeit unter Beweis stellen. So beinhaltet der empirisch ausgerichtete, umfassende Therapieansatz des »Maudsley Model of Anorexia Nervosa Treatment for Adults« (MANTRA, Schmidt a. Treasure 2006; Schmidt et al. 2016) auch Strategien für die erfolgreiche Rückfallprävention. Spezifisch auf die alarmierende Rückfallrate bei der AN ausgerichtet ist auch das »Aftercare Program« der niederländischen Forschergruppe um Berends, van Meijel und van Elburg (Berends, Boonstra a. van Elburg 2018). Diese Gruppe entwickelte kontrollierte Guidelines für den Umgang mit dem Rückfallprozess, der in vier Stadien beschrieben wird, wobei jedem Stadium entsprechende Hilfemaßnahmen zugeordnet werden (Eggel, Lanz u. Berends 2019).

Rückfallprävention und Umgang mit Rückfällen erhalten vermehrt die verdiente Aufmerksamkeit. Auch schließen evidenzbasierte Programme systemische Aspekte mit ein, indem sie die Ressourcen im nahen Umfeld berücksichtigen. Ist doch in der klinischen Praxis kaum zu übersehen, dass sich nach einem Rückfall die Demoralisierung im nahen Umfeld negativ auf die Selbstwahrnehmung und Veränderungsmotivation der Patientin auswirkt und, umgekehrt, dass ein ermutigtes und sachlich aufgeklärtes Umfeld in entscheidender Weise zur Remoralisierung der Patientin beitragen kann.

6.1.6 Kurze Bemerkung zur Pharmakotherapie

Mindestens fünf Gründe werden für die Pharmakotherapie angeführt (Frahm 1966; Thiel 1997; Schweiger, Peters u. Sipos 2003): 1) Therapie der Depression, 2) neuroleptikainduzierte Gewichtszunahme, 3) sedierende Effekte bei hyperaktivem Verhalten, 4) Anxiolyse bei Gewichtsphobie und 5) Rückfallprophylaxe. Ob die heute verfügbaren Psychopharmaka diese Symptome aber wirksam verbessern, ist umstritten. Die Studienlage dazu ist nicht eindeutig und allgemein wird ein niedriger Evidenzgrad pharmakologischer Wirksamkeit beklagt (Steinhausen 2005).

Kasuistisch wurde bereits vor über einem Halbjahrhundert über einen positiven Zusammenhang zwischen Phenotiazinen und einer Gewichtszunahme bei AN-Patientinnen berichtet (Frahm 1966). Nachfolgenden Berichten zufolge haben Antidepressiva allein wiederum keinen nachhaltigen Effekt auf die Gewichtszunahme (Thiel 1997). Eine jüngere Studie findet bei erwachsenen AN-Patientinnen mit dem Antidepressivum Fluoxetin (selektiver Serotonin-Wiederaufnahmehemmer, SSRI, der im Gehirn eine erhöhte Konzentration des Neurotransmitters Serotonin bewirkt) einen positiven Effekt auf die Gewichtszunahme (Kaye et al. 2001). Die Autoren dieser Studie schließen daraus, dass Fluoxetin nützlich sein kann, um bei der AN die Gewichtssituation zu verbessern und einen Rückfall von Patienten mit Anorexia nervosa nach Wiederherstellung des Gewichts zu verhindern. In einer jüngeren Metastudie konnte allerdings dieser gewichtssteigernde und -erhaltende Effekt von Fluoxetin nicht eindeutig nachgewiesen werden (Sebaaly et al. 2013). Hingegen gibt es klinische Befunde, die einen Nutzen von SSRIs im Zusammenhang mit einer komorbiden Depression feststellen. Alles in allem ist die Befundlage zur Pharmakotherapie der AN eher ernüchternd und die Risiken dürfen wegen der schlechten körperlichen Verfassung nicht unterschätzt werden.

Beispielsweise sollte das Antidepressivum Bupropion (Klasse der Aminoketone) bei Essstörungen wegen erhöhter Anfallsrisiken ohnehin nicht gebraucht werden (APA 2006). Und bei starkem Untergewicht ist mit trizyklischen Antidepressiva und mit MAO-Hemmern wegen Überdosierungsgefahr Vorsicht geboten. Obwohl die verzerrte Körperwahrnehmung und die wahnhafte Idee, bei realem Untergewicht übergewichtig zu sein, den Einsatz antipsychotischer Substanzen nahelegen, zeigen sie in der Praxis keine durchgehende Wirkung. Als Ausnahme wird Olanzapin erwähnt, das in einer wissenschaftlichen Studie zu einer Verbesserung der Gewichtszunahme, Therapieakzeptanz, Körperwahrnehmung und anorektischen Gedanken beigetragen hat (Greetfeld, Cuntz a. Voderholzer 2012).

Da AN-Patientinnen eine erhebliche Selbstwertproblematik aufweisen und sich deshalb übertrieben auf das Urteil anderer stützen, ist es ratsam, wichtige Bezugspersonen (Ehepartner, Freund, Eltern) in die Frage einer möglichen Pharmakotherapie einzubeziehen. Andernfalls wird riskiert, dass unterschiedliche Meinungen im Umfeld oder Berichte über negative Erfahrungen mit Psychopharmaka bei der Patientin Verunsicherung auslösen. Da bei Psychopharmaka Erwartungs-Effekte (Placebo- bzw. Nocebo-Effekte) wirksam sind, sollte darauf geachtet werden, dass die Patientin hinsichtlich einer Medikamenteneinnahme eine möglichst eindeutige (positive) Erwartung hat. Aus naheliegenden Gründen gelingt ihr das umso eher, je klarer sie sich im Einklang mit ihren Vertrauenspersonen erlebt.

Beispiel 29: Alessia K. – Schlechte Erfahrungen

Die 26-jährige Alessia K., Status nach einer restriktiven AN, wurde uns nach Austritt aus der Universitätsklinik zur ambulanten Nachbehandlung zugewiesen. Im Zusammenhang mit wiederholten Essanfällen verfiel sie in den vergangenen Wochen einer Depression, die sie als extrem leidvoll erlebte. Laut Austrittsbericht wurden ihr Zyprexa, 2,5 mg, 1 Tablette abends, und Ludiomil, 10 mg, 1 Tablette morgens, verordnet. Hier Ausschnitte aus der Erstsitzung zusammen mit ihrem Freund, Herrn U.

FREUND Meine Kindheit ist geprägt von der Magersucht meiner älteren Schwester, von daher kenne ich die Probleme, und ich muss gleich sagen, dass ich gegen Medikamente eingestellt bin. Bei meiner Schwester ist das so gewesen, dass sie über Jahre mit einer »Scheibe« [schläfrig wegen Medikamenten] herumgelaufen ist, und genützt hat's ihr überhaupt nichts. Sie ist noch heute krank, aber immerhin nimmt sie, glaub ich, keine Medi mehr. Sie hat sich irgendwie eingerichtet, aber völlig isoliert.

THERAPEUT Ja. Aha, ich nehme an, Sie beziehen sich auf die Medikamente, die man Frau K. im Spital gegeben hat?

FREUND Ja, genau. Und das finde ich nicht gut. Noch heute macht es mich sauer, dass man bei meiner Schwester nicht eingegriffen hat. Man hat einfach nur Medi abgegeben. Das ist auf jeden Fall keine Lösung gewesen.

THERAPEUT (zu Frau K.) Herr U. ist sehr engagiert, er hat offenbar eine leidvolle Geschichte im Zusammenhang mit seiner Schwester. Ich weiß, dass es für Geschwister extrem belastend sein kann, zum Beispiel wenn sie von einer Therapie ausgeschlossen werden …

FREUND (ins Wort fallend) Ja, immer hat es sich nur um meine Schwester gedreht, ich habe meinen Eltern deswegen große Vorwürfe gemacht, weil, ich kam immer an zweiter Stelle. Jetzt sehe ich es anders, das war nicht die Schuld meiner Eltern.

THERAPEUT Sondern?

FREUND Also … Es ist ja hier jetzt etwas anderes, hier bin ich schon bei der ersten Sitzung dabei, und ich finde das auch richtig. Bei meiner Schwester hat es immer geheißen, die Therapie gehe nur sie etwas an. Dabei habe ich Woche für Woche darauf gewartet, dass meine Eltern endlich sehen, dass sie auch noch einen Sohn haben.

Nachdem sich der Therapeut bei der Patientin versichert hat, dass es für sie o. k. ist, geht er näher auf die Geschichte von Herrn U. ein. Gegen Ende der Stunde:

THERAPEUT Gut. Ja, das ist eine eindrückliche Geschichte. Sie haben viel eingesteckt. Jetzt muss ich Ihnen auch noch eine Frage stellen. Hier geht es ja um Frau K., ich bin als Therapeut dafür verantwortlich, ihr bestmögliche Therapievorschläge zu machen. Ich bin davon überzeugt, dass in ihrer Situation ein Medikament wirklich sinnvoll sein kann. Seit der Krankheit Ihrer Schwester sind ja auch schon einige Jahre vorbei, da hat's große Fortschritte gegeben. Wären Sie bereit, vielleicht in der nächsten Sitzung nochmals darauf zurückzukommen, ich könnte Ihnen dann meine Argumente für die Medi etwas näher erläutern.

FREUND Also, das muss Alessia natürlich selber entscheiden, da möchte ich mich raushalten.

THERAPEUT (zu Alessia) Was sagen Sie dazu?

ALESSIA (unsicherer Blick zu ihrem Freund) Also wissen Sie, ich hätt' das vielleicht sagen sollen, aber ich hab die Medi gar nicht genommen …

THERAPEUT Das ist auch Ihr Recht. Medikamente sind ein Hilfsmittel, nichts mehr, das entscheiden Sie letztlich selbst. Medikamente haben ja auch Nebenwirkungen.

FREUND (zu Alessia) Das musst du selbst entscheiden. Es ist ja eine völlig andere Situation als bei meiner Schwester. Was immer du entscheidest, ich unterstütze dich darin.

Zusammenfassend kann gesagt werden, dass (Stand 2019) kaum gesichertes Wissen zur Pharmakotherapie der AN vorliegt. Hinzu kommt, dass AN-Patientinnen in der Regel eine medikamentöse Therapie grundsätzlich ablehnen, sei es aus Angst vor Gewichtszunahme, sei es aus Angst, etwas Unkontrollierbares oder Fremdes in den Körper aufzunehmen (»ich bin dann nicht mehr ich«). Ein Problem besteht auch in der Schwierigkeit, die Pharmakon-Dosierung zu managen (bei Untergewicht, Erbrechen, Laxantienabusus). Ein Neuroleptikum stillschweigend wegen seiner Nebenwirkung einer Gewichtszunahme zu verordnen, ist nicht nur ethisch falsch, es ist auch therapeutisch abzulehnen, da AN-Patientinnen den Beipackzettel lesen und sich zu Recht übergangen fühlen. Wir machen bessere Erfahrungen damit, dass wir Patientinnen vor jeder Gewichtszunahme, die sie nicht selbst durch eigene Entscheidung und eigenes Handeln erreicht haben, warnen.

7 Therapiephasen, Methodisches und ein Dreischritt

> *Hier wie auch anderswo dürfen wir aber den Unterschied zwischen Prozess und Inhalt nicht vergessen. Der Inhalt einer Sitzung, in der der Therapeut neurobiologische Terminologie und hirnanatomische Darstellungen verwendet, liefert manchen Patienten triftige Erklärungen. Aber Erklärungen allein sind selten heilsam ... Benennen und Verstehen führen zu einem Gefühl der Sicherheit ... Der wirklich entscheidende Faktor ist jedoch der Prozess – das Wesen der therapeutischen Beziehung.*
>
> Irvin D. Yalom (2010, S. 300)

Das vorgestellte Modell ist eine systemische, von der Bindungstheorie inspirierte Motivations- und Therapiepraxis, die es der AN-Patientin ermöglicht, zeitnah nach Krankheitsausbruch und im Wesentlichen selbstbestimmt ein gesundes Körpergewicht, flexiblere Essgewohnheiten und eine realistische Körper- und Selbstwahrnehmung zurückzugewinnen. Dabei spielt der Einbezug naher Beziehungen als Rahmen für die Bewältigung der Gewichtsphobie eine zentrale Rolle. Das Modell nutzt die klinische Erfahrung, dass AN-Patientinnen in den ersten Jahren die Krankheit ambivalent erleben, oft beschrieben als »zwei Seelen in der Brust«. Die eine Instanz repräsentiert das Bedürfnis, ganz normal zu sein, die andere die Panik, in der Normalität unterzugehen. Nur scheinbar steht gesundes Erleben gleichwertig neben krankhaftem (»Ich verstehe meine Eltern, dass sie Angst um mich haben, weil ich auch sterben könnte, doch so schlimm ist es noch nicht«). Das typische »Ja-aber« verrät indes, dass der einsichtige Weg in die Gesundheit bereits durch die irrationale Macht einer Kontrollverlustangst verbaut ist.

Die Zusammenarbeit mit den Eltern und deren Vertrauenskredit erlaubt es den AN-Patientinnen, sich im ambulanten Kontext auf die Verpflichtung einer Gewichtszunahme einzulassen.

Insofern ist das Modell systemisch, als es die AN diagnostisch nicht auf die Patientin reduziert, sondern darin viel umfassender eine Störung der Systemumweltpassung erkennt (Systemdiagnose). Im Brennpunkt stehen die Auswirkungen auf das Denken, Fühlen und Handeln der betroffenen Menschen, auf deren Interaktion und Kommunikation um das Problem herum. Das Interesse gilt dabei den Dynamiken und problemstabilisierenden Musterbildungen (Problemsystem). Folgerichtig bezieht die systemische Fallkonzeption die vom

Problem Betroffenen aktiv mit ein und eröffnet damit ein erweitertes Feld der helfenden Einflussnahme. Des Weiteren versteht die Systemsicht die zwischenmenschlichen Fronten, Verstrickungen und Konfliktverzahnungen nicht als eine störende Begleitmusik, wovon man das »Operationsfeld der Psychotherapie« abschirmen sollte, sondern ganz im Gegenteil als Ausdruck blockierter Beziehungsressourcen und stagnierter Selbstheilungssysteme. Bildlich gesprochen geht es um die Ausräumung der Blockade, damit der Fluss wieder fließen kann.

Dem Mehrwert, den die Arbeit in einem personell und konzeptuell »offenen Setting« ermöglicht, steht allerdings die professionelle Bewältigung von Beziehungskomplexität gegenüber. Wir haben gesehen, dass es sich lohnt, diesen Aufwand therapeutisch zu meistern, da sich dadurch zumindest bei jugendlichen AN-Patientinnen sowohl das Outcome wie die Rückfallrate deutlich verbessern.

Schließlich orientiert sich das Modell an der Bindungstheorie, indem das anorektische Verhalten als Ausdruck einer durch Angst angetriebenen Suche nach Sicherheit und das Therapiesystem als ein Sicherheitsangebot aufgefasst wird. Letzteres dient sowohl der Patientin wie deren überforderten Eltern – in bindungstheoretischer Metaphorik – als »sicherer Hafen« der Erleichterung, Entspannung und schließlich Neuorientierung. Die »sichere Basis« der Therapie erlaubt es den Hilfesuchenden, im geschützten und doch problemrelevanten Rahmen sowie mit professioneller Assistenz alarmierende Unsicherheit zu explorieren, realistisch einzuordnen und angemessen zu bewältigen (Verbesserung der Symptome sowie der Mentalisierungsfähigkeit).

In diesem letzten Kapitel des Buches gehen wir näher auf die praktische Anwendung des Modells ein, indem wir zunächst einen Blick auf den allgemeinen Phasenprozess der Psychotherapie werfen. Danach behandeln wir einige spezifischere Probleme der Methodik, und zum Schluss zoomen wir in den Motivations- und Verpflichtungsprozess, der sozusagen das Herzstück des Modells ausmacht und den wir als einen Dreischritt beschreiben.

7.1 Phasen

Am Eingang jeder Therapie steht eine korrekte Diagnostik und am Ausgang die Auflösung der Therapiebeziehung(en). Die ambulante Praxisarbeit, die eine Begleitung von AN-Patientinnen über längere Zeit erlaubt und meist auch erfordert, geht mit der Erfahrung einher, dass die Psychotherapie dazwischen in Phasen abläuft. Diese können sich unterschiedlich in die Länge ziehen oder sich wiederholen, scheinen jedoch typischen Mustern zu gehorchen. Das hat auch die Wissenschaft auf den Plan gerufen, die ein Interesse an Phasenmodellen bekundet. Wissenschaftlich sind gesetzmäßige Phasen deshalb von Belang, weil sie Aufschluss über die zeitliche Veränderung von psychischen Prozessen bringen. Auf der andern Seite besteht für die Praxis ein naheliegender Bedarf, aus empirisch gesicherten Therapiephasen eine sichere Orientierung im Prozessverlauf abzuleiten.

Mit dem sogenannten *3-Phasen-Modell* konnten Howard et al. (1993) tatsächlich nachweisen, dass sich die (Dosis-)Wirkungen von Psychotherapie im Verlauf einer erfolgreichen Therapie (nach notwendiger Diagnostik und Abklärung) auf *drei unterscheidbare und sequenziell aufeinander folgende »Outcome«-Kategorien* beziehen (Howard et al. 1993; Lueger 1995; Bieri 1996). In Tab. 3 sind die einzelnen Phasen dargestellt.

	Ziel des Phasenprozesses	**empirische Ergebnisse in der Studie von Howard et al. (1993)**	**Veränderungsprozess**
Diagnostik und Abklärungen	Diagnostik, Differenzialdiagnostik, somatische Abklärungen, Indikationsstellung		
Phase der Remoralisierung	Arbeitsbündnis herstellen, Exploration des Problemsystems, Auftragsklärung, Organisation eines Therapiesystems	Verbesserung des Wohlbefindens, Gefühl der Sicherheit	wichtigster unspezifischer Wirkfaktor (vermutlich spielt das Oxytocin-System eine Rolle)
Phase der Remediation	Exposition mit Gewichtszunahme und Körperveränderungen, Verbesserung der Symptomatik (Gewichtszunahme, Preis: vermehrt Panik)	Verbesserung der Symptomatik	Anlegen neuronaler Verbindungen in einsichtsfernen Hirnstrukturen (limbisches System)
Phase der Rehabilitation	Selbstmanagement und Autonomiestabilisierung, verbessertes Funktionsniveau	Verbesserung der psychosozialen Anpassung	Entwicklung im gesamten psychischen System

Tab. 3: Phasenprozesse

7.1.1 Diagnostik

- *Ziel:* Abklärung, Diagnose, Differenzialdiagnose und Therapieindikation
- *Handlungsmodule:* diagnostische Interventionen
- *Merkmale der Zielerreichung:* Diagnose, Differenzialdiagnose und Indikation für die Therapie sind geklärt.

Bevor eine Psychotherapie beginnt, sollte eine sorgfältige Diagnostik, (Ausschluss- bzw.) Differenzialdiagnostik und Indikationsstellung durchgeführt werden. Diagnostik ist umso wichtiger, je mehr sie auf gesichertes Wissen zu Störungen und deren differenzierte Behandlung zurückgreifen kann. Bei der AN sind die Mechanismen freilich nicht so weit bekannt, dass eine rein kausale Therapie zur Verfügung stünde. Die Unbestimmtheit der Ausgangssituation in jedem Einzelfall sowie die paradoxen Motivationsverhältnisse stellen die Frage des Settings ins Zentrum. Welches Therapiesetting ist am besten dazu geeignet, möglichst frühzeitig nach Diagnosestellung erwünschte, wirksame und bleibende Veränderungsprozesse anzustoßen?

Zwar lassen sich jugendliche AN-Patientinnen – meist auf Druck des Umfelds – dazu bewegen, sich einer Abklärung beim Hausarzt oder in einer Klinikambulanz zu stellen. In der Regel suchen sie die Stelle alleine auf, hören sich die Bedenken und Empfehlungen der Fachleute an, die vermutlich nicht weit entfernt von jenen der Eltern sind; doch aus den bekannten Gründen verspüren sie keine ernsthafte Absicht, in der Folge eine Therapie aufzunehmen. Im Gegenteil, der Übergang von der Diagnose- bzw. Indikationsstellung zur Psychotherapie verläuft häufig im Sand, während das Umfeld irrtümlicherweise davon ausgeht, dass endlich »etwas« geschieht. Der Übergang von der Diagnostik zur Therapie kennzeichnet eine der brüchigsten Stellen in der Behandlungskette und gefährdet die optimale Versorgung. Umso mehr wäre deshalb der kompetente Einbezug der Bezugspersonen bereits anlässlich der ersten Kontakte mit Fachpersonen – im Verlauf der Abklärungsphase – wünschenswert. Doch bedauerlicherweise werden die Eltern bzw. bindungsrelevante Personen als kontextuelle Einflussfaktoren für die Ingangsetzung einer notwendigen Änderungsbereitschaft unterschätzt und damit auch eine Chance für die verbesserte Sekundärprävention vergeben (Liechti 2009). Dennoch ist die Abgrenzung einer Abklärungsphase von der eigentlichen Psychotherapie sinnvoll, nicht zuletzt auch deshalb, weil Diagnostik auf das Problem zielt, also auf das, was *nicht* funktioniert (Störungs- oder

Problemsicht, vgl. Grawe 2000), während sich Psychotherapie an den Ressourcen orientiert, an den Bereichen, die funktionieren.

In Anbetracht der oft unklaren Ausgangssituation einschließlich der Motivations- und Complianceprobleme ist eine selektive (methodendefinierte) Indikation für die AN-Therapie nicht erste Wahl. Zwar sind manualisierte (empirisch validierte) Therapien bezüglich bestimmter Aspekte der Störung wie die verzerrte Körperwahrnehmung oder ein fixiertes Essverhalten hochwillkommen, doch sie setzen bereits viel Eigenmotivation voraus, die zu Beginn einer ambulanten Therapie bei Jugendlichen praktisch nie zu erwarten ist. Stattdessen ist ein adaptives, der individuellen Situation der AN-Patientin und dem Beziehungsverlauf angepasstes Vorgehen indiziert (adaptive, »klientendefinierte« oder prozessorientierte Indikation). Das »offene Setting« der systemischen Therapie ist das Paradebeispiel für ein adaptives Prozedere, wo das Setting nicht vom Angebot, sondern von der Nachfrage her bestimmt ist. Indem die Hilfesuchenden definieren, wer zur Erstsitzung kommt, ist das Angebot niederschwellig und erweist sich als günstig für die Sekundärprävention. Es öffnet die Tür auch für Menschen, die ein Leid zwar beklagen, aber direkt davon nicht betroffen sind. Sie stellen das Bindeglied zwischen Fachwelt und Patientin dar, und daraus ergeben sich die häufigsten Einstiegskonstellationen bei der AN:

- Bei jüngeren Patientinnen unter 18 Jahren erscheinen in der Regel »Eltern und Patientin« gemeinsam (sozusagen der »Klassiker«, wobei die Anwesenheit der Patientin noch nicht bedeutet, dass sie die Therapie unterstützt).
- Die Patientin erscheint alleine zur Erstsitzung (meist fremdmotiviert auf expliziten oder impliziten Druck von Eltern, Partnern, Schule, Arbeitsplatz, Haus- oder Frauenärztin).
- Es kommen die Eltern bzw. eine Mutter oder ein Vater (oder ein Partner) ohne Patientin zur Erstsitzung, sei es, weil diese sich weigert mitzukommen, sei es, dass Eltern oder ein Partner »vorsondieren« wollen.

7.1.2 Phase der Remoralisierung (erkennbar durch das Wohlbefinden)

- *Ziel:* Exploration des Problemsystems und Transformation in ein therapeutisches System

- *Handlungsmodule:* Interventionen, die Therapiemotivation und Compliance fördern und kooperative Beziehungen gestalten
- *Merkmale der Zielerreichung:* Therapeutisches System ist erreicht.

Die Verbesserung der subjektiven Befindlichkeit bei der Patientin ist vorerst das Ergebnis einer positiven Bindungserfahrung mit der Fachperson; Patientin: »Ich fühle mich besser, weil ich im Gespräch mit der Fachperson erkannt habe, dass man mich zu nichts zwingt und dass ich bezüglich der Krankheit keine Schuld trage. In Bezug auf meine Gewichtsängste und die Ess- und Brechanfälle hat sich aber nichts geändert. Im Gegenteil, es scheint mir, dass sie sogar etwas markanter geworden sind. Ich glaube, es hängt damit zusammen, dass ich mir jetzt vorstellen muss, dass sich etwas ändern wird. Und das macht mir Angst, weil ich mir nicht vorstellen kann, wie es dann sein wird.«

Vieles spricht dafür, dass in dieser Phase Veränderungen in erster Linie mit der Qualität der therapeutischen Beziehungen (im Einzel- oder Mehrpersonensetting) im Zusammenhang stehen. Auf endokrinologischer Ebene scheint dabei dem hypothalamischen Neuropeptid Oxytocin eine wichtige Rolle zuzukommen (Kim et al. [2014] fanden, dass AN-Patientinnen unter Oxytocin beim Anblick von Wutgesichtern anders reagieren als Gesunde, woraus die Forscher schließen, dass diese Wut anders verarbeiten). In der Logik des Phasenmodells kann sich diese Phase mehrmals wiederholen, etwa wenn weitere wichtige Personen in die Therapie einbezogen werden. Überdies sind Therapieverläufe nie gradlinig, in vielen Fällen sind sie von Krisen und von Kippbewegungen ins alte Muster geprägt, die nach einer ständigen Überprüfung der Kooperation verlangen. Insofern zeigt sich professionelles Verhalten in dieser Phase darin, dass die Fachperson primär auf die Bedürfnisse der Hilfesuchenden eingeht und ihr Verhalten feinfühlig an deren Rückmeldungen im Beziehungsprozess ausrichtet. Strukturierende Interventionen wie Fragebogen oder Manuale können den vertrauensbildenden Prozess stören oder gar verhindern und sollten daher mit aller Vorsicht gehandhabt werden, obwohl natürlich auch ein (Forschungs-)Interesse besteht, einen unbeeinflussten Ist-Zustand zu erheben.

Dass sich in den vergangenen Jahrzehnten die Prognose gerade bei jugendlichen AN-Patientinnen deutlich verbessert hat, ist zweifelsohne der empirisch untermauerten Praxis des familiären Einbezugs und der Störungsorientierung zu verdanken. Mit der Systemerweiterung durch den Einbezug bindungsrelevanter Bezugspersonen (Eltern, Partner, Geschwister) wird ein geeigneter Arbeitskontext zur Überwindung der Therapieablehnung und zur Stärkung der Therapieverpflichtung geschaffen. Der Übergang von der Phase der Remoralisierung in die Phase der Remediation bedeutet einen tiefgreifenden Wandel im Problemsystem, das durch die Symptomatik beherrscht wird, hin zum Therapiesystem, wo die Menschen Schritt für Schritt die Kontrolle über die Störungsprozesse zurückgewinnen. Exemplarisch anhand eines konkreten Therapieverlaufs beschreiben wir in Abschnitt 7.3 diesen Veränderungsprozess in drei Schritten, nämlich:

- Erster Schritt: Anschluss finden an die Patientin durch feinfühliges Eingehen auf ihre Bindungswünsche (die durch die Störung fehlgeleitet sind) sowie das Erarbeiten eines Auftrages in Bezug auf Rekrutierung, Briefing und Unterstützung der Bindungs- und Bezugspersonen (meist der Eltern)
- Zweiter Schritt: Im Auftrag der Patientin die Bezugspersonen (meist die Eltern) unterstützen, plausible und sinnvolle Erklärungsmodelle bezüglich des Problems und sinnvolle Lösungen erarbeiten, sie darin bestärken, ihre Bedeutung als Sicherheitshafen trotz aller Kämpfe zu erkennen sowie Krankheit und daraus abgeleitetes Verhalten als »Überlebensstrategie« zu verstehen und feinfühlig darauf zu reagieren.
- Dritter Schritt: Eltern und Tochter ermutigen und darin assistieren, miteinander realistische, zumutbare und der Heilung dienliche Ziele auszuhandeln und umzusetzen (»Klinik zu Hause«).

7.1.3 Phase der Remediation (erkennbar an der Symptomverbesserung)

- *Ziel:* Symptomverbesserung
- *Handlungsmodule:* störungsspezifische Interventionen
- *Merkmale der Zielerreichung:* Normalisierung des Essverhaltens und des Körpergewichts

Gefühle von Wohlbefinden und Vertrauen in der Arbeitsbeziehung sind eine Bedingung für die Therapie, nicht aber hinreichend für die Symptomverbesserung. Veränderungen in den Symptomen werden erst in der Phase der Remediation erreicht, nachdem die notwendige

Remoralisierung hergestellt ist. Veränderungen werden je nach Beschaffenheit der Symptome auf unterschiedlichen Wegen erreicht: entweder klärungsorientiert über die Einsicht (z. B. Klärung der eigenen Position in Familie, Partnerschaft oder Arbeitswelt) oder aber durch Verhaltensübungen, die nicht primär durch Denken und Sprache wirken, sondern durch die sinnlich-korrektive Erfahrung. Typisches Beispiel dafür sind die krankhaften, irrationalen Essängste (Gewichtsphobie), die nicht »weggedacht« oder »weggeredet« werden können, sondern nur über die einsichtsferne, sinnlich-korrektive Erfahrung eines Normalgewichts ohne den befürchteten Kontrollverlust »wegerlebt« werden, das heißt durch neue Gewohnheitsbildung.

Während durch Reflexion und Einsicht vermittelte Lernprozesse umso effektiver sind, je mehr Eigenmotivation im Spiel ist, ist es bei auf »Umlernen durch Exposition« beruhenden Veränderungen wichtiger, dass sie – unabhängig von Art und Ausmaß der Motivation – überhaupt geschehen. Zu vermeiden beziehungsweise allenfalls als Ultima Ratio zu betrachten sind alle Vorgehensweisen, die der Patientin jeglichen Raum für Selbstbestimmung rauben (Zwangsmaßnahmen). Entscheidend dabei ist nicht das reale Zwangsarrangement, sondern die »Art und Weise, wie es für das Individuum zu der gegebenen Zeit existiert« (Lewin 1982, S. 159). Nimmt die Patientin den Kontext als äußeren Zwang wahr, induziert er Widerstand (Reaktanz) oder, je nach Disposition, erlernte Hilflosigkeit; beide Motivationen laufen therapeutischen Zielen zuwider. Durch die vermittelnde Zusammenarbeit mit den Eltern mit ihrem Glaubwürdigkeitskredit wird für die Patientin im ambulanten Setting eine Alternative zur Klinik und somit eine Wahl eröffnet. Die Hauptarbeit in dieser Phase besteht darin, im Auftrag der Patientin die Eltern darin zu unterstützen, ihrer Tochter die Setting-Entscheidung zu überlassen, ohne aber aus den Augen zu verlieren, dass sie damit die Verantwortung für die Gewichtszunahme übernimmt (vgl. den »Dreischritt« in Abschnitt 7.5).

Praktisch alle unsere AN-Patientinnen wählen unter diesen Bedingungen den ambulanten Weg, vorausgesetzt, sie haben die Gewähr, dass die Eltern in diesem Rahmen lernen, feinfühliger auf ihre (störungsbedingten) Bedürfnisse einzugehen. Durch diesen Dreh der Selbstverpflichtung in der Auseinandersetzung mit den Eltern (bzw. dem Partner) wird das anorektische Dilemma zugunsten der Selbstbestimmung aufgelöst. Patientin: »Ich spüre, dass ich zunehme, aber ich nehme nur zu, weil ich nicht in die Klinik will und weil ich sehe, dass auch die Eltern sich verändern müssen.« Oder: »Ich nehme nur den Eltern zuliebe zu.« Es ist therapeutisch unklug, diese Form extrinsischer Motivation abzuwerten (»das entspricht nicht einem autonomen Verhalten«). Vielmehr sollte der Patientin ein Recht auf eigene Begründung von Entscheidungen zugebilligt und diese gewürdigt werden (Therapeut: »Aus welchen Gründen Sie sich auch dieser Herausforderung stellen, das ist Ihre persönliche Entscheidung, es bleibt eine große Leistung, dass Sie es tun«). Erfahrungsgemäß beziehen sich die Bedürfnisse der AN-Patientin in dieser Phase hauptsächlich auf störungsbedingte Themen. Eine seit zwölf Jahren anorektische Patientin: »Ich will zunehmen, ich habe genug von diesen ewigen Gedanken ums Essen, und ich sehe auch, dass ich schrecklich mager bin. Es ist einfach sehr schwierig, und es hilft mir, wenn mein Partner mich ermutigt, auch streng ist und immer wieder sagt: Die Magersucht ruiniert dich, du musst die Verantwortung für deinen Körper wahrnehmen und du kannst das.« Viele Patientinnen, die ihren Vertrauenspersonen den Auftrag geben, Druck zu machen, sind durchaus in der Lage, das Wesen dieser »Selbstüberlistung« zu durchschauen. Eine Patientin, auf die Therapie vor fünf Jahren zurückblickend: »Es ist für mich sehr wichtig gewesen, dass die Eltern Druck in Richtung einer Gewichtszunahme gemacht haben, aber mindestens so wichtig, wenn nicht wichtiger ist gewesen, dass ich es jederzeit hätte abbrechen können. Und da habe ich halt meinen Eltern mehr vertraut als der Klinik. In die Klinik zu gehen, hätte damals für mich bedeutet, die Kontrolle ganz abzugeben, und das war für mich undenkbar. Wenn ich schon zunehmen musste, dann wollte ich das selber bestimmen.«

7.1.4 Phase der Rehabilitation (erkennbar an der verbesserten Alltagsbewältigung bei gleichzeitiger Symptomkontrolle)

- *Ziel:* Symptomverbesserung
- *Handlungsmodule:* störungsspezifische Interventionen
- *Merkmale der Zielerreichung:* Normalisierung des Essverhaltens und des Körpergewichts

Findet eine Normalisierung der Ernährungssituation statt, ist das Ziel der Remediation erreicht, das allerdings noch nicht garantiert, dass sich gleichzeitig auf der Ebene des Selbstwertgefühls oder der sozialen Integration und Affektregulierung bleibende Veränderungen eingestellt haben. Das Howard-Modell geht davon aus, dass sich vorerst auf der Stufe der Remediation die Symptome bessern müssen, ehe sich in der anschließenden Phase der Rehabilitation eine verbesserte Alltagsbewältigung etabliert. In dieser Phase tritt die AN allmählich in den Hintergrund, und es geht stattdessen um die verbesserte Lebensbewältigung (klärungsorientierte Hilfen).

Am Ende einer Therapie hat das therapeutische Ensemble eine gemeinsame, absolut einzigartige Geschichte geschrieben, und es ist für alle wünschenswert, dass sie einen positiven Ausgang findet – nicht ein Happy End, aber einen Übertritt in eine neue Lebensphase voller Zuversicht. Wann sind die Ziele einer Psychotherapie erreicht? Im Einzelfall muss es die AN-Patientin selbst entscheiden. In objektiver Sicht sind es die Linderung von Leid, die Minderung von Symptomen und ein verbessertes Selbstwertgefühl.

Wir empfehlen jeder AN-Patientin, die fachliche Begleitung nicht zu früh aufzugeben und allenfalls die Sitzungsfrequenz auf mehrere Monate zu verteilen. Am Ende einer Therapie, wenn die Auflösung des Ensembles ansteht, sprechen wir in der Regel folgende Themen an:

- *Antizipation von Rückfällen:* Ein Rückfall ist immer möglich, aber nicht zwingend eine Katastrophe, sofern rasch Hilfe aufgesucht wird. Neuerdings gibt es entsprechende Programme, die den Rückfall unwahrscheinlicher machen (vgl. Abschnitt 6.1.5).
- *Würdigung der Leistung und Versöhnung mit der Krankheit:* Jahre nach der Bewältigung der AN sehen viele Patientinnen die Zeit der Krankheit und Therapie in einem positiven Licht. Für einige war sie auch der Grund für eine spezifische Berufswahl, meist im helfenden Bereich.
- *Würdigung der kollektiven Leistung:* Die Überwindung einer AN löst bei Betroffenen und ihren Eltern verständlicherweise eine große Befriedigung und Dankbarkeit aus. Mit gutem Grund raten wir ihnen, das Ergebnis als Zeichen der Familienkompetenz zu sehen.
- *Liegen gebliebene Konflikte aufnehmen:* Es lohnt, nach allfälligen Verletzungen zu fragen, die im Verlaufe der Therapie unbemerkt blieben. Ein Vater drückte auf seine Weise aus, was wir oft hören: »Also, wir haben jetzt nicht Friede-Freude-Eierkuchen, es gibt immer wieder mal einen Streit, ja eigentlich häufiger als vorher, aber wir haben gelernt, positiv damit umzugehen.«

- *Verschlimmerungsfrage:* Es ist immer wieder erstaunlich und berührend, wie klar und selbstkritisch Eltern und Patientinnen hinterher ihren eigenen Beitrag an der Aufrechterhaltung des Problemsystems erkennen (eine Mutter: »Auch wenn ich heute weiß, dass ich nicht schuld an der Krankheit bin, macht es mich irgendwie traurig zu erkennen, dass ich so lange blind für meinen Beitrag gewesen bin; aber ich habe auch gelernt, dass es keinen Sinn ergibt, wieder von vorn zu beginnen und sich Vorwürfe zu machen für etwas, wofür man nichts kann«). Mit einer Verschlimmerungsfrage kann das Bewusstsein gestärkt werden, dass wir die Freiheit haben, aus unserer Geschichte zu lernen (Therapeutin: »Gesetzt den Fall, Sie würden das Rad zurückdrehen wollen, wie würden Sie das tun?«).
- *Danken für die Zusammenarbeit und Angebot einer »Politik der offenen Tür«.*

Bereits früh haben Familientherapeuten die Beobachtung gemacht, dass an dieser Stelle, wo die jugendliche Patientin »an Land geht«, sich die Eltern mit eigenen (z. B. Paar-)Problemen zu Wort melden. Das markiert einen Wendepunkt, und die Fachperson sollte sich folgende Fragen stellen: Bin ich als Therapeut oder Therapeutin für das »Nachfolgemandat« in der Tat die allerbeste Lösung? Melden die Eltern das Problem deshalb bei mir an, weil ich nun schon mal da bin, zur Mannschaft gehöre? Dabei ist zu beachten, dass es sich nicht um eine Fortsetzung der Therapie handelt. Es bedarf vielmehr eines neuen Vertrages, und es verlangt auch die Ehrlichkeit, die Eltern darüber aufzuklären, dass allein deshalb, weil die Therapie bei ihrer Tochter »etwas gebracht hat«, der Erfolg einer Paartherapie nicht garantiert ist bzw. dass eine Therapie der Eltern als Paar in ihrem Ausgang stets auch eine Trennung als Möglichkeit offenlässt.

Ehe ein solcherart »neues« Mandat übernommen wird, sollte auf jeden Fall im Rahmen einer Sitzung die Zustimmung der Patientin eingeholt werden (Chancen und Risiken einer Paartherapie bei ihren Eltern). Eine Paartherapie mobilisiert vorerst zentrifugale Kräfte, was sich zu Hause in einem erhöhten Stresspegel äußern kann. Wird die Patientin in die Entscheidung einbezogen, übernimmt sie auch Verantwortung für sich, lernt sich abzugrenzen und weiß, wo sie Unterstützung erhält. Andernfalls kann es passieren, dass sie sich zu Hause wieder zurückzieht und das »alte« Stressventil ankurbelt: Sie hungert.

7.2 Wenn Jugendliche sich verweigern

Wenn Jugendliche es trotz offensichtlicher Probleme ablehnen, eine Psychotherapie anzutreten oder mit ihren Eltern zu einer Sitzung zu kommen, hat das meist soziale Gründe. Es geht um die Angst vor Scham, Schuld oder vor Zurückweisung, aber auch um die Angst, das Gesicht, Privilegien oder Einfluss (in der Familie, der Peer-Gruppe) zu verlieren. Jugendliche lehnen die Kooperation ab, weil sie in ihren Augen dabei ohnehin nur als Verlierer dastehen würden. Die Kooperationsablehnung als »Schadensbegrenzung« kann sie aber teuer zu stehen kommen. Das ist umso schlimmer, als ihnen effektive und zumutbare Therapieprogramme zur Verfügung stünden, für die sie allerdings motiviert sein müssten. Im Folgenden beschreiben wir vier Möglichkeiten, mit Therapieablehnung umzugehen (umfassender in: Liechti 2009).

7.2.1 Der »konsiliarische Einbezug«

Der Begriff will ausdrücken, dass die jugendliche Person nicht als »Problemfall« einbezogen wird, sondern als Experte für sich selbst, der auch eine eigene Stimme hat und mithelfen kann, ein Problem zu lösen, das alle angeht. Für verängstigte Eltern, die mit der Befürchtung herkommen, dass ihre Tochter an der Krankheit stirbt, ist es allerdings schwierig, sie als Expertin zu sehen (eine Mutter: »Ja, früher ist sie immer eigenständig gewesen, quicklebendig und hilfsbereit, aber heute ist sie vom Hungern entstellt und brütet stundenlang in ihrem Zimmer vor sich hin«). Wie kann die Tochter eine »Expertin ihrer selbst« sein, wenn sie doch so offensichtlich »krank« und der Krankheit ausgeliefert ist? Fragen werden gestellt wie: »Was sollen wir tun? Unsere Tochter weigert sich, herzukommen, sie sagt, es sei unmöglich mitzukommen.« Oder ein Vater, dessen erwachsene Tochter sich nach einer unglücklichen Liebe bei ihren Eltern einquartiert und beschlossen hat, zu verhungern: »Muss zuerst ein Unglück geschehen, bis die Ärzte endlich handeln?« In dieser Situation erwarten Eltern, dass Fachleute ein Wunder geschehen lassen (derselbe Vater: »Wir sind nicht Fachleute, wir sind die Eltern und wir können bald nicht mehr; das ist doch ein Fall für die Mediziner, die müssen sie doch abholen, wenn's nicht anders geht, dann halt mit Zwang!«).

In der Panik unterschätzen Eltern meist ihren Einfluss auf ihr Kind und sie unterschätzen auch dessen Loyalität. Sie nehmen dessen Weigerung, Hilfe anzunehmen, persönlich oder sehen darin eine krankhafte Bockigkeit. Wir vermitteln den Eltern einerseits die Sichtweise, dass das Verhalten der Tochter verständlicher wird, sobald man es aus ihrem subjektiven Blickwinkel betrachtet. Das bedingt indes, dass man sie danach fragt und ihre Erzählung nicht als »krankhaftes Gerede« abtut. Anderseits helfen wir den Eltern zu akzeptieren, dass es nicht nur ein Problem gibt – die AN der Tochter –, sondern darüber hinaus ein zweites, das sich grundlegend davon unterscheidet. Es ist das Problem der Eltern, und es lautet: Wie können wir unsere Tochter zur Kooperation gewinnen?

Ein Team ist erfolgreich, weil es erfolgreich sein will, nicht weil es dazu gezwungen wird. Oft ist es erstaunlich, wie wenig Eltern an ihrer Haltung ändern müssen, um die Tochter zur Kooperation zu gewinnen. Hat die Mutter den Sinn des »konsiliarischen Einbezugs« verstanden, sagt sie zu Hause ihrer Tochter: »Ich habe verstanden, dass es falsch ist, wenn Papi und ich Druck mit dem Essen machen, dass wir damit das Ganze nur verschlimmern; wir möchten aber ganz genau wissen, was wir dazu beitragen können, um dich und uns zu entlasten. Es wäre in erster Linie eine Hilfe für uns Eltern, wenn du bereit wärst, mit zu der Sitzung zu kommen.« Eine AN-Patientin gab folgende Rückmeldung: »Es hat mich sehr erstaunt zu hören, dass meine Eltern nach der Sitzung besser verstanden haben, warum ich so große Angst vor Therapie habe. Gleichzeitig habe ich gemerkt, dass nicht sie die Bösen sind, sondern meine Ängste und Zwänge, und dass ich mit mir ins Klare kommen muss, wie ich dazu stehe.« Indem die Eltern anerkennen, dass ihre Tochter ihr Problem nur selber lösen kann, grenzen sie sich auch ab und übergeben ihr die Verantwortung.

Es gibt auch Eltern, die sehr verwirrt auf die Ansage reagieren, dass sie nur ihr eigenes Problem lösen können, nicht das der Tochter: »Aber wir Eltern hätten doch gar kein Problem, wenn die Tochter nicht krank wäre; sie ist es doch, die krank ist, nicht wir?« Oder: »Ist das nicht nur ein Trick, um sie herzukriegen? Das merkt sie doch!« Der Dreh in der Perspektive ist natürlich nicht als »Trick« gedacht, sondern als ein perspektivisches Bemühen, das der Tochter gegenüber Respekt ausdrückt.

7.2.2 Erweiterung des Problemsystems durch eine relevante Bezugsperson

Im Gespräch mit den Eltern wird in der Regel rasch klar, weshalb sich ihr Kind die Verweigerung »leisten« kann, nämlich weil es sich von einer Person im Hintergrund (manchmal im Dunkel) in der Verweigerungshaltung sichtlich oder heimlich gesponsert sieht (Großeltern, Lehrperson, Hausärztin etc.). Solange aber einflussreiche Personen nicht transparent im Therapiesystem einbezogen sind und verbindlich das Lösungskonzept unterstützen, wird sich die Ambivalenz bei der jugendlichen Person nicht zugunsten einer Therapie verändern lassen. In der Regel bezwecken die Unterstützer einer Verweigerungshaltung nicht Therapie-Sabotage, sondern sie handeln vielmehr in bester Absicht.

Beispielsweise bezwecken Verwandte, Lehrpersonen oder sogar Nachbarn mit der Einmischung, die Patientin vor angeblich überforderten Eltern zu schützen (die Tante einer anorektischen 14-Jährigen beklagte sich bei der Fachperson in einer Mail, dass die Therapie zu sehr nur auf das Essen ausgerichtet sei, während das »wahre« Problem in der Ehe ihrer jüngeren Schwester [die Mutter der Patientin] zu finden sei; deshalb gebe sie ihrer Nichte die Nestwärme, die sie zu Hause nicht erfahre).

Mitunter finden sich auch Großeltern im Hintergrund, die alles unternehmen, um eine Enkelin vor einem anscheinend rücksichtslosen Gesundheitssystem zu schützen (Klinikeinweisung) oder die Sozialbehörde davon abzuhalten, Zwangsmaßnahmen durchzuführen. Nichtsdestotrotz vermeiden wir es, den therapiefeindlichen Bestrebungen böswillige Beweggründe zu unterstellen. Meist stecken Missverständnisse, Informationsdefizite und konflikthafte Perspektiven dahinter. Insofern sehen wir in den Befürchtungen und Beanstandungen ein willkommenes Engagement. Wichtig ist nur, dass die Menschen dahinter zu Wort kommen, in die Prozesse eingebunden werden und eine Chance bekommen, ihre Perspektive darzulegen.

Meist wirkt sich ein kooperatives Prozedere gegenüber Therapiekritikern für alle belohnend aus, indem gleichzeitig blockierende Koalitionen geklärt, mitunter alte Feindschaften versöhnt und vor allem Missverständnisse aus der Welt geschafft werden. Demzufolge gewinnt auch die AN-Patientin an Sicherheit, da gleichzeitig ein für sie möglicherweise quälendes Loyalitätsproblem gegenüber einer nahen Person behoben wird.

7.2.3 Direkte Kontaktaufnahme

Ein heikles Vorgehen, in verrannten Situationen aber nicht hoffnungslos ist der Versuch einer direkten Kontaktaufnahme mit der jugendlichen Person, über SMS, Mail oder, nicht so cool, auf dem guten alten Postweg. Eher abzuraten ist vom Telefon, dessen Unmittelbarkeit das Risiko endgültiger Ablehnung mit sich führt (»Haben meine Eltern Sie eingespannt?«). Der schriftliche Text sollte in Kürze und ohne Anbiederung das Wesentliche mitteilen: Nicht die Jugendliche ist »das Problem«, sondern es geht um die Eltern, die sich offensichtlich mit der Situation schwertun und der Hilfe bedürfen (konsiliarischer Einbezug).

7.2.4 Der familiäre Notstand

Eine Verweigerung bei lebensgefährlichem Untergewicht und starken Wesensveränderungen erfordert als Ultima Ratio eine Zwangsmaßnahme, initiiert etwa durch den schulpsychologischen Dienst, einen Hausarzt oder durch behördliche Maßnahmen nach einer Gefährdungsmeldung aus dem Umfeld.

Dem können Eltern zuvorkommen, indem sie bei einer dafür zuständigen Amtsstelle einen Notstand anmelden. Mitunter ist schon viel erreicht, wenn Eltern ihrer Tochter oder ihrem Sohn gegenüber zugestehen, dass sie mit der Situation überfordert sind und im Sinn haben, behördliche Unterstützung einzufordern (Vater: »Dass wir unsere Grenzen erreicht haben, ist offensichtlich, aber du kannst nicht von uns verlangen, dass wir dich jetzt einfach aufgeben; wenn wir nicht helfen können, so müssen es andere tun; konkret heißt das, wir werden bei der Behörde den familiären Notstand anmelden«). Das löst bei einer sich verweigernden Jugendlichen meist Perplexität und Verwirrung aus, da die Eltern einerseits Loyalität und Engagement beweisen, anderseits in verblüffender Offenheit zu ihrer Überforderung stehen und sich damit »aus der Schusslinie« nehmen.

Der Widerstand Jugendlicher gegenüber ihren Eltern ist in seiner Natur ambivalent motiviert. Er ist nicht nur als Abgrenzung und Selbstbehauptung gedacht, sondern zugleich auch als Vertrauensbekundung und kalkuliertes Risikoeinüben; denn Eltern sind ein vertrautes Terrain. Es kommt immer wieder vor, dass AN-Patientinnen die Gewichtszunahme (oder ganz allgemein die Kooperation) »vehement verweigern« – weinend, schluchzend oder mit lauter Begleitmusik (Drohungen, Geschrei, Sachbeschädigung, »Scheißeltern« haben wir auch schon gehört) das Sprechzimmer verlassen –, sobald aber die Option einer Erweiterung des Therapiesystems durch behördliche Maßnahmen ins Spiel kommt, ist plötzlich Kooperation im ambulanten Setting angesagt (obwohl stets ja auch die dritte Möglichkeit offen wäre: Reißaus zu nehmen und eigene Wege zu gehen). Die elterliche Ankündigung, die Behörde zu Hilfe zu rufen, ist indes nur dann sinnvoll, wenn sie mit allen Konsequenzen zu Ende gedacht ist und ehrlich, authentisch und mit Respekt gegenüber dem Jugendlichen geschieht. Eltern geben ihrem Kind damit eine eigene Stimme und appellieren an sein Verantwortungsgefühl; die Botschaft lautet: »Entweder übernimmst du (was immer das heißt) oder die Behörde übernimmt, wir Eltern sind dazu nicht mehr in der Lage. Aber dich einfach hängen zu lassen, kommt für uns nicht in Frage.« Freilich ist diese Haltung für Eltern extrem schmerzhaft, da darin auch ein eigenes Versagen gesehen werden kann. Sie darf nicht mit einer Drohung verwechselt werden. Drohungen kommen bei reaktanten Jugendlichen ganz besonders schlecht an; sie fühlen sich nicht ernst genommen und hängen ab.

7.3 Das Primat der Beziehungsgestaltung

Unerfahrene Fachleute lassen sich im Verlaufe einer Erstsitzung durch die Not der Hilfesuchenden, durch deren latent oder manifest konfliktgeladene Emotionalität und durch die widersprüchlichen, mitunter entgegengesetzten Erwartungen verunsichern. Oft gefährden sie mit gut gemeinten, indes heiklen Fragen oder Aussagen die ohnehin schwierige Aufgabe, auf allen Seiten hilfreich anzudocken, etwa mit Sätzen wie: »Es handelt sich um eine Magersucht, eine gefährliche Krankheit«, »Erstes Ziel der Therapie muss die Gewichtszunahme sein«, »Ihr Untergewicht lässt es gar nicht zu, dass Sie vernünftig denken können«, »Gibt es in Ihrer Familie noch andere Probleme?«. Im Kontext einer AN geben solche Sätze medizinisch und psychologisch Sinn und sind auch kongruent zu diagnostischen Manualen. Es sind aber Fragen und Festlegungen aus der Außenperspektive, die der Innensicht einer AN-Patientin zuwiderlaufen. Sie erzeugen Dissonanzen, steigern die Angst vor Kontrollverlust und gefährden unnötigerweise das Arbeitsbündnis.

Stattdessen lassen wir im Erstkontakt die Interaktions- und Kommunikationsprozesse einfach laufen, soweit dadurch störungsbedingte Ängste nicht geschürt werden, und punktuell intervenieren wir dann, wenn dadurch Gefühle der Sicherheit gestärkt werden (an anderer Stelle haben wir uns zu dieser Technik des »Laufenlassens« detailliert geäußert, vgl. Liechti u. Liechti-Darbellay 2011). In der Eröffnungsphase gehört den Emotionen (Beziehungsaspekt) vor den Informationen (Sachaspekt) die allergrößte Aufmerksamkeit, scheinbar eine Binsenwahrheit. Daher muss bei aller Berechtigung einer sorgfältigen Anamnese das Vervollständigen des Dossiers unter Umständen auf spätere Sitzungen verschoben werden. Dieses Verständnis einer Beziehungsgestaltung für die störungsorientierte Therapie setzt allerdings voraus, dass die Therapeutin sich diese Zeit auch nehmen kann/darf. In der Praxisambulanz sind die Voraussetzungen dazu besser als in der Klinik, wo Fachleute einem Fall- und Erledigungsdruck ausgesetzt sind. Die Balance zwischen »Daten sammeln« und »Prozesse laufen lassen« haben wir wie folgt beschrieben (ebd. S. 116):

> »Therapeuten werden im Mehrpersonensetting einer Erstsitzung rasch vom ersten Eindruck und den Gefühlen, die er auslöst, überwältigt und davongetragen. Sie fühlen sich vom unberechenbaren Geschehen bedrängt, mit ihren eigenen Norm- und Wertvorstellungen infrage gestellt und durch den Auftrag, ›Therapie zu machen‹, herausgefordert. Die spontanen und teils belastenden Ereignisse wecken ein tiefes Bedürfnis, ›zu helfen‹ und den Dialog ›zu strukturieren‹. Infolgedessen ›greifen sie in das Geschehen ein‹, ›ordnen‹ den Wirrwarr, geben sich als Anwälte jener zu erkennen, die nicht zu Wort kommen, und schlagen sich auf die Seite des ›Indexpatienten‹. ›Man muss ja doch irgendwie etwas tun‹, lautet die Begründung. Muss/soll man? Natürlich gibt es immer auch die Situation, in der eine Therapeutin rasch intervenieren muss, etwa wenn aversive Botschaften die Grenzen sprengen oder wenn Menschen extrem hilflos sind.«

Laufen lassen heißt nicht, den Dingen mit Gleichgültigkeit, Nonchalance, Distanz oder Desinteresse zu begegnen, sondern ganz im Gegenteil, es bedingt, die ganze Aufmerksamkeit stets auf beides zu legen, auf die Interaktionsprozesse sowie die Informationsgewinnung. Letzteres betrifft vier miteinander vernetzte Bereiche (nach Stierlin 1989):

- die Landkarten der einzelnen Mitglieder eines Problemsystems (individuelle Sichten auf das Geschehen)
- die »Familienideologie« (gemeinsame Ideologie, Running Gags, Familienmythen etc.)
- die individuellen Verhaltensmuster (verbales, paraverbales und nonverbales Verhalten)

- die interaktionellen Verhaltensmuster (wer blickt wann zu wem, wenn jemand spricht, was läuft »zwischen den Zeilen« ab?)

Um sich in der überbordenden Informationsflut der Interaktionsprozesse eines Erstinterviews zu orientieren und die Gesprächsführung nicht aus der Hand zu geben, kann es der Fachperson eine Hilfe sein, ihre Wahrnehmungen entlang konzeptueller Fragen auszurichten. Gleichzeitig dienen die gewonnenen Einsichten auch als Ansatzpunkte für weitere Fragen oder Klärungen.

- Wer gehört zum Problemsystem? Familie, Lehrer, Peers, Fachpersonen
- Was sind die Problembeschreibungen? Individuelle Sichtweisen, Familiencredo
- Was sind die wiederkehrenden Muster? Wiederkehrende Muster als versuchte Lösungen
- Wer sind die Schlüsselpersonen? Sozialer Einfluss, Entscheidungsträger, Macht
- »Wo« ist Leidensdruck? (Veränderungs-)Motivation
- Was sind meine ersten Hypothesen? Systemdiagnose, Wirkzusammenhänge, Muster
- Was sind die Fallen? Beziehungstests, »Fettnäpfchen«, Verletzlichkeiten
- Wer hat welche Interessen? Ziele, Auftrag, Ethik
- Was sind die Ressourcen? Individuelle, Systemressourcen
- Wie können kooperative Beziehung gestaltet werden? Allparteilichkeit, Neutralität, latente, manifeste Konflikte, Go-between

Das strukturierte Sammeln anamnestischer Information und das gleichzeitige Laufenlassen von Interaktions- und Kommunikationsprozessen ist eine Gratwanderung, kein Widerspruch. Die Fachperson behält dabei stets die Beziehungen zu allen Anwesenden (und nicht Anwesenden) im Auge und beeinflusst das Gespräch in einer Weise, dass die Beziehungen davon profitieren, dass sich am Ende der Sitzung niemand benachteiligt erlebt und dass sich für alle Beteiligten ein gutes Gefühl entwickelt (Neutralität, Allparteilichkeit). Sind Hilfesuchende nach einer Erstsitzung bereit, zu einer nächsten Sitzung herzukommen, ist bereits viel erreicht.

»Ein erfolgreiches Erstinterview kann nicht mehr bewirken, als Interesse an der Möglichkeit zu wecken, dass eine Therapie nützlich sein kann, dass es der Krankheit zugrunde liegende Probleme gibt, die sich verstehen lassen und die einer Änderung zugänglich sind« (Bruch 1982, S. 158).

7.4 Zur therapeutischen Problembeschreibung

Der Physiker und Friedensforscher Carl Friedrich von Weizsäcker (1916–2007) war davon überzeugt, dass die wesentlichen Probleme der Menschen nicht in einem Mangel an Vernunft gründen, sondern in Problemen der Verständigung untereinander. Der Frage, wie »gemeinsam angewandte Vernunft« organisiert wird, räumte er eine zentrale Bedeutung ein: »Ich sage keineswegs, dass automatisch gemeinsam angewandte Vernunft stattfinden wird. Ich sage nur, dort, wo man es zuwege bringt, kenne ich keine Probleme« (von Weizsäcker 1992, S. 14). Diese Haltung impliziert, dass die Ressourcen zur Problemlösung bereits im Menschen angelegt sind. Er benötigt nicht in erster Linie Nachhilfe und Belehrungen, sondern einen geeigneten Beziehungskontext, der blockierte Fähigkeiten zur gemeinsamen Anwendung vernünftiger Lösungen mobilisiert.

In Anbetracht der täglichen Kämpfe ums Essen und der daraus resultierenden panischen Krisen und Überforderung ist es für Eltern und ihre erkrankten Kinder herausfordernd, sich auf eine gemeinsame Strategie festzulegen. Die Kinder fühlen sich unverstanden und bedroht, während die erschrockenen Eltern nach einer einleuchtenden Erklärung für das Rätsel suchen, das ihnen das Schicksal in ihr Leben stellt; so z. B. eine Mutter: »Die Magersucht hat angefangen, als unser Hund Buddy gestorben ist, das hat bei unserer Tochter ein Trauma ausgelöst, und wir denken, das muss in der Therapie aufgearbeitet werden«, oder ein Vater: »Bevor meine Frau die Scheidung verlangt hat, ist unsere Tochter eigentlich immer ein selbstständiges, fröhliches Kind gewesen, ohne Probleme.«

Zwar sind die elterlichen Narrative in ihren Inhalten so vielfältig wie die Menschen selbst, doch im Grundtenor des Ausgeliefertseins, der Hilflosigkeit, des Selbstzweifels, der Schuldgefühle und der Angst, ein Kind zu verlieren, bleiben sie sich gleich. Um Eltern abzuholen, ist es unabdingbar, auf diesen emotionalen Grundtenor einzugehen und sie nicht nur als Informanten, sondern als Mitbetroffene zu sehen, die ihrerseits, wenn auch in anderer Weise als die Tochter, unter der AN leiden.

Darauf aufbauend, besteht das Prinzip der therapeutischen Problembeschreibung darin, die Erklärungsversuche der Hilfesuchenden mit wissenschaftlichen Informationen »anzureichern«, bis die subjektiven und wissenschaftlichen Gesichtspunkte im Sinn einer informierten Entscheidung oder Übereinstimmung (engl. *informed consent*) zueinander passen. Dabei orientiert sich die Fachperson an Fragen wie: Sind die erarbeiteten Therapieschritte wissenschaftlich sinnvoll und effektiv, für alle zumutbar und hinreichend transparent, sodass die Hilfesuchenden nicht nur im Detail wissen, welche Art von Therapie sie erwartet, sondern diese auch wollen, weil sie verstanden haben, dass sie ihnen nützt, und weil sie damit das Projekt zu ihrer eigenen Sache machen? (Fiegenbaum u. Tuschen 2003).

Begierig nach Erklärung suchend, checken Eltern das Netz nach relevanten Informationen ab. Was sie finden, vermag sie nicht zu entlasten, da offenbleibt, was es für die individuelle Situation ihrer Tochter heißt. Sie kommen mit brennenden Fragen in die Erstsitzung: Ist die Krankheit heilbar, wird unsere Tochter wieder gesund? Was ist die Ursache? Sind wir Eltern schuld? Wie ist die Prognose? Gibt es bleibende Schäden? Was können wir tun? Usw.

In unseren Stellungnahmen bleiben wir ebenso offen wie unmissverständlich. Offen in dem Sinn, dass es auf der Grundlage eines nur spärlich empirisch gesicherten Therapiewissens unterschiedliche Wege zum Ziel gibt (psychodynamisch, verhaltenstherapeutisch, stationär, ambulant) und dass es die Verantwortung der Hilfesuchenden ist, sich für eine bestimmte Therapieform zu entscheiden. Wir beziehen jedoch unmissverständlich Position zu Aspekten, deren Evidenz unterdessen gut gesichert ist. Beispielsweise halten wir unmissverständlich fest, dass bei jungen AN-Patientinnen die Mitarbeit der Eltern als Garanten für eine möglichst frühzeitige und wirksame Therapie notwendig ist und dass kein Weg an einer Gewichtszunahme vorbeiführt.

Im Folgenden listen wir in loser Aufzählung einige Statements aus videografierten Therapien auf. Es sind Sätze, die aus dem Zusammenhang herausgerissen spröde wirken, letztlich aber doch den »Basso continuo« unseres Modells deutlich machen. Es sind Botschaften, die sich im Verlauf der Therapieprozesse wiederholen und teils an die Eltern, teils an die Patientin gerichtet sind:

- Die AN ist eine Krankheit und nicht ein Familienproblem; das Problem ist die AN und nicht die Tochter, nicht die Eltern, nicht die Familie oder die Gesellschaft.
- Die Ursachen der AN sind nicht bekannt. Bekannt ist, dass viele Faktoren die Krankheit begünstigen und aufrechterhalten. Darunter sind Faktoren, die wir nicht beeinflussen können, etwa genetische Faktoren. Andere Faktoren sind aber der Therapie zugänglich, der wichtigste »Faktor« ist Ihre Tochter selbst.
- Die Verantwortung für die eigene Gesundheit trägt in erster Linie Ihre Tochter selbst. Eltern können dafür sorgen, dass die Tochter die Verantwortung auch wahrnimmt.
- Es ist nicht so, dass Ihre Tochter nicht essen will, es geht nicht um Eigensinn, sondern um eine irrationale Angst, die es ihr unmöglich macht zu essen; sie kann nicht.
- Wenn sich Ihre Tochter für den ambulanten Weg gemeinsam mit Ihnen entscheidet, statt ins Spital zu gehen, so übernimmt sie damit auch die Verantwortung, auf diesem Weg zuzunehmen. Ob es ihr gelingt, ist auf der Waage messbar.
- Falls sich das Gewicht auf der Waage nicht verbessert, ist das keine Niederlage, kein Versagen, vielmehr die Aufforderung an die Tochter, effektivere Maßnahmen zu treffen.
- In der ambulanten Therapie ist Ihre Tochter die Expertin für die eigene Leidenssituation und Auftraggeberin für Maßnahmen; denn nur sie kann entscheiden, was ihr hilft, um sich dem Essen und einer Gewichtszunahme zu stellen.
- Die Therapie hat primär zwei Ziele in folgender Reihenfolge: zum einen die Verbesserung der Symptome, das heißt die Normalisierung von Körpergewicht und Essen. Zum andern die Verbesserung von Selbstwahrnehmung, Selbstwert und sozialen Fähigkeiten.
- Verlaufsstudien zeigen weltweit, dass Normalgewicht eine dringliche Voraussetzung für alles Weitere bedeutet.
- Eine hohe Sensibilität und emotionale Verletzlichkeit machen Menschen anfällig für die Vermeidung von Stress auslösenden Situationen besonders in der Peer-Gruppe. Statt sich durchzusetzen, ziehen sie sich zurück und suchen Nähe und Sicherheit zu Hause.
- Der Rückzug aus der Peer-Gruppe in die Familie ist nichts Pathologisches, sondern eine gesunde, anthropologisch vorgebahnte Reaktion auf eine Bedrohung.

- Die negativen Gefühle der Zurückweisung und die Selbstwahrnehmung des Nicht-Genügens machen Ihre Tochter anfällig für inadäquate Problemlösungen wie Hungern.
- Für Ihre Tochter ist das Hungern möglicherweise eine Lösung, nicht das Problem.
- AN-Patientinnen entdecken, dass Hungern, Gewichtsabnahme und Hungergefühle die unerträglichen Gefühle von tiefer Unsicherheit, Minderwertigkeit und Leere sowie Versagensängste erträglicher machen.
- Ein großes Problem für die Therapie besteht darin, dass Vermeidungsverhalten sehr gut funktioniert und belohnt wird.
- Der treibende Faktor ist das Untergewicht bzw. das Hungern als ein Verhalten, das durch die Erfahrung von Kontrollgefühlen und Selbstwirksamkeit sich zunehmend selbst verstärkt.
- Die Körperwahrnehmungsstörung kann als Folge des Untergewichts gesehen werden. Sie bringt die Dissonanz zum Verschwinden, die durch die realistische Wahrnehmung des ausgemergelten, knochigen und schockierenden Körpers bestünde.
- Menschen, die an AN erkranken, haben oft Schwierigkeiten, Ärger, Wut und Aggression auszuhalten und, besonders Peers gegenüber, als Mittel der Abgrenzung einzusetzen.
- Eine Gesundung allein durch Einsicht ist nicht möglich, es braucht die sinnlich-korrektive Erfahrung der Gewichtszunahme bzw. die Erfahrung, dass die erwartete Katastrophe nicht eintritt.
- Die Gewichtsphobie ist stellvertretend für eine tief verwurzelte Lebensangst. Das zeigt sich in der Regel auch darin, dass die sozialphobischen Probleme zunehmen, je mehr die Gewichtsphobie abnimmt.
- Auch wenn es zu Hause Kämpfe gibt, Sie als Eltern sind für Ihre Tochter die wichtigste Ressource. Es geht nicht in erster Linie um Autonomie, sondern um Sicherheit.
- Das ambulante Setting stößt an seine Grenzen, wenn: 1) die Gewichtsabnahme nicht gestoppt werden kann, 2) das Untergewicht über längere Zeit trotz guter Kooperation bestehen bleibt, 3) die Kooperation nicht funktioniert oder 4) die Patientin aus eigener Entscheidung in die Klinik will (wichtig ist zu klären, dass es nicht geschieht, um die Eltern zu schonen; legitime Begründungen sind etwa: »zu Hause bin ich einfach in diesen

Mustern gefangen« oder: »ich benötige vorübergehend einen äußeren Druck, den mir die Eltern nicht geben können, ohne dass die Beziehungen darunter leiden würden«).

Die sprachliche und dialogische Freiheit, kranke und gesunde Teile zu unterscheiden und sie je nachdem in oder außerhalb der Person zu verorten (Internalisierung gesunder Teile, Externalisierung der kranken Teile), ist ein probates Mittel, um Ambivalenz therapeutisch zu nutzen (White u. Epston 2002). Die Arbeit mit Teilen stellt das Bild von der Person, die ganz von Krankheit ergriffen und ihr ausgeliefert ist, infrage und bietet die Alternative, mit unterschiedlichen (gesunden, motivierten, ängstlichen, mutigen, herausfordernden etc.) Teilen zu arbeiten. Beispielsweise kann Hungern als Ausdruck eines »bewundernswerten Willensakts« dargestellt werden. Nicht dieser Willensakt ist krank, sondern die Gewichtsphobie, die ihn provoziert. Um die Überlebensfunktion des symptomatischen Verhaltens zu veranschaulichen, werden passende Metaphern eingesetzt, ein weiteres therapeutisches Mittel, das empirisch gestützt wird (Treasure, Smith a. Crane 2007). Ein Beispiel (Graap 2013, S. 83):

> »Die Angehörigen werden gebeten, sich vorzustellen, dass ihr krankes Familienmitglied das Gefühl hat, auf hoher See zu sein (gefährliche, stressige Welt), und sich an seiner Schwimmweste (Essstörung) festklammert.
>
> Den Angehörigen empfehlen wir, sich wie ein Delphin zu verhalten, der die Schwimmende in Richtung Sicherheit ›schubst‹.«

7.5 Linda M.[15] – Vom Problem- zum Therapiesystem: ein Dreischritt

Als der Leidensweg begann, hielt die Mutter das Hungern der 13-jährigen Linda für eine jugendliche Diät-Mode, die sie nicht zu sehr beachten wollte. Erst nachdem Linda damit begonnen hatte, ohne einsehbaren Grund auf bestimmte Nahrungsmittel zu verzichten und sich

15 Das Beispiel Linda M. übernehmen wir verändert und in Anlehnung an: Liechti u. Liechti-Darbellay 2013b. Auch an dieser Stelle danken wir Linda (Name anonymisiert) herzlich für die Erlaubnis, biografische Fakten und Verbatims zu Lehrzwecken ins Buch aufzunehmen.

von Gleichaltrigen zurückzuziehen, wurde ihr klar, dass es sich um ein ernsthafteres Problem handelte. Fassungslos musste sie zusehen, wie die Tochter innert weniger Wochen massiv an Gewicht verlor. Alle Überredungsversuche, alles Bitten, Flehen oder gar Drohen lösten nur eines aus, eine merkwürdige und umso verstocktere Weigerung, das scheinbar Einfachste der Welt zu tun: sich zu ernähren.

Kummer und tiefe Verunsicherung breiten sich in einer Familie aus, wenn eine gerade erst noch aufblühende und von allen Seiten bewunderte Tochter, selbstbestimmt in ihrer Art und gut aussehend, oft Klassenbeste – mit einem Wort: der Stolz der Eltern –, scheinbar ohne Grund das Essen einstellt, innert kurzer Zeit abmagert, sich von den Gleichaltrigen zurückzieht, verstört vor dem Essteller sitzt, weint und kreischt wie ein Kleinkind, sobald sie zum Essen aufgefordert wird, und sich in ein schattenhaftes Wesen verwandelt mit bleichem und eingefallenem Gesicht, ausgedünntem Haar, knochigen Schultern, stets ruhelos und in ständiger Bewegung.

Damals, mit knapp 14 Jahren, ging Linda unter Druck der alarmierten Eltern erstmals in eine ambulante Therapie zu einer Kinderpsychiaterin. Die Eltern wurden in Parallelsitzungen (Eltern allein, Patientin allein) angesprochen. Die Patientin erlebte dieses Setting als eine Eltern-Fachperson-Koalition, wo in ihrer Abwesenheit Belohnungs- und Bestrafungsstrategien ausgeheckt wurden (besonders Verbot ihrer Leidenschaft, des Reitens), ohne dass sie etwas dazu sagen konnte. Später wird sie schreiben: »Wer mich für mein Essverhalten bestraft, bestraft mich für Dinge, die mir jemand anderes aufgezwängt hat. Dies tut mir enorm weh und bestraft mich doppelt.« Ohnehin sei sie sehr verunsichert gewesen, habe unter einem miserablen Selbstwert gelitten und das Gefühl gehabt, dass sie von ihren Eltern weniger geliebt wurde als die beiden älteren Geschwister.

> LINDA Damals, als meine Krankheit begann, war ich in einem schwierigen Lebensabschnitt, in einer Zeit des Erwachsenwerdens, einer Zeit, in der sich Spannungen in meinem familiären Umfeld zu häufen begannen, in einer Zeit der Unsicherheit und der Unzufriedenheit mit meiner bestehenden Lebenssituation.

Nach vier Jahren brach sie die Therapie ab, mit unverändertem BMI 14.

Ein Jahr später wurde die mittlerweile 19-jährige Linda auf Druck des Hausarztes erneut in eine ambulante Therapie geschickt. Da sich an der Gewichtsproblematik nichts änderte, entschied die zuständige Therapeutin, Linda einer systemischen Therapie mit Einbezug der Eltern zuzuweisen.

Überweisungsdiagnose: Anorexia nervosa (F50.0) mit depressiver Entwicklung (F32.0), primäre Amenorrhö (Ausfall der Regelblutung) aufgrund der Essstörung.

Die Patientin wohnt als Jüngste noch bei den Eltern, hat das Gymnasium mit besten Leistungen abgeschlossen und steht vor dem Beginn eines Wirtschaftsstudiums. Die Eltern, der Vater im Kader einer Versicherung, die Mutter Pflegefachfrau, sind beide der Tochter gegenüber sehr engagiert, je in eigener Weise. Der Vater, vom langjährigen Hausarzt unterstützt, plädiert eher für eine konsequente Linie, wenn nötig auch für eine Zwangshospitalisierung, und ist in manifestem Dauerkonflikt mit der Tochter. Die Mutter nimmt die Tochter in Schutz, befindet sich zwischen den Fronten und begleitet die Tochter in ihren unendlichen Essritualen, auch spätabends, bis zur Erschöpfung.

7.5.1 Der erste Schritt

Zur Erstsitzung erscheint Linda alleine. Es lohnt sich, in der Erstbegegnung mit der AN-Patientin ihre Rolle als Auftraggeberin und Expertin für sich selbst direkt oder zumindest indirekt und möglichst bald nach Gesprächseröffnung zu benennen. In vielen Fällen löst das zuerst Verwirrung oder zumindest Erstaunen aus, danach Entspannung.

Therapeutin Linda, Sie wurden von Herrn Dr. A. hierher zugewiesen. Wie ist das für Sie? Ist es auch Ihre Idee, eine Therapie zu beginnen? Oder ist es nur die Idee anderer Leute?

Linda Meine Eltern machen sich große Sorgen um mich und wollen unbedingt, dass ich hierherkomme.

Therapeutin Aha … Die Eltern machen sich große Sorgen. Was denken Sie, haben sie irgendwelche Gründe dazu?

Linda Sie machen sich viel zu viel Sorgen, sie kontrollieren mich dauernd, machen Vorschläge, was und wie viel ich essen soll, wie lange ich joggen darf … Und diese kritischen Blicke auf meinen Teller, besonders mein Vater …

Therapeutin Das heißt also, sie machen sich eigentlich für nichts Sorgen?

LINDA Also, für gar nichts kann man nicht sagen. Ich habe offenbar schon ziemlich viel an Gewicht verloren, aber so schlimm ist es nicht …

THERAPEUTIN Aha, es gibt also aufseiten der Eltern zweierlei Sorgen? Die eine Art ist irgendwie berechtigt, die andere Art ist aber eigentlich übertrieben und auch unnötig, verstehe ich das richtig?

LINDA Ja, schon, aber sie machen sich zu viel Sorgen, das ist auch wieder nicht nötig.

THERAPEUTIN Denken Sie, Linda, Ihre Eltern machen sich zu viele Sorgen, um Sie zu kontrollieren, zu schikanieren?

LINDA Nein, das glaube ich nicht, meine Mutter sicher nicht.

THERAPEUTIN Was sind denn die Gründe dafür, dass sie sich Sorgen machen, ich rede jetzt von der berechtigten Art, Ihrer Meinung nach?

LINDA Ich glaube, sie haben Angst um mich, sie sind durch die Situation sehr verunsichert, sie wissen nicht weiter.

THERAPEUTIN Wäre es für Sie hilfreich, Eltern zu haben, die weniger Angst haben, die sich weniger unnötige Sorgen machen, weil sie sich irgendwie sicherer fühlen?

LINDA Ja. Vielleicht schon.

THERAPEUTIN Wäre es für Sie denkbar, dass die Eltern in die Therapie einbezogen würden? Dabei möchte ich den wichtigsten Punkt gleich klären, Linda, Sie sind hier in jedem Fall die Hauptperson, Sie bestimmen, was Ihnen hilft, und nichts wird hier über Ihren Kopf hinweg entschieden, jeder Schritt wird mit Ihnen abgestimmt. Was meinen Sie?

LINDA Vielleicht wäre es schon gut, wenn die Eltern kämen. Sie könnten sie vielleicht beruhigen, weil, mir glauben sie ohnehin nichts.

THERAPEUTIN Ja, da könnte ich vielleicht etwas beisteuern. Es wäre allerdings sehr hilfreich, wenn Sie mir und Ihren Eltern erzählen könnten, was Sie seit sechs oder sieben Jahren erleben. Denn nur Sie wissen ja, wie es für Sie wirklich ist, mit dem zu leben, was von Eltern und Fachleuten auch als Krankheit bezeichnet wird.

LINDA Ja, lange konnte ich das nicht so sehen. Auch heute höre ich das nicht gern, weil, das ist ja mein Leben.

THERAPEUTIN Wären Sie bereit, würden Sie versuchen, bis zur nächsten Sitzung einige Gedanken zu Ihrer Geschichte aufzuschreiben?

Die Patientin als Auftraggeberin und Expertin für sich selbst zu sehen, bedingt eine perspektivische Haltung. Praktisch bedeutet es, ihre (noch so eigensinnige) Interpretation der Fakten zuzulassen und diese als gleichberechtigt mit andern (z. B. medizinischen, elterlichen) Sichtweisen anzuerkennen. Die perspektivische Sicht begünstigt eine angstfreie Beziehung, während Versuche, die Patientin von der Notwendigkeit einer Gewichtszunahme zu überzeugen, die Angst vielmehr schürt. Doch es ist alles andere als einfach, sich nicht nur konsequent in die Perspektive der Patientinnen zu versetzen, sondern sich damit so gründlich zu befassen, dass man sie als gleichwertig neben der »objektiven« Sicht versteht; denn die Realitätsverleugnung ist oft himmelschreiend: »Ich habe kein Problem, ich komme nur wegen meiner Eltern her«, »ich habe vielleicht schon ein Problem, aber meine Eltern haben das größere«, »wenn sich meine Eltern weniger Sorgen machen würden, wäre es für mich besser«, »ich habe vielleicht schon ein Problem, aber magersüchtig bin ich nicht«.

In der Ausbildung von jungen Fachleuten hören wir oft, dass es ihnen an den »richtigen« Worten fehlt, um sowohl der subjektiven wie der objektiven Perspektive gerecht zu werden. Das geeignete Sprachmittel sind Stellungnahmen in Form von (systemischen) Fragen, beispielsweise: »Sicher haben Sie gute Gründe, Ihre Situation auf diese Weise zu sehen, gibt es andere Menschen im Umfeld, die das ähnlich sehen?«, »Was würde ihre Großmutter sagen, wenn sie die Sicht der Eltern hörte?«.

Neben der Perspektivenneutralität geht es im Erstkontakt mit der AN-Patientin darum, einen Auftrag einzuholen, wofür sie motiviert ist, weil er aus ihrem Blickwinkel Sinn ergibt. Der häufigste Auftrag lautet: »Es wäre mir geholfen, wenn Sie den Eltern helfen, sich weniger Sorgen zu machen!« Darin liegt erfahrungsgemäß der kleinste gemeinsame Nenner, der Eltern und Tochter in der Therapie zusammenführt und den es als Angebot zur Kooperation zu nutzen gilt.

Indem die Therapeutin vorbehaltlos auf Lindas Perspektive und Bedürfnisse eingeht, erweist sie sich feinfühlig im Sinne der Bindungstheorie. Beispielsweise legt sie großen Wert darauf, die feinen Unterscheidungen in Lindas Aussagen aufzunehmen: Es sind nicht die Eltern und deren berechtigte Sorge um die Gesundheit ihrer Tochter, die Linda als Bedrohung erlebt, sondern deren Ängste und Unsicherheiten, die Linda als unverhältnismäßig einstuft. Sie fühlt sich im Grunde verletzt, weil die Eltern nur ihre eigene Panik ausdrücken, während darin die subjektiven Bedürfnisse ihrer Tochter untergehen. Indem die Therapeutin diese Feinheiten aufnimmt, beweist sie eine differenzierte Form der Responsivität gegenüber den Signalen der Patientin.

Zusammengenommen hat eine feinfühlige Haltung folgende Auswirkungen auf die Patientin:

- *Beruhigung des Bindungssystems:* Linda macht die Erfahrung, dass negative Gefühle zwar unangenehm sind, dass sie aber zum (Beziehungs-)Leben gehören wie der Schatten zur Sonne und dass es nicht das Ziel ist, sie zu vermeiden, sondern sie in der Beziehung mit einem feinfühligen Menschen zu verstehen, auszuhalten und zu verändern.
- *Erleben von Selbstwirksamkeit:* Linda macht die Erfahrung, dass sie in der Beziehung zu einem nahen Menschen Einfluss auf dessen Empathie gewinnt und damit eine Hilfe erhält, die zu ihren Bedürfnissen oder Verletzungen maßgeschneidert passt. Dadurch lernt sie, dass sich bedrohliche Gefühle über eine Beziehung beruhigen und kontrollieren lassen.
- *Erkenntnis, dass die Inanspruchnahme einer Hilfe keine Niederlage ist:* Linda macht die Erfahrung, dass die Inanspruchnahme fachlicher Hilfe bzw. die elterliche Unterstützung nicht zu Abhängigkeit führt, sondern im Gegenteil zu mehr Sicherheit als Basis für die Autonomie.

THERAPEUTIN Sehen Sie, Linda, wenn Sie mir sagen, dass Sie sich in der aktuellen Situation, trotz des massiven Gewichtsverlusts der letzten Wochen, zu dick finden, sodass Sie sich nicht mehr aus dem Haus wagen, weil die Leute Sie anstarren und bemerken, wie fett Ihre Oberschenkel sind, dann habe ich keinen Grund daran zu zweifeln, dass dies genau Ihrer Wahrnehmung und Ihrem Erleben entspricht.

LINDA Es wäre für mich sehr wichtig, dass die Eltern verstehen, was ich erlebe. Sie sagen, ich bilde mir das ein, und damit wird alles nur noch schlimmer. Weil, ich bilde mir das nicht ein, meine Oberschenkel sind zu fett, das sehe ich ja mit eigenen Augen. Wenn ich deshalb Sport treibe, ist das doch gesund. Ich bin ja ein Bewegungsmensch, seit jeher. Jetzt wird jeder Wunsch von mir, etwas Sport zu treiben, als krankhaft abgetan und als Bedrohung wahrgenommen. Sport gehört aber zu mir, zu meinem Wesen. Ich brauche den Sport, um gesund zu werden. Ich habe versucht, all das meinen Eltern zu erklären, aber sie verstehen es nicht, und ich fühle mich so alleingelassen.

Ein in ambulanten Settings gerne vernachlässigtes Thema ist die Frage, ob, wo, unter welchen Umständen und wie oft das Gewicht gewogen werden soll. Es der Patientin selbst zu überlassen, ist für die meisten eine Überforderung, und darauf ganz zu verzichten, ein Risiko. Das Wägen ist die Verankerung des Therapiebootes in der Realität, die Sicherheit im Driften gibt. Während es für Patientinnen mit einer bereits längeren Krankheitsgeschichte oft kein Problem mehr ist, auf die Waage zu stehen, bedeutet es für jüngere mitunter einen Anlass zu einem Machtkampf mit der Fachperson. Um das zu vermeiden, nehmen wir das Thema erst auf, wenn die Eltern einbezogen worden sind, um es ihnen zu überlassen, den Konflikt mit ihrer Tochter auszuhandeln.

Unwichtig ist hingegen, ob das Wägen beim Hausarzt, zu Hause (assistiert durch die hinreichend über mögliche »Fallen« aufgeklärte Mutter), in der Klinik oder im eigenen Therapiestudio geschieht; dabei zu beachten sind folgende Aspekte:

- Linda entscheidet, wo gewogen wird.
- Es wird Linda überlassen, ob sie die Gewichtszahl erfahren will oder nicht (gegebenenfalls Waage abdecken oder rückwärts zur Anzeige draufstehen lassen).
- Es muss jemand bei den Waageritualen dabei sein (Therapeutin, Hausärztin, Mutter etc.).
- Mindestens ein- bis zweimal pro Woche muss gewogen werden (stets zur gleichen Zeit).
- Es genügt, ohne Schuhe und ohne Jacke zu wiegen (keine demütigenden Auftritte in der Unterwäsche).
- Kein Filzen (eine Patientin dabei zu »erwischen«, wie sie das Gewicht manipuliert hat, bringt nur Demütigung, Demoralisierung und Reaktanz; auch »Verdächtigungen« sind kontraproduktiv, da ohnehin in den meisten Fällen eine Gewichtszunahme von vielen Kilos nötig ist, die nicht vorgetäuscht werden kann).

7.5.2 Zweiter Schritt: im Auftrag der Patientin die Eltern unterstützen

Wenn Eltern heutzutage in die Therapie kommen, sind sie zunehmend gut über medizinische Belange der AN unterrichtet. Das führt anderseits dazu, dass sie von einem medizinischen Modell ausgehen, das die Störung als ein »Defizit« behandelt, das von den Fachleuten »repariert« wird. Die Idee, dass das Störungsverhalten nicht das Problem ist, sondern ein Lösungsversuch, der zwar nicht zu einer Heilung führt, immerhin aber der Tochter Linderung bringt, fällt ihnen oft schwer. Zugleich ist es die zentrale Botschaft an die Eltern: Linda hat gute Gründe zu hungern.

> Therapeutin (mit den Eltern, ohne Linda) Das Problem ist die Krankheit, nicht die Familie. Im Gegenteil, in einer engagierten Familie mischen sich Eltern ein, wenn ein Mitglied leidet. Bei der Anorexie sind die Verhältnisse insofern widersprüchlich, als sich Ihre Tochter mit dem Hungern vor krankhaften, irrationalen Ängsten schützt. Diese werden von ihr als extreme Bedrohung erlebt.

In den ersten Begegnungen wenden Eltern ein, dass sie in Anbetracht des trotzigen Rückzugs ihrer Tochter, der Essverweigerung und der daraus resultierenden Auseinandersetzungen nicht verstehen, warum ausgerechnet sie für die Tochter die wichtigsten Menschen sein sollten. Vielmehr sind sie bezüglich ihrer Elternrolle verunsichert und haben Sätze der Tochter im Ohr wie: »Ihr habt keine Ahnung, wie schlecht es mir geht.« Auf besorgtes Nachfragen hören sie: »Lasst mich in Ruhe, ihr versteht mich ohnehin nicht!« Angesichts wiederholter Abweisung ihrer Beistandsbemühungen und ihrer erfolglosen Versuche, die Situation ins Lot zu bringen, sind Eltern der Therapie gegenüber ambivalent. Einerseits tun sie alles für ihr krankes Kind, anderseits steigt in ihnen das Gefühl auf, versagt zu haben. Das Befindlichkeitserleben einer enormen Hilflosigkeit ist bei praktisch allen Eltern dasselbe.

Die Idee, dass ihre Tochter nicht die Eltern als Personen ablehnt, sondern ihre Perspektive auf das Krankheitsgeschehen, bringt eine Neurahmung ins Spiel.

> Therapeutin (mit den Eltern) Ich habe Linda gefragt, wer die wichtigsten Personen in ihrem Leben sind. Sie hat ohne zu zögern gesagt: meine Eltern. Und sie hat hinzugefügt: Ich brauche sie, allein schaffe ich es nicht, auch wenn sie nicht verstehen, was mit mir los ist.

Eltern suchen bei der Fachperson die Auflösung eines Rätsels, das ihnen die Tochter mit ihrem exzessiven Hungern aufzugeben scheint. Verständlicherweise haben sie ein dringendes Bedürfnis, ihr beschädigtes Selbstvertrauen als Eltern wiederherzustellen. Um ihnen beizustehen, Zugang zu den eigenen Kompetenzquellen zu finden, braucht es akzeptable Erklärungen für das vermeintliche Scheitern und eine Entlastung bezüglich ihrer Schuldgefühle. Auch das, was sich im Verhalten der Eltern als problematisch darstellt, kann als elterlicher Lösungsversuch, als ein Akt der Verantwortlichkeit gesehen werden.

THERAPEUTIN Linda hat einfach Pech, indem sie erkrankt ist. Niemand kann etwas dafür, weder Linda selbst noch die Eltern. Die Anorexie ist eine Krankheit wie andere auch, wie ein Asthma oder ein Diabetes. Neuere wissenschaftliche Ergebnisse deuten darauf hin, dass die Magersucht etwas mit der Art und Weise zu tun hat, wie Menschen mit Stress und überhaupt mit bedrohlichen Gefühlen umgehen.

VATER Das verstehe ich nicht, weil wenn ich Stress habe, dann esse ich doch eher mehr als weniger, weil es mich beruhigt, und ich persönlich nehme dann regelmäßig zu, etwa wenn wir im Betrieb großen Druck haben.

THERAPEUTIN Ja, das ist widersprüchlich. Gesunde erleben eher Entspannung, wenn sie essen. Bei der Magersucht hat sich das ins Gegenteil verkehrt. Niemand weiß genau, warum. Tatsache ist, dass Magersüchtige das Hungergefühl als beruhigend erleben, während sie das Sättigungs- oder Völlegefühl als extrem bedrohlich empfinden. Linda wird Ihnen das bestätigen. Ihre Angst ist es aber, dass Sie es ihr nicht glauben. In ihrer Wahrheit ist es nicht Trotz oder weil sie Macht demonstrieren möchte, wenn sie das Essen verweigert, sondern weil es Panik auslöst. So als müssten Sie auf einem Seil eine Schlucht überqueren, wo es beidseitig hundert Meter in die Tiefe geht.

VATER Aber Linda war eigentlich immer ein sehr vernünftiges Mädchen, man hat mit ihr reden können, sie ist einsichtig gewesen. Kann man ihr das nicht erklären, dass sie sich diese Angst nur einbildet, oder vielleicht mit Hypnose deutlich machen, dass es falsch ist, was sie macht?

THERAPEUTIN Leider nein. Es ist nicht eine Frage der Einsicht oder falschen Meinung. Nehmen Sie das Beispiel von Zahnschmerzen – bohrende Zahnschmerzen! Da nützt es auch nichts, zu sagen, es sei nur Einbildung. Es tut einfach unglaublich weh. Ängste und Schmerz sind uralte Alarmsysteme, die Bedrohungen spontan melden, ohne differenzierte Analyse. Und sie können, wie auch die Alarmglocke der Feuerwehr, Fehlalarm produzieren. Das hat leider nichts mit Einsicht zu tun. Das ist kein Denken, das ist reines Erleben. Wenn

Hirnforscher Aktivitäten im Hirn messen, so finden sie Aktivität an unterschiedlichen Orten im Hirn, relativ weit auseinander und unabhängig voneinander, je nachdem ob jemand gerade analytisch denkt oder Panik fühlt. Panik schließt logisches Denken sogar aus, da geht es um Elementares, ums Überleben, um Kampf oder Flucht, bei Linda vor allem um Flucht.

Mutter Aber was können wir denn tun, um ihr zu helfen? Bisher hat sie alles von unserer Seite abgelehnt.

Therapeutin Wenn Sie ihr einfach zuhören und eine Bereitschaft zeigen, ihr zu glauben, auch wenn es irgendwie falsch, quer, ja verrückt klingt, wenn es Ihnen gelingt, ihr zu spüren zu geben, dass Sie ihr glauben wollen, auch wenn Sie es anders sehen, ist das schon fast die halbe Miete.

Vater Und Sie glauben, dass das der Schlüssel ist, damit sie wieder isst und an Gewicht zunimmt?

Therapeutin Sie sind die Eltern, nicht Wachleute, Sie benötigen keinen Schlüssel. Im Gegenteil, alle wollen von außen einen Schlüssel drehen und Türen öffnen, was bei Linda nur noch mehr Panik auslöst. Wenn Sie ihr aber zuhören, gewissermaßen vor der Tür stehen bleiben und signalisieren, dass Sie ihr glauben wollen, dann wird sie die Tür von innen öffnen. Das braucht etwas Zeit. Wenn Linda aber die Tür öffnet, bedeutet das zugleich, dass sie sich sicher genug fühlt, um sich auf die Therapie einzulassen.

Mutter Können Sie das etwas näher beschreiben, was danach folgt? Für mich ist das alles etwas schwammig. Ich kann es mir einfach noch nicht vorstellen, wie Linda überhaupt wieder essen kann. Es ist ja immer so schlimm gewesen, wenn sie am Tisch gesessen ist mit diesem leeren Blick. Oder wenn sie dann ausgerastet ist.

Therapeutin Das ist ein berechtigtes Anliegen. Ja, ich kann Ihnen eine Art Fahrplan vorlegen, so wie wenn man eine Reise nach Rom plant. Natürlich darf man diesen Plan nicht mit der Reise selbst verwechseln, die braucht dann viel Zeit und bringt jeden Tag auch Unvorhergesehenes. Es ist der Sinn der Sitzungen, dass wir Unvorhergesehenes, all die praktischen Schwierigkeiten ansprechen und zusammen mit Linda nach Lösungen suchen. Aber es ist sehr schwierig, das konkreter darzustellen. Im Bild von der Reise nach Rom kann ich Ihnen mit großer Gewissheit sagen, dass wir in Mailand umsteigen werden. Wie das dann genau vonstattengeht – auf welchem Bahnsteig, wie viel Andrang herrscht, ob die Züge Verspätung haben und so weiter –, werden wir sehen.

Vater Das leuchtet irgendwie schon ein, aber ich kann mir einfach nicht vorstellen, dass Linda überhaupt mitmacht.

Therapeutin Das kann ich Ihnen leider auch nicht garantieren. Aber ich kann Ihnen versichern, dass sie umso eher mitmacht, je verlässlicher sich die Eltern auf diese Reise einlassen. Als Eltern sind Sie für Linda die Garanten dafür, dass die Reise für ihr Wohl notwendig und richtig ist. Sie können das vergleichen mit dem Kindesalter, als Sie Ihre Tochter angesichts eines bösen Traums fest in den Armen hielten, um deutlich zu machen, dass alles gut ist.

Mutter Geht es denn nur um die Gewichtszunahme? Ich denke, das ist doch nur das Symptom von etwas Seelischem, das tiefer liegt.

Therapeutin Ja, da haben Sie recht. Leider gibt es da aber keinen direkten Zugang. Wie beim Nähen einer Wunde. Wir können nur Maßnahmen treffen, damit die Selbstheilungskräfte freie Bahn haben. Übersetzt auf Linda: Im Wesentlichen geht es darum, ihr klarzumachen, dass es zwei Wege gibt. Links oder rechts. Entweder sie lässt sich auf eine Gewichtszunahme zusammen mit den Eltern im Rahmen einer ambulanten Therapie ein – oder mit Fachleuten in der Klinik. Für beide Wege gilt aber dasselbe: Niemand kann ihr die innere Entscheidung abnehmen, Hilfe anzunehmen und – in einem ersten Schritt – das Gewicht zu normalisieren. Und auf beiden Wegen kann sie am besten beurteilen, was hilfreich ist, um die Panik zu ertragen, statt ihr auszuweichen. Einen dritten Weg gibt es für mich nicht.

Mutter In einem Buch habe ich gelesen, dass es das Beste sei, wenn eine Tochter an Magersucht erkrankt ist, sie einfach machen zu lassen, sie nicht zu beachten, so zu tun, als gäbe es gar kein Problem.

Therapeutin Diese Auffassung entspricht nicht meiner Erfahrung. Und leider zeigen Verlaufsstudien, dass die Prognose schlechter ist, wenn das Umfeld wegschaut. Spontanheilungen sind sehr selten. Das Risiko, dass sich aus der heutigen Situation eine chronische Entwicklung ergibt, ist, wenn man wegschaut, einfach zu groß. Man muss sich vor Augen führen, dass es eine Krankheit ist und dass Linda dem Zwang zu hungern ausgeliefert ist. Viele Patientinnen bestätigen, dass es sich wie ein riesiger Druck anfühlt und dass es einen gewissen Druck von außen braucht, um ins Gleichgewicht zu kommen. Das ist bei jeder Krankheit der Fall, wo suchtartige Elemente eine Rolle spielen. Die Frage ist nur, wie dieser äußere Druck aussehen muss. Diese Frage kann Linda am besten beantworten.

VATER Aber sie ist ja bisher nicht bereit gewesen, uns zu sagen, was wir tun sollen. Außer einfach, sie in Ruhe zu lassen. Aber dann schließt sie sich ein und hungert, das ist doch unmöglich!

THERAPEUTIN Ja, da hat sich was zugespitzt. Meistens sind die Patientinnen aber bereit, die Verantwortung für die Gewichtszunahme zu übernehmen, sich dazu auch zu verpflichten, sofern sie damit verhindern können, in die Klinik eingewiesen zu werden.

VATER Da macht sie doch nur Versprechungen, und zu Hause geht das Theater wieder los

THERAPEUTIN Das Wesen dessen, sich für eine Verantwortung zu verpflichten, besteht darin, dass ein ausgehandelter Gegenwert im Raum steht.

VATER Was wäre denn für Linda dieser Gegenwert?

THERAPEUTIN Sie wird es Ihnen selber sagen. Offensichtlich gehört es dazu, dass Sie als Eltern bereit sind, in der Therapie mitzumachen, und sich bemühen, ihre Not besser zu verstehen. Indem Sie Ihrer Tochter einfach vertrauen, dass sie tatsächlich gewillt ist, aus der leidvollen Situation das Beste zu machen.

VATER Das verwirrt mich, aber es sind neue Gedanken, auch wenn mir noch unklar ist, was uns in der Therapie erwartet.

MUTTER Mir geht es gleich, einige Dinge, die ich nicht verstanden habe, sehe ich jetzt in einem andern Licht. Mehrmals hat Linda in völliger Verzweiflung gesagt, es sei wie eine Macht in ihr, die es ihr verbiete, gesund zu werden. Hat sie denn überhaupt noch eine Chance, einmal gesund zu werden?

THERAPEUTIN Klinische Erfahrungen zeigen, dass diese Chancen nicht schlecht stehen. Allerdings ist es ein langer Weg über verschiedene Stationen. Er wird sowohl Linda wie Ihnen Kraft und Durchstehvermögen abverlangen. Da kann ich Ihnen leider keinen Sonntagsspaziergang versprechen. Hinterher schildern die meisten Eltern es so: Es ist eine harte Zeit gewesen, aber es hat sich gelohnt, und nicht nur unsere Tochter, auch wir sind weitergekommen.

Im Verlauf des zweiten Schritts kommen auch Schuld- oder Schamgefühle zur Sprache, die durch entsprechende Bemerkungen vonseiten Verwandter oder Bekannter geschürt werden (»in diesem Zustand gehört sie doch ins Spital«, »vielleicht wäre es besser gewesen, die

Tochter schon als Kind etwas härter anzufassen«). Je besser die Eltern verstehen, dass solche Ratschläge und Besserwisserei in erster Linie Ausdruck gut gemeinter Sorge und Hilflosigkeit sind, umso eher sind sie auch bereit, sich abzugrenzen und eine vorübergehende Distanz »zu den lieben Verwandten« einzunehmen.

> MUTTER In Zukunft sage ich meiner Mutter, wenn sie anruft und nachfragt, sie soll einfach weiterhin so lieb sein zu Linda wie bisher, und dass sie uns vertrauen soll, dass wir alles für Linda tun und mit professioneller Hilfe die Probleme lösen wollen.

Hören die Einmischungen nicht auf, kann es auch sinnvoll sein, eine »hochbesorgte« Großmutter, Tante oder einen sich als selbsternannter Experte gebenden Onkel zu einem Gespräch einzuladen. Die sachlich-plausible Information und Würdigung des Engagements ist meistens hinreichend, um Verwandte zu beruhigen und einen gemeinsamen Nenner zu stärken.

Eltern schildern, dass belastende oder destruktive Interaktionen und Entgleisungen stets mit Krankheitsthemen in Verbindung stehen: Essen, Wägen, Suiziddrohungen, Bewegungsdrang, Geschwisterrivalität (»mein Bruder muss auch nicht so viel essen wie ich«). Die fachliche Bestätigung, dass es typisch ist, dass die Störungsmuster die Kontrolle über Tochter und Familie übernehmen, und die therapeutische Zuversicht, dass die problemstabilisierenden Muster veränderbar sind, werden von Eltern mit Erleichterung aufgenommen. Es hilft ihnen zu erfahren, dass die Krankheit als ein Kristallisationskern in jeder betroffenen Familie die Gesprächs- und Streitkultur zunehmend verschlechtert und schließlich lähmt (Vater: »Meine Familie ist für mich das Zentrum, doch in letzter Zeit stinkt es mir, nach Hause zu gehen, da wir nur noch Streit haben, alles dreht sich ums Essen«). Im Verlauf der Therapie dringt meist die Erkenntnis durch, dass die Konflikte auch eine Chance bedeuten, indem die Bewältigung allen Familienmitgliedern und insbesondere den Eltern einiges an persönlicher Entwicklung abverlangt. Das führt auch außerhalb des Störungsbereichs zu einer besseren Beziehungs- und Lebenskompetenz (Vater: »Noch vor einem Jahr hätte ich das vermutlich abgestritten, aber heute sehe ich ein, dass ich mich vor Konflikten gedrückt habe und dass ich es meiner Frau überlassen habe, die heißen Kartoffeln aus dem Feuer zu nehmen«).

Es gibt Fachleute, die davon abraten, in Familiensitzungen vom Essen und von den Konflikten ums Essen zu sprechen. Es wird argumentiert, damit würde nur von tiefer liegenden Problemen abgelenkt (»Patientin als ungewolltes Kind«, »elterliche Grenzverletzungen, Misshandlungen, Missbrauch«). Wir vertreten eine entgegengesetzte Haltung. Wir ermutigen die Menschen, die Konflikte, Nöte, Ängste und Unsicherheiten ums Essen und Fragen, die im Zusammenhang mit dem rätselhaften Verhalten der Tochter auftreten, in den Sitzungen anzusprechen (wir nennen es die »1001-Themen«). Erstens ist man damit ganz nah bei dem, was die Leute bewegt. Zweitens geht es ohnehin nicht um die Inhalte der Auseinandersetzungen, sondern um die sie begleitenden Emotionen und deren Neubewertung als wirksame Mittel eigener Positionierung.

Da sich die Inhalte wiederholen, kann sich die Fachperson darauf vorbereiten. Am Beispiel von Linda gehen wir exemplarisch auf die häufigsten Themen seitens der Eltern ein (elterliches Briefing):

ELTERN Sollen die Geschwister ebenfalls in der Therapie mitmachen?

THERAPEUTIN Das sollen sie selbst entscheiden. Falls sie es wünschen, hat Linda das Vetorecht. Meistens sind Geschwister dankbar dafür, dass sie nicht mitmachen müssen. Vielleicht kommen sie einmal vorbei, um zu sehen, was hier los ist. Das gäbe mir auch die Gelegenheit, allfällige Missverständnisse im Zusammenhang mit der AN zu klären. Insofern ist das nicht unerheblich, als sonst Ressentiments zwischen den Geschwistern bis weit ins Erwachsenenleben die Beziehungen vergiften können. Im Allgemeinen aber sind die Geschwister beruhigt, wenn sie spüren, dass die Eltern die Situation im Griff haben.

ELTERN Was sollen wir tun, wenn sich Linda weigert, mit in die Sitzung zu kommen?

THERAPEUTIN Dann kommen Sie erst einmal ohne sie zur Sitzung. Hier können wir dann herausfinden, wo die Hindernisse sind. Für Linda ist es ermutigend zu wissen, dass Eltern vorsondieren oder überhaupt bereit sind, mehr über die Krankheit zu erfahren.

ELTERN Was können wir tun, wenn Linda zwar am Tisch sitzt, sich aber weigert zu essen?

THERAPEUTIN Wie Sie ja selbst bemerkt haben, bringt es nichts, Linda ohne einen Auftrag zum Essen zu zwingen. Im Gegenteil, damit wird das Problem verschlimmert und Linda fühlt sich unverstanden.

Sagen Sie ihr, Sie hätten verstanden, dass die Verweigerung nicht Trotz sei, sondern Ausdruck einer tiefen Not. Bestätigen Sie ihr, dass Sie ihr nichts befehlen würden. Melden Sie aber wohlwollend und mit bestimmtem Ausdruck an, dass das Thema in der nächsten Sitzung zur Sprache kommt. Linda soll dann Vorschläge machen, was in solchen Momenten zu tun sei, um eine Gewichtszunahme im ambulanten Rahmen zu erreichen. Sobald Linda verstanden hat, dass sie aktiv Verantwortung für ihren Körper übernehmen muss, wenn sie einer Klinikeinweisung zuvorkommen will, wird sie brauchbare Vorschläge machen.

Eltern Kann Linda denn gesund werden, wenn sie nur deshalb zunimmt, weil sie nicht in die Klinik will?

Therapeutin Klar, das ist noch keine optimale Motivation, wenn Linda an Gewicht zunimmt, nur weil sie nicht in die Klinik will. Aber immerhin ist es ihre eigene Entscheidung. Und mit der Gewichtszunahme ändert sich auch auf der seelischen Ebene einiges.

Eltern Linda schreit uns an, es sei ihr Körper, sie könne damit machen, was ihr passt?

Therapeutin Es ist in der Tat ihr Körper und sie kann damit das tun, was ihr passt. Was aber aktuell mit ihrem Körper geschieht, hat Auswirkungen auf das Umfeld. Als Eltern können Sie sich nicht einfach sagen, nun denn, so hungert sie sich halt zu Tode, basta. Der unterversorgte Körper löst Angst und Sorge aus, und es ist normal, wenn Eltern darauf reagieren und ihre Angst und Sorge anmelden. Für die Krankheit ist Linda nicht verantwortlich, doch wie sie damit umgeht, schon. Sie lebt nicht in einem Vakuum, sondern mit Menschen, von denen sie geliebt wird. Als Eltern haben Sie das Recht zu verlangen, dass Linda für sich Verantwortung übernimmt, zumindest solange sie mit Ihnen unter einem Dach lebt. Linda wird Ihnen sagen, dass es ihr lieber ist, wenn Sie Ihre Gefühle klar zum Ausdruck bringen, statt nichts zu sagen, sich zu grämen oder Essbefehle zu erteilen.

Eltern Was sollen wir tun, wenn Linda mit Suizid droht?

Therapeutin Das bedeutet immer einen Notfall. Unter keinen Umständen Ihrer Tochter unterstellen, es sei nur eine Drohung, oder sie gar provozieren, es doch gleich zu tun. Sagen Sie Linda, dass Sie nie zulassen würden, dass so etwas geschieht, und dass Sie deshalb eine Notfallsitzung einberufen müssten. Die Sitzung eröffnet auch den Begegnungsraum, wo die Suizidalität fachlich beurteilt und die Umstände geklärt werden können. Zugleich erfährt Linda, dass ihre Äußerungen Konsequenzen haben.

Eltern Wir sind nicht sicher, ob Linda heimlich erbricht; wenn wir es aber ansprechen, dann kriegt sie einen Heulkrampf und wirft uns vor, wir würden ihr nicht vertrauen?

Therapeutin Behandeln Sie das Erbrechen unter keinen Umständen als ein moralisches Versagen oder dessen Leugnen als eine Lüge. Machen Sie Linda keine Vorwürfe, aber benennen Sie die Realität, beispielsweise dass die Toilette verstopft ist oder dass es nach Erbrochenem riecht. Bulimisches Verhalten wird geleugnet aus Angst, dass es ansonsten verboten werden könnte, und aus Scham, weil es für den Kontrollverlust steht. Es geht darum, das bulimische Verhalten der Heimlichkeit zu entziehen, es für alle sichtbar zu machen, es aber auch von der extrem negativen Konnotation zu befreien und Linda beizustehen, es als ein veränderbares Problem zu betrachten.

Eltern Was sollen wir tun, wenn sich Linda weigert, zum Nachtessen an den gemeinsamen Familientisch zu kommen, und eigenbrötlerisch in der Küche isst?

Therapeutin Verlangen Sie von Ihrer Tochter, dass sie mit der Familie am gemeinsamen Tisch sitzt. Begründen Sie das aber nicht damit, dass es gesünder sei, sondern dass Sie als Eltern Eigenbrötlerei nicht akzeptieren. Linda braucht nicht zu essen – sie muss ihren eigenen Weg finden, um zuzunehmen –, aber sie sitzt mit der Familie am Tisch. Es ist ein Irrtum zu glauben, es wäre besser, Linda in der Küche essen zu lassen, damit sie wenigstens etwas zu sich nimmt. Das Gegenteil ist der Fall, je mehr man nachgibt, umso mehr wird Linda von der Krankheit ins Abseits getrieben.

Eltern Linda wird in sechs Wochen volljährig. Heißt das, dass wir ihr danach nichts mehr zu sagen haben, beispielsweise ob sie an Gewicht zunehmen oder in die Klinik gehen soll?

Therapeutin Ja, vom Gesetz her ist das korrekt. Vielleicht fragen Sie am besten Linda selbst, was es für sie zu bedeuten hat. Erfahrungsgemäß wünschen AN-Patientinnen weit über die Volljährigkeit hinaus, dass Eltern einbezogen werden, um im Kontext der Therapie die Krankheit besser zu verstehen und zu lernen, sich klarer auszudrücken und feinfühlige Hilfe zu leisten. Unter diesen Umständen wird Linda Ihnen vermutlich sagen, dass Sie die Dinge, die Sie bedrücken, auf den Tisch bringen sollen. Sie sind für sie die wichtigste Ressource.

Eltern Unter Tränen hat uns Linda letzthin gesagt, sie wolle in die Klinik, weil sie sehe, dass sie für uns nur eine riesige Belastung sei.

Therapeutin Da sollten Sie ganz ehrlich sein. Die ambulante Therapie ist für alle eine große Belastung. Ob Sie es richtig finden, dass Linda in die Klinik geht, um Sie oder die Familie zu schonen, müssen Sie selbst entscheiden. Die Alternative besteht darin, dass Sie stattdessen Klartext sprechen und Ihrer Tochter sagen, dass es nicht ihre Aufgabe ist, die Eltern zu schonen, sondern Verantwortung für ihre Gesundheit zu übernehmen.

Eltern Was machen wir, wenn Linda zu Hause weiter hungert und sich weigert, in die Klinik zu gehen, oder, wenn wir Druck machen, droht, zu einem Freund umzuziehen?

Therapeutin Wären Sie denn bereit, Linda zu Hause verhungern zu lassen? Falls Linda jede Zusammenarbeit mit den Eltern ablehnt und weiter hungert, gibt es, solange sie minderjährig ist, die Alternative, die Verantwortung an die Fachleute abzugeben. Zum Zeitpunkt aber, wo Linda volljährig ist, wird sie selbst entscheiden, was für sie das Richtige ist.

Im schützenden Vertrauensrahmen der Therapie wagen Eltern auch Themen anzusprechen, die eigentlich ihre Paarbeziehung betreffen, die bisher über Jahre tabuisiert wurden. Vielleicht wären sie auch gar nie zur Sprache gekommen, wenn die Eltern nicht durch die außerordentlichen Umstände gelernt hätten, mutigere Positionen zu beziehen. Grundsätzlich kann sich die Konflikteröffnung sowohl als Ressource für die Therapie wie aber auch als Falle herausstellen. Eine Ressource ist es, wenn die Konflikte eine vertiefte Auseinandersetzung mit der Krankheit der Tochter mit sich bringen und dadurch die elterliche Zusammenarbeit in der Therapie verbessert wird. Das wirkt sich auch positiv auf die Patientin aus (Linda: »Es ist mir lieber, wenn die Eltern die Dinge ansprechen, als wenn immer nur dicke Luft herrscht«). Eine Falle ist es dann, wenn ein Konflikt primär auf die Paarebene hinüberschwappt und das Problem der Tochter ausgeblendet wird.

Mutter Jetzt verstehe ich es besser. Wir müssen klar Stellung beziehen. Das funktioniert aber nur, wenn wir uns beide einig sind. Und das sind wir uns nicht immer. Wenn's brenzlig oder laut wird, kippt mein Mann um [zu ihrem Ehemann]. Du hast es nicht gern, wenn's Streit gibt, und daran müssen wir vielleicht auch arbeiten.

> Vater (schweigt betreten) Hm.
>
> Therapeutin (nach einer Pause) Mhm. Da gibt es offensichtlich unterschiedliche Ansichten [zur Mutter]. Kann man es nicht auch als einen Vorteil betrachten, wenn Eltern die gleiche Situation von unterschiedlicher Seite her sehen? Wenn ein Glas halb eingeschenkt ist, ist es halb voll oder halb leer? Wer hat recht? Das sind einfach zwei Sichtweisen, jede für sich ist in ihrem Kontext durchaus stimmig, zusammen ergeben sie ein realistisches Bild, das, was wir vor uns sehen.
>
> Mutter (schweigt, leicht verärgert) Ja, schon. Aber was die Bereitschaft betrifft zu streiten, ist bei ihm das Glas nicht halb voll oder halb leer, sondern ganz leer. Früher habe ich das vielleicht an ihm bewundert, diese dauernde Beherrschtheit und Kontrolle, während ich ja eher das Gegenteil bin. Aber heute habe ich mich auch schon gefragt, ob wir überhaupt ein Paar sind. Manchmal habe ich den Eindruck, neben mir ist nicht ein Mensch aus Fleisch und Blut, sondern eine Säule aus Stein.
>
> Vater (herausgefordert und mit Seitenblicken) Vielleicht stimmt das ein Stück weit, aber ich habe …
>
> Therapeutin (unterbrechend) Gut. Danke für Ihre Bereitschaft, sich zu öffnen und auch schwierige Themen auf den Tisch zu bringen. Da kann ich Ihnen versichern, in dieser Situation geht es allen Eltern gleich. Wir werden Lösungen finden, aber es braucht Zeit. Jetzt ist angesagt, eine gemeinsame Haltung zu schmieden, um Linda bei der Krankheitsbewältigung zu helfen.

Mehrmals drohte der Paarkonflikt zwischen Lindas Eltern zu eskalieren. Schmerzliche Gefühle auf beiden Seiten, offensichtlich über Jahre unterdrückt, brachen aus und mussten ausgehalten werden. Assistiert durch die Therapeutin trafen sich die Eltern stets von Neuem in der gemeinsamen Sorge um das Wohl der Tochter und einigten sich auf ein gemeinsames Vorgehen.

Dass die Krankheit eines gemeinsamen Kindes den Paarkonflikt der Eltern in Schach hält, hat aus bindungstheoretischer Sicht gute Gründe, da Eltern ein »biologisches« Interesse haben, das Wohl des Kindes an die erste Stelle zu setzen. Nicht immer hat man das so gesehen. Eine auf den Kopf gestellte und aus heutiger Sicht kuriose Lehrmeinung wurde in der Blütezeit der Familientherapie in den USA der 1970er- und 1980er-Jahre vertreten. Sie wies den Eltern die Schuld für die psychische Erkrankung ihrer Kinder zu und unterstellte ihnen, das Kind krank zu halten, um dadurch die Ehe zu stabilisieren. Infolgedessen schlossen sich Angehörige in der Vereinigung *National Alliance of the Mentally Ill* (NAMI) zusammen, um gegen solche Unterstellungen damaliger Forschung und Praxis vorzugehen (vgl. Stierlin 2003, S. 144).

Die Familientherapie blieb den Beweis für die zynischen Behauptungen schuldig. Stattdessen hat die Verlaufsforschung seither zahlreiche Belege dafür erbracht, dass die Eltern und der Kontext naher (Bindungs-)Beziehungen für die Therapie mit psychisch belasteten Jugendlichen eine wichtige Ressource darstellen.

7.5.3 Dritter Schritt: vom Problemsystem zum Therapiesystem

Im Zentrum steht die Aufgabe, die Kerntriade mit der Patientin als Auftraggeberin bei der Umsetzung der ausgehandelten Ziele (zentral: Exposition mit Gewichtszunahme) zu begleiten. Ziel ist es, die Eltern darin zu befähigen, einerseits prompt auf die verletzten Bedürfnisse der Tochter (verzerrte Körperwahrnehmung, Angst vor Körperveränderungen) einzugehen und anderseits auch die eigenen Positionen klar zu kommunizieren.

Gleichzeitig wird die Tochter darin unterstützt, sich den Eltern gegenüber zu öffnen und ihnen die deprimierenden Gefühle, die Verzweiflung und Schutzmechanismen (totale Kontrolle über das Essen und das Gewicht) verständlicher zu machen. Als Expertin ihrer Situation und Schrittmacherin des Veränderungsprozesses zeigt sie ihnen, wie sie es anstellen könnten, um feinfühliger und somit hilfreicher zu sein (Türöffnung für störungsspezifische Empathie).

Die Eltern werden angehalten, ihrer Tochter zuzuhören, ehe sie sich äußern; Fragen zu stellen und »ganz genau« wissen zu wollen, wie sie es meint. Hierzu bedürfen die Eltern einer aktiven Führung; denn es fällt auf, dass sie (und mitunter auch Fachleute) eine Tendenz verraten, sich lieber mit Fragen zu beschäftigen wie »Was haben wir falsch gemacht?«, »Was stimmt nicht in unserer Familie?«, »Sollte man nicht nach dem Trauma suchen?«. Im gleichen Sinn bringen Eltern Themen ein, die sie für wichtig halten, während sie für die Tochter irrelevant sind (»Aber es hat dich doch sicher belastet, als deine Freundin weggezogen ist«, »Bist du denn wirklich nicht eifersüchtig auf deinen Bruder, dem alles gelingt?«).

Mutter (vorsichtig) Ich weiß, dass du das nicht gerne hörst, aber ich denke halt schon, dass es für dich ein Schlag ins Genick gewesen ist, als Barbara mit ihrer Familie nach Südafrika weggezogen ist. Das hat dich sehr mitgenommen, und das darfst du doch zugeben!

Linda (unruhig) Ja klar ist das nichts Schönes, wenn eine Freundin für immer wegzieht. Das ist doch klar. Da wäre doch jeder ein wenig durcheinander.

Mutter (immer noch vorsichtig) Aber ich habe den Eindruck, damals hat das Ganze begonnen ...

Linda (heftig) Nein, hör doch auf damit, das hat doch nichts damit zu tun (weint). Es hilft mir überhaupt nicht. Es hat keinen Sinn. Wenn ihr mir solche Sachen überstülpt, nur damit die Sache für euch stimmt [zur Therapeutin]. Sie verstehen es einfach nicht! Das macht mir Druck und es nervt mich!

Reagiert die Patientin darauf genervt oder mit Ablehnung, sollte man sie selbst zu Wort kommen lassen; es sind fast unvermeidlich ganz andere Themen, die sie bewegen, und statt sich davon abschrecken zu lassen, sollte man ihnen Raum geben:

Linda (gequält) Ich habe heute Morgen ungeplant ein normales Joghurt mit Fruchtstücken gegessen, jetzt habe ich Panik, ist das zu viel gewesen, werde ich jetzt Fett ansetzen?

Therapeutin Ich weiß, dass es Sie beschäftigt, und es tut mir so leid, dass Sie durch solche Gedanken gepeinigt werden. Ich kann Ihnen versichern, dass Fruchtstücke im Joghurt nicht zu Fett werden, solange Ihr Körper so massiv unterernährt ist.

Typische Reaktion auf solche Erklärungen ist eine stumme Entspannung, oder in Worten:

Linda (ruhiger) Zwar kann ich nicht glauben, dass es sich so verhält, weil, ich spüre es in meinem Körper, dass Fett angesetzt wird. Aber es beruhigt mich, wenn ich immer wieder höre, dass das ein Irrtum ist [zu den Eltern]. Es hilft mir mehr, wenn ihr mir solche Dinge immer wieder sagt, ich muss es immer wieder hören, das gibt mir Halt.

Inhaltlich geht es dabei nicht um wissenschaftliche Aussagen, sondern um einen gemeinsamen Verständnisrahmen der Sicherheit. Beklagen sich Eltern darüber, dass sie von morgens bis abends mit Fragen zu Fett, Kalorien und Kost bombardiert werden, kann es eine Hilfe sein, eine tägliche »Sprechstunde« einzurichten, wo die Tochter weiß, die Eltern hören zu. Für die Eltern ist es dabei wichtig zu wissen, dass es weniger um die Inhalte geht als um ein Ritual der Versicherung. Welche Art von ritualisierten Sätzen der Tochter in Panikmomenten dient, kann sie in der Regel ganz gut ausdrücken, hier einige Beispiele:

- Wir wissen, dass du unter diesen Gedanken leidest und dass sie Panik auslösen, und wir respektieren das, und wenn es dir guttut, dann hören wir einfach zu.
- Es tut uns so leid, dass du das auf so schmerzliche Weise erlebst, wir möchten einzig gesagt haben, dass wir die Dinge anders herum sehen, wir glauben, dass es die kranke Wahrnehmung ist, die dir einen Streich spielt; aber das hilft in deiner jetzigen Situation nicht wirklich weiter, da ist es einfach schwierig.
- Wenn du möchtest, könnten wir ein paar Schritte machen, sodass du mir erzählen kannst, was dich plagt, und du kannst versichert sein, dass ich unterdessen einiges besser verstehe und nicht versuche, dir etwas auszureden.

Im Rahmen solcher Rituale lernen die Eltern, die Krankheit für das zu nehmen, was sie ist: sehr seltsam, rätselhaft, nicht nachvollziehbar. Und umso eher gelingt es ihnen, die Person Linda nicht mit der Krankheit zu verwechseln.

7.5.4 Der lange Weg zur Normalität

Im Rahmen einer gemeinsamen Sitzung mit den Eltern liest Linda einen eindrücklichen Text über ihren täglichen Kampf gegen die Krankheit vor, der die innere Zerrissenheit zwischen ihrer gesunden und ihrer kranken Seite ausdrückt. Sie kann sagen, wie allein sie sich fühlt mit ihrer Essstörung. Essen sei etwas so grundsätzlich Natürliches, die meisten Leute hätten sogar Freude daran. Sie schäme sich dafür und habe Schuldgefühle, dass sie dazu nicht in der Lage sei. Die meisten Leute, besonders ihr Vater, dächten, sie solle einfach mehr essen, und das Problem wäre dann gelöst.

> Linda Immer mehr begann die Krankheit die Führungsposition in meinem neuen Lebensprogramm zu übernehmen. Dabei stellte sich in der ersten Phase eine große Zufriedenheit in mir ein. Ich musste zwar viele quälende Opfer erbringen, aber dafür wurde ich belohnt mit glänzenden Noten, mit einem schlanken Körper und der vollständigen Kontrolle über diesen sowie über mein Leben, glaubte ich jedenfalls. Was für ein beglückendes Erfolgserlebnis! Nur eines konnte ich nicht verstehen: Weshalb mochte mir mein Umfeld diese neue, schöne, von Erfolg geprägte Art zu leben nicht gönnen, sondern versuchte stattdessen, mich davon abzubringen?

Die Eltern drücken betroffen aus, offensichtlich bisher nicht verstanden zu haben, mit welcher Intensität Linda unter dem Druck der Krankheit leidet. Es entsteht eine emotional dichte Atmosphäre. Anschließend an diese Sitzung bestätigen Linda und ihre Eltern eine eindeutige Veränderung im Familienklima: mehr Verständnis und Vertrauen und weniger Angst auf beiden Seiten.

> Linda Ich habe mich sehr unterstützt gefühlt seit der letzten Sitzung, weil ihr euch an unsere Abmachungen gehalten habt. Das motiviert mich und gibt mir Kraft. Ich fühle mich nicht mehr so allein. Ich habe in der letzten Woche nie mehr das Gefühl gehabt, ich würde untergehen oder schreien und niemand hörte mich. Auch dass ihr anerkennt, was ich leiste, hilft mir sehr und motiviert mich weiterzumachen.
>
> Vater Wenn ich sehe, wie du dich bemühst, habe ich kein Problem, dich so zu unterstützen, wie wir abgemacht haben.
>
> Mutter Früher waren wir unsicher, sollen wir dir helfen oder dich machen lassen? Seit wir hier sind, fühlen wir uns viel sicherer, wie wir helfen sollen.

Linda erlaubt den Eltern nicht nur, ihre Not zu verstehen, sondern kann nun auch mitteilen, was sie von ihnen braucht, um sie zu lindern. Dadurch entsteht bei den Eltern mehr Selbstvertrauen, weil sie ihre Hilfe nun in adäquater Art anbieten können. Und die Tochter wird insofern kompetenter, als sie Einfluss auf ein für sie hilfreiches Verhalten der Eltern nehmen kann (Erleben eigener Wirksamkeit im sozialen Kontext).

Mitunter kann man zuschauen, wie die Haltung der Essensvermeidung zusammenbricht, sobald sich die störungsorientierte

Feinfühligkeit bei den Eltern verbessert, und wie sich die Töchter nunmehr »füttern lassen«. Phänomenologisch erinnert das an ein früheres Stadium, wo es normal ist, dass Eltern ihre Kinder füttern. Im Unterschied zu jeder Form der Zwangsernährung handeln aber die Eltern im Auftrag der Patientin, was für die Autonomieentwicklung selbstredend entscheidend ist.

Nach einer euphorischen Phase melden sich zwei Monate später katastrofierte Eltern: Linda hat wieder abgenommen und zwischen den Eltern ist ein Streit über den richtigen Umgang mit diesem Rückfall ausgebrochen.

Die Mutter rühmt Linda, sie gebe sich Mühe, verlange Zwischenmahlzeiten, denke selber an die Spätmahlzeit. Sie kann nicht verstehen, dass Linda abgenommen hat. Der Vater ist ganz anderer Meinung, es erstaunt ihn überhaupt nicht: Sie esse zwar mehr, jedoch Dinge, die überhaupt keine Kalorien beinhalten. Und übrigens mache sie alles stehend, inklusive lernen und essen, und dusche stundenlang und kalt.

MUTTER Das Schwierige ist, dass sie sofort abblockt, wenn wir mehr verlangen. Dann sagt sie sehr schnell, sie würde lieber sterben, als so viel zu essen. Das macht mir Angst.

VATER Für dich ist das wahnsinnig schwierig zu ertragen, das verstehe ich. Anderseits ist dieses Hungern ja ein Suizid auf Raten, das können wir doch nicht hinnehmen, unmöglich!

THERAPEUTIN In dieser instabilen Situation braucht Ihre Tochter sehr viel Halt. Das heißt, sie verlangt von Ihnen eine gemeinsame Haltung, die ihr die notwendige Sicherheit gibt, diesen Weg zu gehen, Kontrolle abzugeben, die Angst auszuhalten, um zunehmen zu können.

VATER Wir sind jetzt seit sieben Monaten hier in Therapie. Vom Gewicht her hat sich nur wenig verändert. Ich habe mit dem Hausarzt gesprochen, so unter Männern. Da haben wir ein bisschen eine andere Vorstellung, was das Handeln betrifft. Im Spital werde sie aufgefüttert. Da muss sie essen. Man müsste sie aber zwingen, und das verstehe ich schon, wenn ich mich an ihre Stelle setze, das verletzt die Würde …

THERAPEUTIN Ja, das wäre eine Zwangsmaßnahme, weil sie ja nicht bereit ist, ins Spital zu gehen. Da müssten Sie eine Gefährdungsmeldung bei der Gemeinde machen. Und dann würde Linda von der Ambulanz abgeholt und ins Spital gebracht. Und wenn ich Sie so anschaue, Frau M., da habe ich den Eindruck, dass Sie sich das nicht vorstellen können, zum jetzigen Zeitpunkt.

Mutter Ich sehe, dass sie Fortschritte macht, ich möchte ihr noch bis zum Sommer eine Chance geben. Jetzt kann und will ich diesen Schritt noch nicht machen.

Der dritte Schritt ist geprägt von Aufs und Abs. Die elterliche Allianz steht immer wieder auf dem Prüfstand. Doch gleichzeitig sind die vergangenen Sitzungen, Erkenntnisse und Erfahrungen nicht spurlos an den Menschen vorübergegangen. Neben obligaten Gewichtsschwankungen ist ein häufiges Thema, das Eltern zu schaffen macht, ein nunmehr kindliches, anhängliches Verhalten der ehemals so trotzigen und scheinbar selbstbestimmten Tochter.

Vater Sie ist auch so stark auf dich fixiert. Das beunruhigt mich, ich weiß nicht, ob das gut ist, wenn sie in ihrem Alter so stark auf die Mutter fixiert ist wie ein kleines Kind.

Mutter Das spüre ich ja auch. Aber sie braucht jetzt einfach meine Nähe. Ich bin aber unsicher, ob es richtig ist, dem nachzugeben. Viele denken, ich würde sie verwöhnen, das sei doch nicht normal in diesem Alter, sie werde sich nie von uns ablösen können ... Ich darf niemandem sagen, sie könne ohne mich nicht essen. Das versteht niemand, sie denken, es sei nur ein Trick, um mich zu tyrannisieren. Ich verstehe es ja selber auch nicht wirklich, ich spüre einfach, dass es kein Trick ist, es ist Panik. Auch die Kinderpsychiaterin hatte mich klar aufgefordert, mich von Linda abzugrenzen.

Therapeutin (zu beiden Eltern) Das ist ein Missverständnis. Linda macht das einzig Richtige im Zustand der Not. Sie holt jene Hilfe, die sie benötigt. Das ist doch eigentlich ziemlich klug, oder nicht? Seit sieben Jahren hat sie Schutz und Sicherheit in der Krankheit gefunden. Die absolute Kontrolle über Essen und Gewicht hat ihre panische Angst in Schach gehalten. Der Preis dafür ist aber sehr hoch. Jetzt, wo es darum geht, auszusteigen, Schritt für Schritt Kontrolle abzugeben, braucht sie Ihre Nähe, um den Schritt aus der Anorexie zu wagen. Für Linda ist es nicht einfach, dieses Bedürfnis zuzugeben, da es ja tatsächlich außerordentlich ist. Wir sollten ihr helfen zu erkennen, dass es ein Zeichen der Autonomie ist, wenn sie sich holt, was sie braucht.

Den elterlichen Konflikten, Scham- und Schuldgefühlen wird im Sinn einer Entkulpabilisierung Raum gegeben. Die mögliche Verwechslung von Paarkonflikten mit Konflikten im Zusammenhang mit der Bildung einer elterlichen Allianz muss immer wieder thematisiert werden.

Vater (zur Mutter) Du lässt dich von Linda manipulieren, all diese Stunden am Tisch mit ihr, spätabends noch! Das ist wie eine Erpressung, »sonst kann ich nicht essen« ... Du grenzt dich nicht ab, sie ist ja kein kleines Kind mehr.

Mutter Das stimmt nicht, manchmal kann ich mich abgrenzen; manchmal will ich es, wenn sie mich so braucht ... Aber ich bin auch unsicher, ob es richtig ist, ihr nachzugeben. Einerseits spüre ich, wie sie meine Nähe braucht. Anderseits das schlechte Gewissen, sie sollte doch autonom werden, und alle die Ratschläge der Familie, der Freundinnen, ich würde sie nur an mich binden ...

Therapeutin Ich weiß, diese Situationen sind sehr verunsichernd und so typisch für diese Krankheit. Ihre Tochter hat zwar das Alter, um autonom zu werden. Sie ist aber schwer krank und in einer lebensbedrohenden Not. Sie braucht jetzt Ihre Nähe, Ihre gemeinsame elterliche Unterstützung, einen sicheren Rahmen, um die abgrundtiefen Ängste zu überwinden. Die Autonomie wird sich verzögert entwickeln, wenn die Krankheit überwunden ist.

Vater (zur Therapeutin) Das ist für uns eine wichtige Information. Ich will meine Frau nicht angreifen, sie hat einen schweren Job, ich will helfen. Manchmal habe ich den Eindruck, Linda hat sich wie zurückentwickelt, als wäre sie noch ein kleines Mädchen. Gleichzeitig stelle ich aber auch fest, dass es weniger Theater ums Essen gibt.

Es ist immer wieder eindrücklich zu sehen, wie ehemals tief verunsicherte Eltern nunmehr in der Lage sind, aus widersprüchlichen Erfahrungen mithilfe der Fachperson eine gemeinsame Haltung zu schmieden, um ihrer Tochter den sicheren Rahmen zu geben, den sie benötigt, um sich den Ängsten zu stellen. Später wird Linda sagen:

Linda Ich bin jetzt so froh, dass das klar ist. Wenn ich gespürt habe, [zur Mutter] dass du Mühe hattest mit meiner Sehnsucht nach Nähe, bin ich mir so weggestoßen vorgekommen.

Es ist auch bemerkenswert, dass die meisten AN-Patientinnen im Verlauf der Auseinandersetzungen erkennen, dass eine Gewichtszunahme ohne »Druck von außen« unrealistisch ist. Das systemische »offene Setting« erlaubt es ihr, diese Funktion an die Eltern abzugeben, während im klassischen Einzelsetting in diesem Fall einzig die stationäre Option übrigbleibt (oder der Therapieabbruch). In der Folge weist Linda die Eltern an, das Essen zu schöpfen, die Funktion von »Ess-Coachs« zu übernehmen, liebevoll, aber mit Nachdruck darauf zu bestehen, dass sie den Teller leer isst, ihr zu bestätigen, dass es der richtige Weg ist, auszuhalten, wenn sie heulen muss und so fort. Die Eltern ihrerseits lernen, die Aufträge möglichst genau auszuführen und in unklaren Situationen ihre Tochter um Rat zu fragen.

Nachdem das Gewicht während mehrerer Wochen auf einem zwar gesünderen, aber immer noch untergewichtigen Niveau stagniert hat, konfrontieren die Eltern Linda mit der stationären Option.

MUTTER Entweder gelingt es dir im nächsten Monat, wie von dir schriftlich festgehalten, zuzunehmen, oder wir können nicht mehr weitermachen. Nicht weil wir es nicht mehr wollen, sondern weil die Krankheit zu stark ist und weil wir überfordert sind.

THERAPEUTIN Wichtig ist einfach zu sehen, dass es nicht ein Versagen ist, wenn Linda sich jetzt für die Klinik entscheiden sollte. Es ist auch keine Niederlage, im Gegenteil, es ist eine Erkenntnis, dass das Kranke noch zu stark ist für die ambulante Therapie.

LINDA Ich gehe sicher nicht in die Klinik.

VATER Du hast aber geschrieben, du seist bereit, mit der Klinik Kontakt aufzunehmen, falls es nicht klappt mit dem Gewicht.

LINDA (schrill, fast feindselig) Ja, ich habe gesagt, dass ich mich informiere. Es ist aber überhaupt nicht verbindlich! Du musst nicht meinen, dass ich bereit bin, in die Klinik zu gehen!

MUTTER Gut, aber es geht nur, wenn du wenigstens bereit bist, uns zu sagen, was wir besser machen können. Eine Möglichkeit wäre, dass ich nachschöpfe, wenn ich den Eindruck habe, dass es zu wenig ist. Das bedingt aber, dass du mir vertraust, dass wir dich nicht mästen wollen.

LINDA (weinend) Ja, das kann ich mir eher vorstellen, aber ins Spital gehe ich nur zur Information.

Im Verlaufe weiterer Sitzungen zeichnen sich zwei Varianten ab. Im häufigeren Fall gelingt es der Patientin, mit intensiver Essensunterstützung seitens der Eltern, das Gewicht zu verbessern. Oft geht das nicht ohne »Heulen und Zähneknirschen«, wobei es für die Patientin entscheidend ist zu wissen, dass sie die »Kapitänin auf dem Boot« ist und sich jederzeit auch selbst entscheiden kann, in die Klinik zu gehen. Es ist ihr eigenes Projekt, es ist an ihr, Verantwortung für das weitere Vorgehen zu übernehmen. Vor allem bei bereits länger dauernden Verläufen in der Vorgeschichte erweist sich der ambulante Weg alleine oft nicht als hinreichend, sodass – die andere Variante – eine stationäre Phase unumgänglich ist.

MUTTER Dann willst du wirklich alles aufgeben?

LINDA Ja.

MUTTER Ist das für dich eine echte Alternative?

LINDA Ja. Dann ist halt alles fertig.

VATER (betroffen, nach einem längeren Schweigen) Ja, Linda, dann liegt es in deinen Händen. Jeder Mensch hat in letzter Instanz diese Option, einfach aufzugeben.

LINDA (zuerst ruhig, dann weinend) Ja, das ist eine Option für mich, noch so viel zu erleben, wie ich kann, wie es mir möglich ist …

Sie weint, es entsteht ein sehr betroffenes Schweigen.

Am Ende der Sitzung, nachdem die Eltern auf Lindas Bitte den Raum verlassen haben, entschließt sie sich nach ca. einem Jahr ambulanter Therapie für die stationäre Aufnahme. Von außen gesehen mag der Schritt, in die Klinik zu gehen, ein kleiner sein, doch für Linda ist entscheidend, dass sie ihn jetzt in eigener Regie machen kann. Eine andere Patientin schrieb in einem Brief Jahre später, als sie bereits Mutter war: »Es ist nicht dasselbe, ob man gezwungen wird, in die Klinik zu gehen, oder ob man geht, um gesund zu werden.« Unweigerlich ist man dabei an Harry Potter gemahnt: »Es ging, dachte er, um den Unterschied, den es machte, ob man in die Arena hineingeschleift wurde, um einen Kampf auf Leben und Tod auszutragen, oder ob man erhobenen Hauptes in die Arena einzog. Manche würden vielleicht sagen, dass diese beiden Möglichkeiten sich kaum unterscheiden, aber Dumbledore wusste – und ich weiß es auch, dachte Harry in einer jähen Anwandlung von grimmigem Stolz, ich weiß es, wie meine Eltern es wussten –, dass dies ein himmelweiter Unterschied ist« (Rowling 2005, S. 516–517).

7.5.5 Der Blick zurück

Nach drei Jahren Therapie – einschließlich zweier Spitalaufenthalte und einer Tagesklinikphase – kam es zu einer Bilanzsitzung mit den Eltern und Linda.

MUTTER Ich kann es fast nicht glauben, dass wir das zusammen durchgestanden haben … Nach der ersten Sitzung bei Ihnen war es für uns Eltern eine riesige Erleichterung. Endlich jemand, mit dem wir alles besprechen konnten. Und Sie haben uns Hoffnung und Sicherheit gegeben. Es war wie ein euphorischer Aufbruch, obwohl Sie uns gewarnt hatten, da kommt viel Knochenarbeit auf uns zu. Die Telefonanrufe zwischen den Sitzungen waren sehr hilfreich, Sie haben uns immer wieder motiviert. Sie haben uns wie ein Seil gegeben, an dem wir uns immer wieder festhalten konnten.

LINDA Ja, die Anrufe, die Bestätigung, dass Sie Anteil nehmen. Ich habe ja so überall nach Anerkennung gesucht!

MUTTER Wir Eltern hatten so unterschiedliche Meinungen, und es ist uns trotzdem immer wieder gelungen, eine gemeinsame Linie zu finden.

VATER Ich hatte Momente, wo ich resignierte und dachte, jetzt kann man nichts mehr machen. Immer das Auf und Ab, ich dachte, das ist zyklisch, da kommt sie nicht mehr raus.

LINDA Das stimmt schon, vom Gewicht her hat man nichts bemerkt, aber ich habe mich schon immer ein bisschen innerlich weiterentwickelt.

MUTTER Für uns Eltern sehr hilfreich ist auch gewesen, dass Linda uns sagen musste, wie wir helfen sollen. Vorher war alles so verzwickt, und jetzt ist plötzlich alles viel klarer geworden, ich bin nicht mehr die böse Mutter gewesen, ich habe einfach gemacht, was Linda wünscht, eigentlich ganz normal, … und irgendwie ist es mir ein Rätsel, weshalb das vorher nicht möglich gewesen ist.

LINDA Es ist eigentlich kein Rätsel, nur ist es mir selber auch nicht klar gewesen. Erst jetzt kann ich es sagen. Es ist wichtig gewesen, dass ich immer sagen konnte, wie ich meine Lage sehe, und vor allem, dass da nichts über meinen Kopf hinweg entschieden worden ist. Das hat mich überhaupt erst motiviert mitzumachen. Das ist vielleicht dein Rätsel. Weil, erst dadurch habe ich mich als ganze Person wahrgenommen gefühlt, die auch so für sich eine ganz normale Seite hat, die einfach ganz normal funktioniert. Ich habe mich nicht zur

Anorexie-Patientin gestempelt gefühlt, die wie alle andern tickt. Und was ich auch sehr geschätzt habe, das ist, dass ich auch Dinge sagen konnte, die absolut magersüchtig tönen. Zum Beispiel, wenn ich Lust am Joggen gehabt habe. Und das hat auch meinen Eltern geholfen, weil, sie mussten ja auch lernen, dass nicht alles nur krank ist, dass es da Unterschiede gibt, was Krankheit ist und was nicht, dass Joggen für mich auch eine Freude ist. Und dass sie angefangen haben, mir zu glauben, mir zu vertrauen, dass ich auch lieber gesund als krank bin. Ich habe den Eindruck, das hat meine Eltern irgendwie auch sicherer gemacht ..., und das ist für mich vielleicht das Wichtigste gewesen.

7.6 Schlussfolgerungen

Jeder Versuch, das emotionale Leben menschlicher Wesen zu verstehen, bringt die Untersuchung von intimen und teilnehmenden menschlichen Beziehungen mit sich.

John Bowlby (1991, S. 55–69)

Es ist uns ein großes Anliegen, Fachleuten und Angehörigen näherzubringen, dass es zu kurz greift, die Ursachen der AN in jugendlichen Autonomie- und Ablösungsproblemen oder in Konflikten mit Eltern oder unter Gleichaltrigen zu sehen. Auch ist es keine sinnvolle Annahme, im Hungern vor allem einen jugendlichen Protest oder extravaganten Ausdruck eines modischen Schlankheitsideals zu sehen. Vielmehr erblicken wir im anorektischen Denken, Fühlen und Verhalten eine existenzielle Überlebensfunktion eines zu tiefst verunsicherten und selbstunsicheren Menschen, der in seiner Entwicklung und in der Auseinandersetzung mit seiner zwischenmenschlichen Umwelt durch eine übertriebene Vermeidungsdisposition belastet wird. Entwicklungspsychopathologisch wird die AN als eine von Krankheitssymptomen beherrschte Endstrecke einer längeren Entwicklung gesehen, die immer mehr aus dem Ruder gelaufen ist.

Die Initiative zu einer Therapie im Falle einer AN-Erkrankung geht meist von den Eltern, besonders der Mutter aus, während die Patientinnen selbst von sich aus – aus störungsimmanenten Gründen – in den ersten Jahren selten Hilfe in Anspruch nehmen. Da eine effiziente Sekundärprävention einen günstigen Verlauf voraussagt, ist es umso wichtiger, die elterliche Gatekeeper-Funktion zu nutzen. Das gelingt eher mit einem Modell, das Eltern als unerlässliche Partner für die Therapie auffasst, als mit einem, wo sie als Belastungs- und

Problemfaktoren aktiv oder passiv aus der Therapie ausgeschlossen werden. In diesem Beitrag haben wir in Anlehnung an andere systemische Modelle und unter dem Blickwinkel der Bindungstheorie ein systemisch-bindungsbasiertes Modell der AN-Therapie beschrieben, das auf die professionell assistierte Entwicklung von psychischer Sicherheit in den relevanten (Familien-)Beziehungen als »sichere Basis« für die Bewältigung der AN-Symptome zielt (und nicht auf die »Ablösung« von den Eltern, die später und dann oft spontan erfolgt). Das Modell ist spezifisch auf die AN-Therapie ausgerichtet und wurde einer empirischen Untersuchung unterstellt (Grünwald et al. 2013). Wir gehen davon aus, dass es sich mit den notwendigen Anpassungen an störungsspezifische Gegebenheiten ganz allgemein bei Therapien mit Jugendlichen mit ambivalenter Therapiemotivation bewährt.

Die zentralen Aspekte des Modells möchten wir abschließend hervorheben:

- Das Modell strebt die Symptomverbesserung und Ingangsetzung stagnierender psychischer Entwicklungsprozesse an.
- Der Patientin wird konsequent als »Expertin« ihrer (Leidens-) Situation und als Auftraggeberin begegnet.
- Die Therapeutin verzichtet auf ein Deutungsmonopol als fachliche Autorität. Stattdessen fördert sie durch feinfühlig-empathisches Fragen sowie Zulassen und Anerkennen unterschiedlicher Perspektiven einen Dialog, der zu gemeinsamer Aufmerksamkeit, wechselseitigem Verständnis und verbesserter psychischer Sicherheit führt.
- Das AN-Verhalten wird bindungsbasiert interpretiert, das heißt, eine durch die Krankheit ausgelöste Angst induziert die Suche nach Nähe zu den Eltern, die aber wegen widersprüchlicher Kommunikations- und Interaktionsmuster um das Problem herum nicht als Sicherheitsbasis genutzt werden kann. Es wird explizit nicht als Ausdruck eines psychologischen Grundkonfliktes gedeutet (z. B. Abhängigkeits-Autonomie-Konflikt).
- Der Einbezug der (meist überforderten) Eltern als unentbehrliche Ressourcen wird mit Bezug auf die Herstellung eines »Sicherheitsraumes« und die Stärkung der Eigenmotivation als zentrale Maßnahme verstanden (und von den meisten Patientinnen unter der Bedingung eines informierten Konsenses auch gewünscht).

- Der Fokus der Zusammenarbeit ist nicht auf Defizite in der Familie, bei den Eltern oder bei der Patientin eingestellt, sondern auf das Schaffen eines Kontextes von Sicherheit als Rahmen für die Symptombewältigung (z. B. Bestärken der Eltern, besonders der Mutter, eine nicht altersentsprechende Nähe ruhig zuzulassen, ohne Angst vor einer krankhaften Abhängigkeit, »Symbiose« etc.).
- Die Externalisierung der AN bzw. der kranken Teile und die Hervorhebung der gesunden Seiten der Patientin als ein Potenzial erlauben es allen Betroffenen, trotz Krankheit die Patientin wieder als eine eigenständige Person mit eigenen Wünschen und Gefühlen wahrzunehmen.
- Es werden passende Erklärungs- und Veränderungsmodelle angeboten, die sich auf die störungsspezifische Bewältigung der Symptome (Normalisierung von Gewicht, Essverhalten und Körperwahrnehmung) beziehen. Ziel ist zum einen, die Symptome zu verbessern, zum anderen, der Patientin im Kontext familiärer Beziehungen die Erfahrung zu ermöglichen, dass »negative« Gefühle wie Angst, Ärger, Wut, Scham oder Schuld keine bedrohlichen Folgen haben und nicht vermieden werden müssen bzw. dass sie eine natürliche regulative Funktion haben und im erfolgreichen Umgang mit (sozialer) Realität wichtig sind.
- Auch nach langjährigen Krankheitsverläufen und bei starker Demoralisierung erkennen Patientinnen einen Sinn im Einbezug der Eltern. Meistens lehnen sie den Vorschlag zunächst ab, da er Angst, Scham- und Schuldgefühle auslöst. Eine behutsame Vorbereitung auf mögliche gemeinsame Ziele, die Idee, dass der Einbezug auch für die Eltern ein Gewinn sein könnte, sowie die Aussicht, dass sie das erlittene Leid ihrer Tochter besser verstehen könnten und dass eine Zusammenarbeit die Familienbeziehungen stärken könnte, all das zusammen vermag das Blatt oft noch zu wenden.

Nachwort

Der US-amerikanische Familientherapeut *Augustus Y. Napier* (geb. 1938) kritisierte in den 70ern des vorigen Jahrhunderts die freudsche Individualperspektive: »Wenn ich Freuds Fallstudie lese, frage ich mich, wie er übersehen konnte, dass seine gestörten Patienten aus gestörten Familien stammten und dass sie zwar nicht gerade *körperlich* verführt oder misshandelt worden sein mussten, aber doch gewiss einem oft sehr subtilen Druck von Seiten der Familie ausgesetzt waren« (Napier u. Whitaker 1981, S. 53, Hervorh. i. Orig.). Das Zitat entstammt seinem Bestseller *Tatort Familie* (Originaltitel »The Family Crucible«), den er zusammen mit seinem Lehrer, dem Arzt und Familientherapeuten *Carl A. Whitaker* (1912–1995), geschrieben hat. So wie die Autoren Freuds eingeengten Blick auf das Individuum skeptisch beurteilen, müssen sie sich freilich gefallen lassen, dass ihre pathologisierende Sicht auf die Funktion naher Beziehungen gleichermaßen hinterfragt wird. Wie ist es möglich, dass diese erfahrenen Fachleute übersehen konnten, dass es nicht die »gestörten Familien« sind, die Druck ausüben und krank machen, sondern umgekehrt, dass die psychische Erkrankung das Problem ist, das die Beziehungen in ansonsten gesunden Familien unter Druck setzt.

Wissenschaft sei nur der aktuelle Stand des Irrtums, heißt es; insofern drängt sich die Frage auf: Welchen Irrtümern und Halbwahrheiten sitzen wir mit unseren heutigen Modellen auf?

Wenige Tage nach Abschluss unserer Arbeit an diesem Buch wurden am 15.07.2019 in der Zeitschrift *Natur Genetics* (Watson et al. 2019) die Ergebnisse einer internationalen Studie veröffentlicht (vgl. auch Abschnitt 2.5.2 in diesem Buch). Diese gigantische weltweite Untersuchung, in welcher die Daten von 16992 an Magersucht Erkrankten (und 55525 Kontrollpersonen) aus ca. 100 Einrichtungen in 17 Ländern verarbeitet wurden, weist unmissverständlich darauf hin, dass die Anorexie mit bestimmten genetischen Varianten assoziiert ist, die gleichzeitig auch Einfluss auf andere Bereiche wie Bildungserfolg, Stoffwechsel und körperliche Aktivität haben. Vor diesem Hintergrund ist die Anorexie offensichtlich mehr als eine rein psychologische oder familiär-gesellschaftliche Erkrankung, sie schließt auch genetische und metabolische Aspekte ein.

Gewiss, Gene allein verursachen noch keine Essstörung. Aber ungeachtet dessen gibt diese Forschung Anlass zur berechtigten Hoffnung, dass zukünftige Fachleute wirksamere Mittel in der Hand haben werden. Besonders hinsichtlich der Gewichtsphobie und Körperwahrnehmungsstörung wäre beispielsweise ein spezifisch wirksames Pharmakon ein Segen für die Betroffenen; denn in diesen zwei Aspekten sehen wir die wesentlichen Treiber des krankhaften, oft extrem leidvollen Erlebens. Doch mit den Früchten von morgen lässt sich der Hunger von heute nicht stillen. Wir haben in diesem Buch ein systemisch-bindungsbasiertes Therapiemodell vorgestellt, das mit den heute verfügbaren »Mitteln« arbeitet, mit verlässlichen, loyalen und kooperativen Menschen und ihren Fähigkeiten, den Standpunkt zu wechseln, Gewohntes zu verändern, Schwieriges auszuhalten und füreinander einzustehen.

> »Ressourcen lassen sich nicht zuletzt in den Systemen entdecken und nutzen, die wir als Problemsysteme bezeichnen, seien dies nun ein Individuum, ein Paar, eine Familie oder was auch immer. Die Entdeckung und Nutzung solcher Ressourcen bedarf unter Umständen eines Drehens der ganzen Betrachtung, die uns Ressourcen gerade dort wahrzunehmen erlaubt, wo uns symptomatisches Verhalten an Pathologie denken lässt« (Stierlin 1994, S. 120).

Literatur

Aarts, M. (2009): Marte Meo. Ein Handbuch. Eindhoven (Aarts Productions).

Abbate-Daga, G., F. Amianto, N. Delsedime, C. De-Bacco a. S. Fassino (2013): Resistance to treatment and change in anorexia nervosa [corrected]: a clinical overview. *BMC Psychiatry* 13: 294. Verfügbar unter: https://www.ncbi.nlm.nih.gov/pmc/articles/PMC3879222/ [15.9.2019].

Ainsworth, M. D. S. (1974): Feinfühligkeit versus Unfeinfühligkeit gegenüber Mitteilungen des Babys. In: K. E. Grossmann u. K. Grossmann (Hrsg.) (2011): Bindung und menschliche Entwicklung: John Bowlby, Mary Ainsworth und die Grundlagen der Bindungstheorie. Stuttgart (Klett-Cotta), S. 414–421.

Alexander-Mott, L. A. a. D. B. Lumsden (eds.) (1994): Understanding eating disorders. Washington, D. C. (Taylor & Francis).

Alsaker, F. D. (1997): Pubertät als Belastung. In: A. Grob (Hrsg.) (1997): Kinder und Jugendliche heute. Zürich (Ruegger), S. 129–148.

Ambühl, H. u. B. Heiniger (1997): Psychotherapie bei einem Patienten mit Waschzwang – Ein kontrollierter Einzelfall. *Verhaltenstherapie und psychosoziale Praxis* 29: 175–196.

Andersen, E. E. (1983): Anorexia and bulimia nervosa: Diagnosis and comprehensive Treatment. *Comprehensive Therapy* 9 (11): 9–17.

Anderson, H. (1999): Das therapeutische Gespräch. Stuttgart (Klett-Cotta).

Anderson, H. u. H. A. Goolishian (1990): Menschliche Systeme als sprachliche Systeme. *Familiendynamik* 15: 212–243.

APA (American Psychiatric Association) (2006): Treating eating disorders. A quick reference guide. Verfügbar unter: http://www.psych.org/psych_pract/treatg/quick_ref_guide/EDs_QRG.pdf [16.07.2019].

Aponte, H. a. L. Hoffman (1973): The open door: A structural approach to a family with an anorectic child. *Family Process* 12 (1): 1–44.

Ausloos, G. (2000): Die Kompetenz der Familien. Heidelberg (Carl-Auer).

AWMF-online (2019): Arbeitsgemeinschaft der Wissenschaftlichen Medizinischen Fachgesellschaften. Verfügbar unter: https://www.awmf.org/uploads/tx_szleitlinien/051-026l_S3_Essstoerung-Diagnostik-Therapie_2019-07.pdf [15.7.2019].

Baron-Cohen, S., T. Jaffa, S. Davies, B. Auyeung, C. Allison a. S. Wheelwright (2013): Do girls with anorexia nervosa have elevated autistic traits? *Molecular Autism* 4, 24. Verfügbar unter: https://molecularautism.biomedcentral.com/articles/10.1186/2040-2392-4-24 [13.9.2019].

Bateson, G. (1983): Ökologie des Geistes. Frankfurt/M. (Suhrkamp).

Bateson, G., D. Jackson, J. Haley a. J. H. Weakland (1956): Towards a Theory of Schizophrenia. *Behavioral Science* 1: 251–264.

Becker-Stoll, F. (2003): Bindung, Autonomie und Essstörungen im Jugendalter. In: H. Scheuerer-Englisch, G. J. Suess u. W.-K. P. Pfeifer (Hrsg.) (2003): Wege zur Sicherheit. Gießen (Psychosozial), S. 135–150.

Becker-Stoll, F. (2015): Bindungsrepräsentation und Therapieerfolg bei essgestörten Patientinnen. In: K. H. Brisch (Hrsg.) (2015): Bindung und Sucht. Stuttgart (Klett-Cotta), S. 60–91.

Benini, S. (2007): Trauriger Glamour. *Die Weltwoche* 1, S. 37–39.

Bemis, K. M. (1986): A Comparison of the Subjective Experience of Individuals with Eating Disorders and Phobic Disorders: The »Weight Phobia« Versus »Approach-Avoidance« Models of Anorexia Nervosa. University of Minnesota, Minneapolis (Dissertation).

Berendsa, T., Boonstrab, N. a. A. van Elburg (2018): Relapse in anorexia nervosa: a systematic review and meta-analysis. Current Opinion in Psychiatry, 31 (6): 445-455.

Bieri, E. (1996): Das 3-Phasen-Modell therapeutischer Veränderung von Howard, Lueger, Maling und Martinovich. Psychologisches Institut der Universität Bern (unveröffentl. Lizentiatsarbeit).

Biglan, A., H. Hops, L. Sherman, L. S. Friedman, J. Arthur a. V. Osteen (1985): Problem-solving interactions of depressed women and their husbands. *Behavior Therapy* 16: 431–451.

Böse, R., S. Beisel u. E. Geissner (2005): Konfrontationsverfahren in der stationären Therapie bei Anorexia und Bulimia nervosa. In: P. Neudeck u. H.-U. Wittchen (Hrsg.): Konfrontationstherapie bei psychischen Störungen. Göttingen (Hogrefe), S. 303–332.

Boszormenyi-Nagy, I. a. B. R. Krasner (1986): Between give and take. A clinical guide to contextual therapy. New York (Brunner/Mazel).

Bowlby, J. (1949): The study and reduction of group tension in the family. *Human Relations* 2: 123–128.

Bowlby, J. (1969): Attachment and Loss. Vol. I: Attachment. London (Hogarth).

Bowlby, J. (1991): Ethologisches Licht auf psychoanalytische Probleme. In: K. E. Grossmann u. K. Grossmann (Hrsg.) (2011): Bindung und menschliche Entwicklung: John Bowlby, Mary Ainsworth und die Grundlagen der Bindungstheorie. Stuttgart (Klett-Cotta), S. 55–69.

Bowlby, J. (2010): Bindung als sichere Basis. Grundlagen und Anwendung der Bindungstheorie. München/Basel (Ernst Reinhardt).

Bräuer, S. (2018): Triathleten, Läufer und Radprofis sind einem Schlankheitswahn verfallen. *NZZ am Sonntag*, 29.09.2018, S. 40–41.

Brehm, J. W. (1966): A theory of psychological reactance. New York (Academic).

Brisch, K. H. (Hrsg.) (2015): Bindung und Sucht. Stuttgart (Klett-Cotta).

Broberg, A. G., I. Hjalmers a. L. Nevonen (2001): Eating disorders, attachment and interpersonal difficulties: A comparison between 18- to 24-year-old patients and normal controls. *European Eating Disorders Review* 9(6): 381–396.

Bruch, H. (1982): Der goldene Käfig. Frankfurt/M. (S. Fischer).

Buchheim, P., M. Cierpka u. T. Seifert (Hrsg.) (1999): Symptom und Persönlichkeit im Kontext. Ressourcen. Aspekte der Wirklichkeit (Lindauer Texte). Berlin/Heidelberg (Springer).
Buddeberg-Fischer, B., G. Gnam, R. Klaghofer u. C. Buddeberg (1998): Störung des Essverhaltens bei Jugendlichen als Risiko für die Entwicklung einer Anorexie oder Bulimie. In: Bundesamt für Gesundheit (Hrsg.): Vierter Schweizerischer Ernährungsbericht. Bern (EDMZ), S. 392–411.
Caldwell, C. (1997): Hol dir deinen Körper zurück. Braunschweig (Aurum).
Carter, J., C., Blackmore, E., Sutandar-Pinnock, K. a. B. Woodside (2004): Relapse in anorexia nervosa: a survival analysis. Psychological Medicine, 34: 671–679.
Carter, J., C., Mercer-Lynn, K., B., Norwood, S., J., Bewell-Weiss, C., V., Crosby, R., D., Woodside, D., B. a. M. P. Olmsted (2012): A prospective study of predictors of relapse in anorexia nervosa: implications for relapse prevention. Psychiatry Research, 200: 518–523.
Caspar, F. (Hrsg.) (1996): Psychotherapeutische Problemanalyse. Tübingen (dgvt).
Caspar, F. (2005): Therapeut/Therapeutin und die Therapiebeziehung. In: J. Kosfelder, J. Michalak, S. Vocks u. U. Willutzki (Hrsg.) (2005): Fortschritte der Psychotherapieforschung. Göttingen (Hogrefe), S. 265–280.
Caspar, F. u. K. Grawe (1996): Was spricht für, was gegen individuelle Fallkonzeptionen? In: F. Caspar (Hrsg.) (1996): Psychotherapeutische Problemanalyse. Tübingen (dgvt), S. 65–85.
Cederlöf, M., L. M. Thornton, J. Baker, P. Lichtenstein, H. Larsson, C. Rück, C. M. Bulik a. D. Mataix-Cols (2015): Etiological overlap between obsessive-compulsive disorder and anorexia nervosa: a longitudinal cohort, multigenerational family and twin study. *World Psychiatry* 14 (3): 333–338. Verfügbar unter: https://www.ncbi.nlm.nih.gov/pmc/articles/PMC4592656/ [17.02.2018].
Cicchetti, D. a. S. L. Toth (Hrsg.) (1994): Disorders of the self. Rochester symposium on development and psychopathology. Rochester, NY (Rochester University).
Cierpka, M. (1989): Das Problem der Spezifität in der Familientheorie. *System Familie* 2: 197–216.
Cierpka, M. (Hrsg.) (2003): Handbuch der Familiendiagnostik. Berlin (Springer).
Claude-Pierre, P. (2001): Der Weg zurück ins Leben: Magersucht und Bulimie verstehen und heilen. Berlin (Krüger).
Cochrane, C. E., T. D. Brewerton, D. B. Wilson a. E. L. Hodges (1993): Alexithymia in eating disorders. *International Journal of Eating Disorders* 14: 219–222.
Cole, H. u. R. Kobak (1996): Attachment processes in eating disorder and depression. *Journal of Consulting and Clinical Psychology* 64: 282–290.
Couturier, J. L. a. J. Lock (2006): Denial and minimization in adolescents with anorexia nervosa. *International Journal of Eating Disorder* 39: 212–216. Couturier, J., M. Kimber a. P. Szatmari (2013): Efficacy of family-based

treatment for adolescents with eating disorders: A systematic review and meta-analysis. *International Journal of Eating Disorders* 46 (1): 3–11.
Csef, H. (1999): Anorexie und Bulimie. *Monatsschrift Kinderheilkunde* 4: 396–406.
Cube, F. von u. D. Alshuth (1993): Fordern statt verwöhnen. München (Piper).
Cuntz, U. u. A. Hillert (1997): Essstörungen. München (Beck).
Dare, C. a. I. Eisler (1997): Family therapy for anorexia nervosa. In: D. M. Garner a. P. E. Garfinkel (eds.) (1997): Handbook of treatment for eating disorders. New York (Guilford), pp. 307–324.
Dare, C., I. Eisler, G. Russell, J. Treasure a. I. Dodge (2001): Psychological therapies for adults with anorexia nervosa. *British Journal of Psychiatry* 178: 216–221.
De Shazer, S. (1989): Der Dreh. Heidelberg (Carl-Auer), 10. Aufl. 2009
De Zwaan, M. u. H. C. Friederich (2006): Binge Eating Störung. *Therapeutische Umschau* 63 (8): 529–533.
Dickenberger, D., G. Gniech u. H. J. Grabitz (1993): Die Theorie der psychologischen Reaktanz. In: D. Frey u. M. Irle (Hrsg.) (1993): Theorien der Sozialpsychologie (Bd. I). Bern (Hans Huber), S. 243–273.
Dickens, C. (2017): Eine Weihnachtsgeschichte. Renningen (Garant).
Diezemann, A. (2001): Psychobiologische Besonderheiten bei Anorexia und Bulimia nervosa. Fachbereich 1, Psychologie, Universität Trier (unveröffentl. Dissertation).
Dilling, H., W. Mombour u. M. H. Schmidt (Hrsg.) (2005): Internationale Klassifikation psychischer Störungen. Bern (Hans Huber)
Dittmar, H., E. Halliwell a. S. Ive (2006): Does Barbie make girls want to be thin? The effect of experimental exposure to images of dolls on the body image of 5- to 8-year-old girls. *Developmental Psychology* 42: 283–292.
Dörner, D. (1990): Die Logik des Misslingens. Reinbek bei Hamburg (Rowohlt).
Dörner, K. (1982): Irren ist menschlich. Rehburg-Loccum (Psychiatrie).
Dulz, B. u. M. Jensen (2000): Aspekte einer Traumaätiologie der Borderline-Persönlichkeitsstörung: psychoanalytisch-psychodynamische Überlegungen und empirische Daten. In: O. F. Kernberg, B. Dulz u. U. Sachsse (Hrsg.) (2000): Handbuch der Borderline-Störungen. Stuttgart / New York (Schattauer), S. 167–193.
Duncan, L., Z. Yilmaz, H. Gaspar, R. Walters, J. Goldstein, V. Anttila, B. Bulik-Sullivan a. S. Ripke (2017): Significant Locus and Metabolic Genetic Correlations Revealed in Genome-Wide Association Study of Anorexia Nervosa. *American Journal of Psychiatry* 174 (9): 850–858.
Dunn, J. u. R. Plomin (1996): Warum Geschwister so verschieden sind. Stuttgart (Klett-Cotta).
Eifert, G. H. (2005): Individuelle versus standardisierte Therapie. In: J. Kosfelder, J. Michalak, S. Vocks u. U. Willutzki (Hrsg.) (2005): Fortschritte der Psychotherapieforschung. Göttingen (Hogrefe), S. 197–216.
Eggel, M., Lanz, A., M. u. T. Berends (2019): Hohe Rückfallrate bei Anorexia Nervosa – Vorstellung eines Präventionsinstruments. Psychiatrie & Neurologie, 1: 14–17.

Eisler, I., C. Dare, G. Russell, G. Szmukler, D. Le Grange a. E. Dodge (1997): A five-year follow-up of a controlled trial of family therapy in severe eating disorders. *Archives of General Psychiatry* 54: 1025–1030.

Eysenck, H.-J. (1978): Neurose ist heilbar. München (List).

Fässler, A. (2006): Solche Bilder machen mich wütend. *Gesundheit Sprechstunde* 08: 8–13.

Fairburn, C. G. a. K. D. Brownell (eds.) (2002): Eating disorders and obesity: A comprehensive handbook. New York (Guilford).

Fairburn, C. G., Z. Cooper, H. A. Doll a. S. L. Welch (1999): Risk factors for anorexia nervosa: Three integrated case-control comparisons. *Archives of General Psychiatry* 56: 468–476.

Fichter, M. M. (1985): Magersucht und Bulimia. Berlin (Springer).

Fiegenbaum, W. u. B. Tuschen (2003): Systemimmanente kognitive Therapie. In: J. Margraf (Hrsg.) (2003): Lehrbuch der Verhaltenstherapie (Bd. 1). Berlin (Springer), S. 499–509.

Fintz, A. (2009): Das Paradox der Autonomie. *PiD – Psychotherapie im Dialog* 10 (4): 331–335.

Fisher, C. A., S. E. Hetrick a. N. Rushford (2010): Family therapy for anorexia nervosa. *Cochrane Database of Systematic Reviews* 4.

Flammer, A. u. F. D. Alsaker (2002): Entwicklungspsychologie der Adoleszenz. Bern (Hans Huber).

Frahm, H. (1966): Beschreibung und Ergebnis einer somatisch orientierten Behandlung von Kranken mit Anorexia nervosa. *Die medizinische Welt* 38: 2004–2074.

Freud, S. (1982): Vorlesungen zur Einführung in die Psychoanalyse. Frankfurt/M. (Fischer).

Frey, D. u. M. Irle (Hrsg.) (1993): Theorien der Sozialpsychologie (Bd. I). Bern (Hans Huber).

Fromm, E. (1995): Die Furcht vor der Freiheit. München (dtv).

Garfinkel, P. a. D. Garner (1982): Anorexia nervosa – a multidimensional perspective. New York (Brunner a. Mazel).

Garfinkel, P. a. A. S. Kaplan (1985): Starvation based perpetuating mechanisms in anorexia nervosa and bulimia. *International Journal of Eating Disorders* 4: 651–665.

Garner, D. M. a. K. M. Bemis (1982): A cognitive-behavioral approach to anorexia nervosa. *Cognitive Therapy and Research* 6: 123–150.

Garner, D. M. a. P. E. Garfinkel (eds.) (1997): Handbook of treatment for eating disorders. New York (Guilford).

Gebhard, S., Y. Dorogi u. L. Holzer (2016): Anorexia nervosa: die neuen Herausforderungen. *Swiss Medical Forum – Schweizerisches Medizin-Forum* 33: 648–654.

Gerlinghoff, M. u. H. Backmund (1995): Therapie der Magersucht und Bulimie. Anleitung zu eigenverantwortlichem Handeln. Weinheim (Beltz).

Giel, K., E. Leehr, S. Becker, H. Startup, S. Zipfel u. U. Schmidt (2013): Rückfallprophylaxe bei Anorexia nervosa. Relapse Prevention in Anorexia Nervosa. *Psychotherapie Psychosomatik Medizinische Psychologie* 63: 290–295.

Giel, K. u. U. Schmidt (2015): Rückfallprophylaxe bei Anorexia nervosa. In: S. Herpertz, M. de Zwaan u. S. Zipfel (Hrsg.): Handbuch Essstörungen und Adipositas. Berlin (Springer), 349–353.

Gloger-Tippelt, G. (2012) (Hrsg.): Bindung im Erwachsenenalter. Ein Handbuch für Forschung und Praxis. Bern (Huber).

Goethe, J. W. (1786): Briefe an Charlotte Stein. Brief vom 24.09.1786. *Spiegel online*. Verfügbar unter: https://gutenberg.spiegel.de/buch/briefe-an-charlotte-stein-bd-2-3662/57 [4.10.2019].

Goethe, J. W. (2012): Briefe 1813– 1815. Altenmünster (Jazzybee), S. 307.

Götz, M. u. C. Mendel (2015): Der Gedanke, »zu dick zu sein«, und Germany's Next Topmodel. Verfügbar unter: http://www.br-online.de/jugend/izi/deutsch/publikation/televizion/28_2015-1/Goetz_Mendel-Der_Gedanke_zu_dick_zu_sein.pdf [6.10.2018].

Goldbloom, D. S. (1993): Invited review: Alcohol misuse and eating disorders: Aspects of an association. *Alcohol and Alcoholism* 28: 375–381.

Gowers, S., K. Norton, C. Halek a. A. H. Crisp (1994): Outcome of outpatient psychotherapy in a random allocation treatment study of anorexia nervosa. *International Journal of Eating Disorders* 15 (2): 165–177.

Graap, H. (2013): Psychoedukative Unterstützung für Angehörige essgestörter Patientinnen. *Psychotherapie im Dialog* 4: 82–85.

Grawe, K. (1998, 2000): Psychologische Therapie. Göttingen (Hogrefe).

Grawe, K. (2004): Neuropsychotherapie. Göttingen (Hogrefe).

Grawe, K., R. Donati u. F. Bernauer (1994): Psychotherapie im Wandel – Von der Konfession zur Profession. Göttingen (Hogrefe).

Greetfeld, M., U. Cuntz a. U. Voderholzer (2012): Pharmakotherapie von Anorexia nervosa und Bulimia nervosa: State of the Art. *Fortschritte Neurologie Psychiatrie* 80: 9–16.

Grolnick, L. (1972): A family perspective of psychosomatic factors in illness. *Family process* 11: 457–486.

Gröne, M. (1997): Bulimie. Wie lasse ich meine Bulimie verhungern? Heidelberg (Carl-Auer), 5. Aufl. 2007.

Grossmann, K. E. u. K. Grossmann (Hrsg.) (2011): Bindung und menschliche Entwicklung: John Bowlby, Mary Ainsworth und die Grundlagen der Bindungstheorie. Stuttgart (Klett-Cotta).

Grossmann, K. E. u. K. Grossmann (2012): Bindungen – das Gefüge psychischer Sicherheit. Stuttgart (Klett-Cotta).

Grünwald, H., K. Stauffacher, A. Kiss, C. Ostafin-Hermann u. J. Liechti (2013): Ergebnisqualität ambulanter systemischer Therapie bei Anorexie. *Familiendynamik* 38 (1): 52–61.

Guisinger, S. (2003): Adapted to flee famine: Adding an evolutionary perspective on anorexia nervosa. *Psychological Review* 110 (4): 745–761.

Guntern, G. (Hrsg.) (1981): Die Transformation von Humansystemen. Brig (ISO).

Guyot, G. W., L. Fairchild a. M. Hill (1981): Physical fitness, sport participation, body build, and self-concept of elementary school children. *International Journal of Sport Psychology* 12: 105–116.

Habermas, T. (1996): In Defense of weight phobia as a ventral organizing motive in anorexia nervosa: Historical and cultural arguments for a culture-sensitive psychological conception. *International Journal of Eating Disorders* 19 (4): 317–334.

Hahlweg, K. (2005): Soziale Rahmenbedingungen. Die Bedeutung von Partnerschaft und Familie für die Therapie psychischer Störungen. In: J. Kosfelder, J. Michalak, S. Vocks u. U. Willutzki (Hrsg.): Fortschritte der Psychotherapieforschung. Göttingen (Hogrefe), S. 115–147.

Haley, J. (1979): Direktive Familientherapie. München (Pfeiffer).

Haley, J. (1990): Ansätze zu einer Theorie pathologischer Systeme. In: P. Watzlawick u. J. H. Weakland (Hrsg.): Interaktion. München (Pfeiffer).

Hämmerli, K., A. Wyssen, D. Dremmel, G. Milos, B. Isenschmid, S. N. Trier u. S. Munsch (2013): Leitlinien zur Diagnostik und Therapie der Essstörungen: eine Kommentierung. *Swiss Medical Forum* 13 (43): 868–872.

Hargrave, C. (1996): Peggy Claude Pierre has the answer to anorexia nervosa: They call her an angel. Interview by Connie Hargrave. Share International. Edition Tetraeder Media Archiv. Verfügbar unter: http://web.archive.org/web/19981206153536/http://205.134.255.39/har12.html [18.9.2019].

Hauser-Schmid, P. (1993): Anorexia nervosa. Eine Literaturübersicht und Katamnesestudie zur stationären jugendpsychiatrischen Behandlung an der Kinderklinik des Kantonsspitals Aarau und am Wildermeth Kinderspital Biel. Universität Bern (Inauguraldissertation zur Erlangung der Doktorwürde der Humanmedizin).

Hebebrand, J., T. D. Muller a. K. Holtkamp (2007): The role of leptin in anorexia nervosa: clinical implications. *Molecular Psychiatry* 12: 23–35.

Heine, H. (2015): Buch der Lieder. Lyrisches Intermezzo. Gedicht XXXIX. Villingen-Schwenningen (Nexx).

Herpertz, S., U. Hagenah, S. Vocks, J. von Wietersheim, U. Cuntz u. A. Zeek (2011): Diagnostik und Therapie der Essstörung. *Deutsches Ärzteblatt* 108 (40): 678–685.

Herpertz, S., F. Caspar u. K. Lieb (Hrsg.) (2017): Psychotherapie. München/Jena (Urban & Fischer).

Herpertz-Dahlmann, B., J. Seitz a. K. Konrad (2011): Aetiology of anorexia nervosa: from a »psychosomatic family model« to a neuropsychiatric disorder? *European Archives of Psychiatry and Clinical Neuroscience* 261: 177–181.

Herzog, D. B., M. B. Keller a. P. W. Lavori (1988): Outcome in anorexia nervosa and bulimia nervosa. A review of the literature. *The Journal of nervous and mental disease* 176 (3): 131–143.

Herzog, T. (2002): Familientherapie bei Essstörungen. In: M. Wirsching u. P. Scheib (Hrsg.): Paar- und Familientherapie. Berlin (Springer), S. 375–394.

Herzog, W. u. J. Schweitzer (1994): Anorexia nervosa – Ergebnisse und Perspektiven in Forschung und Therapie. *Familiendynamik* 2: 182–187.

Herzog, T. u. A. Hartmann (1997): Psychoanalytisch orientierte Behandlung der Anorexia nervosa. *Psychotherapie, Psychosomatik und medizinische Psychologie* 47: 299–315.
Herzog, T., M. Stiewe, A. Sandholz u. A. Hartmann (1995): Borderline-Syndrom und Eßstörungen. *Psychotherapie Psychosomatik Medizinische Psychologie* 45: 97–108.
Herzog, W., D. Munz u. H. Kächele (Hrsg.) (2004): Essstörungen. Stuttgart (Schattauer).
Hesse, H. (2011): Stufen. Ausgewählte Gedichte. Frankfurt/M. (Insel).
Hoek, H. W. (2002): Distribution of eating disorders. In: C. G. Fairburn a. K. D. Brownell (eds.): Eating disorders and obesity: A comprehensive handbook. New York (Guilford), pp. 233–237.
Hoek, H. W. (2006): Incidence, prevalence and mortality of anorexia nervosa and other eating disorders. *Current Opinion in Psychiatry* 19 (4): 389–394.
Hoek, H. W. a. D. van Hoeken (2003): Review of the prevalence and incidence of eating disorders. *International Journal of Eating Disorders* 34: 383–396.
Hoffman, L. (1982, 1991): Grundlagen der Familientherapie. Hamburg (Iskopress).
Hofner, B. (1978): Theorie und Therapie der Anorexia nervosa unter besonderer Berücksichtigung von Familie und Familientherapie. Psychologisches Institut, Universität Heidelberg (unveröffentl. Diplomarbeit).
Holmes, J. (2006): John Bowlby und die Bindungstheorie. München (Ernst Reinhardt).
Holmes, J. (2012): Sichere Bindungen und Psychodynamische Therapie. Stuttgart (Klett-Cotta).
Hossli, P. (2019): Verhungert. *NZZ am Sonntag, 9.6.2019,* 23: 21.
Howard, K. I., R. J. Lueger, M. S. Maling a. Z. Martinovich (1993): A phase model of psychotherapy outcome: Causal mediation of change. *Journal of Consulting and Clinical Psychology* 61: 678–685.
Hsu, L. K. G. (1988): The outcome of anorexia nervosa: A reappraisal. *Psychological Medicine* 18 (4): 807–812.
Hsu, L. K. G. a. S. Lee (1993): Is weight phobia always necessary for a diagnosis of anorexia nervosa? *American Journal of Psychiatry* 150: 1466–1471.
Hubble, M. A., B. L. Duncan u. S. D. Miller (Hrsg.) (2001): So wirkt Psychotherapie. Dortmund (Modernes Lernen).
Hyman, S., E. (2016): Psychiater sollten ehrlicher sein. *NZZ am Sonntag* 2.10.2016, S. 58–59.
Jacobi, C., T. Paul u. A. Thiel (2004): Essstörungen. Göttingen (Hogrefe).
Janssen, P. L., W. Senf u. R. Meermann (Hrsg.) (1997): Klinik der Eßstörungen. Magersucht und Builmie Frankfurt/M. (S. Fischer).
Johnston, A. (2002): Die Frau, die im Mondlicht aß. München (Knaur).
Jores, A. (1981): Praktische Psychosomatik – Ein Lehrbuch für Ärzte und Studierende der Medizin. Bern (Hans Huber).
Kabera (1999): Essstörungen in Europa. Kassel (Beratungsstelle für Essstörungen).

Kamber, V. (2005): Essstörungen – nicht nur ein psychiatrisches Problem. *Schweizerisches Medizinisches Forum* 5: 1195–1202.

Kandel, E. R. (2006a): Auf der Suche nach dem Gedächtnis. Die Entstehung einer neuen Wissenschaft des Geistes. München (Siedler).

Kandel, E. R. (2006b): Psychiatrie, Psychoanalyse und die Biologie des Geistes. Frankfurt/M. (Suhrkamp).

Kaplan, A. S. (2002): Psychological treatments for anorexia nervosa: A review of published studies and promising new directions. *Canadian Journal of Psychiatry* 47: 235–242.

Kaplan, A. S. a. P. E. Garfinkel (1999): Difficulties in treating patients with eating disorders: a review of patient and clinician variables. *Canadian Journal of Psychiatry* 44: 665–670.

Karren, U. (1990): Die Psychologie der Magersucht. Bern (Hans Huber).

Kaye, W. H., T. Nagata, T. E. Weltzin, L. K. Hsu, M. S. Sokol, C. McConaha, K. H. Plotnicov, J. Weise a. D. Deep (2001): Double-blind placebo-controlled administration of fluoxetine in restricting- and restricting-purging-type anorexia nervosa. *Biological Psychiatry* 49 (7): 644–652.

Keel, P. K. a. T. A. Brown (2010): Update on course and outcome in eating disorders. *International Journal of Eating Disorders* 43 (3): 195–204.

Kelly, G. A. (1991): The Psychology of Personal Constructs (Vol. 1 a. 2). Philadelphia (Routledge).

Kennedy, S. H. a. P. E. Garfinkel (1992): Advances in diagnosis and treatment of anorexia and bulimia nervosa. *Canadian Journal of Psychiatry* 37: 309–315.

Kernberg, O. F. (2000): Wahrscheinlich werden in der nächsten Generation Persönlichkeitsstörungen häufiger sein. Otto F. Kernberg im Gespräch mit Ulrich Streeck. *Psychotherapie im Dialog* 4: 84–89.

Kernberg, O. F., B. Dulz u. U. Sachsse (Hrsg.) (2000): Handbuch der Borderline-Störungen. Stuttgart / New York (Schattauer).

Keys, A., J. Brozek, A. Henschel, O. Mickelsen a. H. L. Taylor (1950): The biology of human starvation. Minneapolis (University of Minnesota).

Khalsa, S., S., Portnoff, L., C., McCurdy-McKinnon, D. a. J. D. Feusner (2017): What happens after treatment? A systematic review of relapse, remission, and recovery in anorexia nervosa. Journal of Eating Disorder 5 (20). Verfügbar unter: https://www.ncbi.nlm.nih.gov/pmc/articles/PMC5470198/?report=classic [23.01.2020].

Kim, Y.-R., C.-H. Kim, J. H. Park, J. Pyo a. J. Treasure (2014): Emotional Stimuli in Patients with Anorexia Nervosa: A Double Blind within-Subject Cross-over Experiment. PLoS One. Verfügbar unter: https://www.ncbi.nlm.nih.gov/pmc/articles/PMC3946210/ [26.9.2019].

Knecht, T. (2000): Pica – Aberrationen des Ernährungsinstinktes. *Neuropsychiatrie* 14: 223–231.

Knölker, U., F. Mattejat u. M. Schulte-Markwort (1997): Kinder- und Jugendpsychiatrie und -psychologie systematisch. Bremen (UNI-MED).

Kobak, R. a. C. Cole (1994): Attachment and meta-monitoring: Implications for adolescent autonomy and psychopathology. In: D. Cicchetti a. S. L. Toth (eds.): Rochester Symposium on Developmental Psychopathology, Vol. 5: Disorders of the self. Rochester, NY (Rochester University), pp. 267–297.

Köhle, K. u. C. Simons (1979): Anorexia nervosa. In: T. von Uexküll: Lehrbuch der Psychosomatischen Medizin. München (Urban & Schwarzenberg), S. 529–556.

König, L. (2012): Anwendung des Adult-Attachment Interviews (AAI) in der psychologischen Beratung und psychotherapeutischen Praxis. In: G. Gloger-Tippelt (Hrsg.) (2012): Bindung im Erwachsenenalter. Ein Handbuch für Forschung und Praxis. Bern (Huber), S. 381–398.

Koenig, S. u. D. Pauli (2015): Essstörungen im Jugendalter. Früherkennung und Frühtherapie heute. *Gynäkologie* 5, S. 16–19.

Kohut, H. (1993): Auf der Suche nach dem Selbst. München (Pfeiffer).

Kosfelder, J., J. Michalak, S. Vocks u. U. Willutzki (Hrsg.) (2005): Fortschritte der Psychotherapieforschung. Göttingen (Hogrefe).

Kröger, F., G. Bergmann, W. Herzog u. E. Petzold (2004): Familienorientierung und Familientherapie. In: W. Herzog, D. Munz u. H. Kächele (Hrsg.): Essstörungen. Stuttgart (Schattauer), S. 147–161.

Küchenhoff, J. (2005): Psychodynamische Kurz- und Fokaltherapie. Stuttgart (Schattauer).

Kupper-Horster, C., S. Kupper a. K. Engel (1997): Empirische Forschung zur Klinik der Eßstörung: Anorexie und Bulimie. In: P. L. Janssen, W. Senf u. R. Meermann (Hrsg.): Klinik der Eßstörungen. Frankfurt/M. (S. Fischer), S. 145–172.

Lavant, C. (2002): Aufzeichnungen aus einem Irrenhaus. Salzburg (Otto Müller).

Legenbauer, T. u. S. Vocks (2006): Manual der kognitiven Verhaltenstherapie bei Anorexie und Bulimie. Berlin (Springer).

Le Grange, D., J. Lock, K. Loeb a. D. Nicholls (2009): Academy for eating disorders position paper: The role of the family in eating disorders. *International Journal of Eating Disorders* 43 (1): 1–5.

Leon, G. R., J. A. Fulkerson, C. L. Perry a. R. Cudeck (1993): Personality and behavioral vulnerabilities associated with risk status for eating disorders in adolescent girls. *Journal of Abnormal Psychology* 102 (3): 438–444.

Lewin, K.(1982): Feldtheorie. Band 4. Bern Stuttgart (Hans Huber, Klatt-Cotta).

Liechti, J. (2005): Die Bedeutung der Angehörigen. Krankheit und Familie – Eine Betrachtung aus systemischer Sicht. *Ergotherapie* 12: 6–10.

Liechti, J. (2006): Anorexia nervosa: Epidemiologie, Klinik, Erklärungs- und Therapiemodelle. Teil 1: Epidemiologie, Klinik. *Familiendynamik* 4: 409–427.

Liechti, J. (2007): Anorexia nervosa: Epidemiologie, Klinik, Erklärungs- und Therapiemodelle. Teil 2: Erklärungs- und Therapiemodelle. *Familiendynamik* 1: 55–81.

Liechti, J. (2009): Dann komm ich halt, sag aber nichts. Heidelberg (Carl-Auer), 3. Aufl. 2013.

Liechti, J. u. T. Eggel (2005): Systemtherapie für die Praxis. Zentrum für Systemische Therapie und Beratung, ZSB Bern (unveröffentl. Manuskript für Ausbildungsteilnehmer).

Liechti, J. u. M. Liechti-Darbellay (2011): Im Konflikt und doch verbunden. Heidelberg (Carl-Auer).

Liechti, J. u. M. Liechti-Darbellay (2013a): Systemische Aspekte bei der Therapie der Anorexia nervosa. Implikationen für die motivationale Beziehungsgestaltung. *Psychotherapie im Dialog* 4: 22–26.

Liechti, J. u. M. Liechti-Darbellay (2013b): Eine systemisch-bindungsbasierte Motivierungspraxis am Beispiel der Therapie bei Anorexia nervosa. In: J. Liechti u. M. Liechti-Darbellay (Hrsg.) (2013): Nullbock auf Therapie. Heidelberg (Carl-Auer), S. 79–116.

Liechti, J., M. Liechti-Darbellay u. M. Zbinden (1988): Magersucht und Familie. Separatabzug aus *Der Schweizer Rotarier* 4.

Liechti, J., T. Wild-Wey, M. Liechti-Darbellay u. M. Rufer (2003): Eine Paartherapie im offenen Setting. *Kontext* 34 (1): 17–35.

Lilenfeld, L. R., W. H. Kaye, C. G. Greeno, K. R. Merikangas, K. Plotnicov, C. Pollice, R. Rao, M. Strober, C. M. Bulik a. L. Nagy (1998): A controlled family study of anorexia nervosa and bulimia nervosa: Psychiatric disorders in first-degree relatives and effects of proband comorbidity. *Archives of General Psychiatry* 55 (7): 603–610.

Lock, J. a. D. Le Grange (2001): Can family-based treatment of anorexia nervosa be manualized? *Journal of Psychotherapy Practice and Research* 10: 243–261.

Lock, J., D. Le Grange, W. S. Agras a. C. Dare (2001): Treatment manual for anorexia nervosa. A family-based approach. London (Guilford).

Lock, J., D. Le Grange, W. S. Agras, A. Moye, S. W. Bryson a. B. Jo (2010): Randomized clinical trial comparing family-based treatment with adolescent-focused individual therapy for adolescents with anorexia nervosa. *Archives of General Psychiatry* 67 (10): 1025–1032.

Lucas, A. R., C. S. Crowson, W. M. O'Fallon a. L. J. Melton (1999): The ups and downs of anorexia nervosa. *International Journal of Eating Disorders* 148: 917–922.

Ludewig, K. (1991): Das Problemsystem. Eine Alternative zu den Konzepten medizinischer Psychopathologie und sozialwissenschaftlicher Devianz. *Standpunkt: sozial* 1: 23–28.

Ludewig, K. (1998): Der Kampf der Giganten. In: M. Vogt-Hillmann u. W. Burr (Hrsg.): Kinderleichte Lösungen. Dortmund (Modernes Lernen), S. 117–142.

Lueger, R. J. (1995): A phase model of psychotherapy outcome. *Psychotherapeut* 40: 276–278.

Luhmann, N. (1985): Soziale Systeme. Grundriss einer allgemeinen Theorie. Frankfurt/M. (Suhrkamp).

Maier, A., J. P. Ernst, S. Müller, D. Gross, F. D. Zepf, B. Herpertz-Dahlmann a. U. Hagenah (2014): Self-perceived stigmatization in female patients with anorexia nervosa. Results from an explorative retrospective pilot study of adolescents. *Psychopathology* 47 (2): 127–132.

Margraf, J. (Hrsg.) (2003): Lehrbuch der Verhaltenstherapie (Bd. 1). Berlin (Springer).

Marvin, R. S. (2001): Beiträge der Bindungsforschung zur Praxis der Familientherapie. In: G. J. Suess, H. Scheuerer-Englisch u. W.-K. P. Pfeifer (Hrsg.) (2001): Bindungstheorie und Familiendynamik. Gießen (Psychosozial), S. 209–239.

Marvin, R. S. (2003): Entwicklungspsychopathologische Intervention auf der Basis der Bindungs- und der Familiensystemtherorie. In: H. Scheuerer-Englisch, G. J. Suess u. W.-K. P. Pfeifer (Hrsg.) (2003): Wege zur Sicherheit. Gießen (Psychosozial), S. 109–134.

Maslow, A. H. (1987): Motivation und Persönlichkeit. Reinbek bei Hamburg (Rowohlt).

Mattejat, F. (2002): Zusammenarbeit mit Familien bei psychischen Problemen von Kindern und Jugendlichen. In: M. Wirsching u. P. Scheib (Hrsg.): Paar- und Familientherapie. Berlin (Springer), S. 565–580.

Mattejat, F. u. H. Remschmidt (1997): Die Bedeutung der Familienbeziehungen für die Bewältigung von psychischen Störungen – Ergebnisse aus empirischen Untersuchungen zur Therapieprognose bei psychisch gestörten Kindern und Jugendlichen. *Praxis der Kinderpsychologie und Kinderpsychiatrie* 46 (5): 371–392.

Meermann, R. (1997): Lernpsychologische Aspekte der Magersucht und Bulimie. In: P. L. Janssen, W. Senf u. R. Meermann (Hrsg.): Klinik der Eßstörungen. Frankfurt/M. (S. Fischer), S. 34–40.

Michalak, J., M. Grosse Holtforth u. A. Veith (2005): Wo soll's denn nun eigentlich hingehen? Die Zielperspektive in der Psychotherapie. In: J. Kosfelder, J. Michalak, S. Vocks u. U. Willutzki (Hrsg.): Fortschritte der Psychotherapieforschung. Göttingen (Hogrefe), S. 54–88.

Miller, W. M. u. S. Rollnick (1999): Motivierende Gesprächsführung. Freiburg (Lambertus).

Milos, G., A. Spindler, U. Schnyder, J. Marzt, H. Hoek a. J. Willi (2004): Incidence of severe anorexia nervosa in Switzerland. *International Journal of Eating Disorders* 35: 250–258.

Minuchin, S. (1981): Strukturelle Familientherapie. In: G. Guntern (Hrsg.): Die Transformation von Humansystemen. Brig (ISO), S. 61–87.

Minuchin, S., B. L. Rosman u. L. Baker (1981): Psychosomatische Krankheiten in der Familie. Stuttgart (Klett-Cotta).

Mohr, H. (1981): Biologische Erkenntnis. Stuttgart (Teubner).

Mühleck, J., F. Richter, L. Bell, K. Wick, B. Strauß u. U. Berger (2018): Regionale Inanspruchnahme des Versorgungssystems und Behandlungsprävalenz bei Essstörungen. *Psychotherapeut* 63 (4): 315–321.

Napier, A. Y. u. C. A. Whitaker (1981): Tatort Familie. Beispiel einer erfolgreichen Familientherapie. Düsseldorf (Eugen Diederichs).

Nardone, G. (2003): Systemische Kurztherapie bei Ess-Störungen. Bern (Hans Huber).

Narring, F., A. Tschumper, L. Inderwildi Bonivento, A. Jeannin, V. Addor, A. Bütikofer, J. C. Suris, C. Diserens, F. Alsaker u. P.-A. Michaud (2004): Gesundheit und Lebensstil 16- bis 20-Jähriger in der Schweiz 2002

(SMASH 2002: Swiss multicenter adolescent survey on health 2002). Institut universitaire de médecine sociale et préventive, Lausanne (*Raisons de santé* 95b).

Neudeck, P. u. H.-U. Wittchen (Hrsg.) (2005): Konfrontationstherapie bei psychischen Störungen. Göttingen (Hogrefe).

Neuringer, C. a. J. L. Michael (eds.) (1970): Behavior modification in clinical psychology. New York (Appleton-Century-Crofts).

Noelle, V. (2003): Das Ullrich-Turner-Syndrom – Neue Aspekte (Abstracts des Münchener Symposiums für Kinder- und Jugendgynäkologie anlässlich des 25-jährigen Bestehens der Arbeitsgemeinschaft vom 23. bis 25. Oktober 2003). München (Frauenklinik, Klinikum Großhadern, Ludwig-Maximilians-Universität). Verfügbar unter: https://www.kindergynaekologie.de/fort-und-weiterbildung/kongresse-symposien/abstracts-des-muenchener-symposiums-fuer-kinder-und-jugendgynaekologie/das-ullrich-turner-syndrom-neue-aspekte/ [13.09.2019].

Norcross, J. C. (ed.) (2011): Psychotherapy Relationships That Work. Evidence-Based Responsiveness. Oxford (Oxford University).

Norcross, J. C. a. M. J. Lambert (2011): Introduction. In: J. C. Norcross (ed.): Psychotherapy Relationships That Work. Evidence-Based Responsiveness. Oxford (Oxford University), p. 13.

Nord, C., D. Höger u. J. Eckert (2000): Bindungsmuster von Psychotherapeuten. *Persönlichkeitsstörungen, Theorie und Therapie* 2, 76–86.

Nordbø, R. H., E. M. Espeset, K. S. Gulliksen, F. Skårderud, J. Geller a. A. Holte (2012): Reluctance to recover in anorexia nervosa. *European Eating Disorders Review* 20: 60–67.

Orlinsky, D. E. (2008): Die nächsten 10 Jahre Psychotherapieforschung. *Psychotherapie, Psychosomatik, Medizinische Psychologie* 58: 345–354.

Orlinsky, D. E. a. K. I. Howard (1986): Process and outcome in psychotherapy. In: S. L. Garfield a. A. E. Bergin (eds.): Handbook of psychotherapy and behavior change. New York (Wiley), 3rd ed., pp. 311–381.

O'Shaughnessy, R. a. R. Dallos (2009): Attachment research and eating disorders: a review of the literature. *Clinical Child Psychology and Psychiatry* 14: 559–574.

Otte, H., H. D. Basler u. D. R. Schwoon (1978): Zur Theorie und Behandlung der Anorexia nervosa aus verhaltenstherapeutischer Sicht. *Therapiewoche* 28: 8037–8055.

Oxford Centre for Evidence-Based Medicine – Levels of Evidence (2009). Verfügbar unter: https://www.cebm.net/2009/06/oxford-centre-evidence-based-medicine-levels-evidence-march-2009/ [14.09.2019].

Papp, P. (1989): Die Veränderung des Familiensystems. Stuttgart (Klett-Cotta).

Patterson, G. R. a. J. B. Reid (1970): Reciprocity and coercion: Two facets of social systems. In: C. Neuringer a. J. L. Michael (eds.): Behavior modification in clinical psychology. New York (Appleton-Century-Crofts), pp. 133–177.

Pettersen, G. a. J. H. Rosenvinge (2002): Improvement and recovery from eating disorders: A patient perspective. Eating disorders. *Journal of Treatment and Prevention* 10 (1): 61–71.

Petzold, E., P. Vollrath, H. Ferner u. A. Reindell (1970): Familienkonfrontation – Beitrag zur Therapie der Anorexia-nervosa-Patienten. *Therapiewoche* 26: 970–975.

Pfammatter, M. u. W. Tschacher (2012): Wirkfaktoren der Psychotherapie – Übersicht und Standortbestimmung. *Zeitschrift für Psychiatrie, Psychologie und Psychotherapie* 60: 67–76.

Pfammatter M., U. M. Junghan u. W. Tschacher (2012): Allgemeine Wirkfaktoren der Psychotherapie: Konzepte, Widersprüche und eine Synthese. *Psychotherapie* 17 (1): 17–31.

Plomin, R. a. D. Daniels (2011): Why are children in the same family so different from one another? *International Journal of Epidemiology* 40 (3): 563–582.

Prochaska, J. O. (2001): Wie Menschen es schaffen, sich zu ändern, und wie wir noch mehr Menschen dabei unterstützen können. In: M. A. Hubble, B. L. Duncan u. S. D. Miller (Hrsg.): So wirkt Psychotherapie. Dortmund (Modernes Lernen), S. 253–286.

Pudel, V. (1997): Ernährung – Gewicht – Diät. Die Mythen und die Fakten. In: G. Reich u. M. Cierpka (Hrsg.) (2001): Psychotherapie der Essstörungen. Stuttgart (Thieme), S. 1–23.

Rakoff, V. (1982): Forword. In: P. Garfinkel a. D. Garner (eds.): Anorexia nervosa – a multidimensional perspective. New York (Brunner a. Mazel), p. vii.

Reich, G. u. M. Cierpka (Hrsg.) (1997, 2001): Psychotherapie der Essstörungen. Stuttgart (Thieme).

Reich, G. u. U. Rutz (2007): Paarbeziehungen und Sexualität bei Anorexie und Bulimie. *Familiendynamik* 32 (1): 17–40.

Reich, G., G. Witte-Lakemann u. U. Killius (2005): Qualitätssicherung in Beratung und ambulanter Therapie von Frauen und Mädchen mit Essstörungen. Eine Praxisstudie. Abschlussbericht. Göttingen (Vandenhoeck & Ruprecht).

Reiterer, B. (2006): Expertin über Essstörungen: Fordern statt verwöhnen. Verfügbar unter: https://www.pressetext.com/news/20060103001 [15.07.2019].

Remschmidt, H. (1980) (Hrsg.): Psychopathologie der Familie und kinderpsychiatrische Erkrankungen. Bern/Stuttgart/Wien (Hans Huber).

Rettenwander, A. (2005): Anorexia nervosa und subjektive Krankheitstheorien. Berlin (Logos).

Retzlaff, R. (2008): Spiel-Räume. Lehrbuch der systemischen Therapie mit Kindern und Jugendlichen. Stuttgart (Klett-Cotta).

Rienecke, R. D. (2017): Family-based treatment of eating disorders in adolescents: current insights. *Adolescent Health, Medicine and Therapeutics* 8: 69–79.

Robin, A. L., M. Gilroy a. A. B. Dennis (1998): Treatment of eating disorders in children and adolescents. *Clinical Psychology Review* 18: 421–446.

Rössler, W. (Hrsg.) (2005): Die therapeutische Beziehung. Berlin (Springer).

Rogers, C. R. (1981): Die klientenzentrierte Gesprächspsychotherapie. München (Kindler).

Rowling, J. K. (2005): Harry Potter und der Halbblutprinz. Hamburg (Carlsen).

Russell, G. (1979): Bulimia nervosa: An ominous variant of anorexia nervosa. *Psychological Medicine* 9: 429–488.

Rytz, T. (2006): Bei sich und in Kontakt. Bern (Hans Huber).

Sacks, O. (2009): Der Mann, der seine Frau mit einem Hut verwechselte. Hamburg (Rowohlt).

Schauenburg, H., U. Dinger u. A. Buchheim (2006): Bindungsmuster von Psychotherapeuten. *Zeitschrift für Psychosomatische Medizin und Psychotherapie* 52: 358–372.

Scheen, K. (1993): Mondfee. Weinheim (Beltz).

Scheuerer-Englisch, H., G. J. Suess u. W.-K. P. Pfeifer (Hrsg.) (2003): Wege zur Sicherheit. Gießen (Psychosozial).

Schiepek, G. (1999): Die Grundlagen der Systemischen Therapie. Göttingen (Vandenhoeck & Ruprecht).

Schiepek, G. (2003): Neurobiologie der Psychotherapie. Stuttgart (Schattauer).

Schindler, A. (2015): Über den Unterschied zwischen Kaiserpinguinen und Suppenschildkröten. Bindungstheoretische Appetithäppchen für Systemiker. *Wege aus der Sucht* 96: 6–9.

Schmid, R., H. Spiessl u. C. Cording (2005): Zwischen Verantwortung und Abgrenzung: Emotionale Belastungen von Angehörigen psychisch Kranker. *Psychiatrische Praxis* 32 (6): 272–280.

Schmidt, U. a. J. Treasure (2006): Anorexia nervosa: Valued and visible. A cognitive-interpersonal maintenance model and its implications for research and practice. *British Journal of Clinical Psychology* 45: 343–366.

Schmidt, U., E. G. Ryan, S. Bartholdy, B. Renwick, A. Keyes, C. O'Hara, J. McClelland, A. Lose, M. Kenyon, H. Dejong, H. Broadbent, R. Loomes, L. Serpell, L. Richards, E. Johnson-Sabine, N. Boughton, L. Whitehead, E. Bonin, J. Beecham, S. Landau a. J. Treasure (2016): Two-year follow-up of the MOSAIC trial: a multicenter randomized controlled trial comparing two psychological treatments in adult outpatients with broadly defined anorexia nervosa: two-year follow-up of the mosaic trial. *International Journal of Eating Disorders* 49: 793–800.

Schneider, R. U. (2004): Das Experiment – Ich dachte an Kannibalismus. *NZZ Folio* 3: 66–67.

Schnyder, U., G. Milos, M. Mohler-Kuo u. P. Dermota (2012): Prävalenz von Essstörungen in der Schweiz. Schlussbericht im Auftrag des Bundesamtes für Gesundheit (BAG). Verfügbar unter: http://www.sgvt-sstcc.ch/de/home/index.html [4.5.2019].

Scholz, M. (2005): Was können systemische Familientageskliniken in der Kinder- und Jugendpsychiatrie leisten? *Zeitschrift für Systemische Therapie und Beratung* 23 (3): 172–178.

Schors, R. u. D. Huber (2004): Psychoanalytisch denken, verhaltenstherapeutisch handeln? In: W. Herzog, D. Munz u. H. Kächele (Hrsg.) (2004): Essstörungen. Stuttgart (Schattauer), S. 60–81.

Schulte, W. u. R. Tölle (1973): Psychiatrie. Berlin (Springer).
Schweiger, U., A. Peters u. V. Sipos (2003): Essstörungen. Stuttgart (Thieme).
Sebaaly, J. C., S. Cox, C. M. Hughes, M. L. Kennedy a. S. S. Garris (2013): Use of fluoxetine in anorexia nervosa before and after weight restoration. *Annals of Pharmacotherapy* 47 (9): 1201–1205.
Seligman, M. E. P. (1979): Erlernte Hilflosigkeit. München/Wien/Baltimore (Urban & Schwarzenberg).
Selvini Palazzoli, M. (1978, 1989): Magersucht. Stuttgart (Klett-Cotta).
Selvini Palazzoli, M. a. M. Viaro (1988): The anorectic process in the family: A six-stage model as a guide for individual therapy. *Family Process* 27 (2): 129–148.
Selvini Palazzoli, M., L. Boscolo, G. Cecchin u. G. Prata (1981): Paradoxon und Gegenparadoxon. Stuttgart (Klett-Cotta).
Selvini Palazzoli, M., S. Cirillo, M. Selvini u. A. M. Sorrentino (1999): Anorexie und Bulimie. Stuttgart (Klett-Cotta).
Shisslak, C. M., M. Crago, K. M. McKnight, L. S. Estes, N. Gray a. O. G. Parnaby (1998): Potential risk factors associated with weight control behaviors in elementary and middle school girls. *Journal of Psychosomatic Research* 44: 301–313.
Shorter, E. (1994): From the mind to the body. In: T. Habermas (ed.) (1996): In defense of weight phobia as a ventral organizing motive in anorexia nervosa: Historical and cultural arguments for a culture-sensitive psychological conception. *International Journal of Eating Disorders* 19 (4): 317–334.
Sifneos, P. E. (1973): The prevalence of alexithymic characteristics in psychosomatic patients. *Psychotherapy and Psychosomatics* 22: 255–262.
Sipos, V. u. U. Schweiger (2016): Therapie der Essstörung durch Emotionsregulation. Stuttgart (Kohlhammer).
Smink, F. R., D. van Hoeken a. H. W. Hoek (2013): Epidemiology, course, and outcome of eating disorders. *Current Opinion in Psychiatry* 26 (6): 543–548.
Södersten, P., U. Brodin, M. Zandian a. C. Bergh (2019): Eating Behavior and the Evolutionary Perspective on Anorexia Nervosa. *Frontier in Neuroscience* 13: 596. Verfügbar unter: https://europepmc.org/articles/pmc6584107 [22.9.2019].
Sorge, N. u. S. Schwarze (2006): Ich esse eure Suppe nicht! Dortmund (Modernes Lernen).
Spangler, G. u. P. Zimmermann (Hrsg.) (2002, 2015): Die Bindungstheorie. Grundlagen. Forschung und Anwendung. Stuttgart (Klett-Cotta).
Spinatsch, M. (2004): Eine neue Suchtpolitik für die Schweiz? Bericht zuhanden des Bundesamtes für Gesundheit. Bern (BAG).
Steinhausen, H.-C. (2002): The outcome of anorexia nervosa in the 20th century. *American Journal of Psychiatry* 159: 1248–1293.
Steinhausen, H.-C. (2005): Anorexia nervosa. Göttingen (Hogrefe).
Steinhausen, H.-C., C. Winkler a. M. Meier (1997): Eating disorders in adolescence in a Swiss epidemiological study. *International Journal of Eating Disorders* 22: 147–151.

Steins, G., M. Albrecht u. H. Stolzenburg (2002): Bindung und Essstörungen: Die Bedeutung interner Arbeitsmodelle von Bindung für ein Verständnis von Anorexie und Bulimie. *Zeitschrift für Klinische Psychologie und Psychotherapie* 31: 266–271.

Stice, E. (2002): Risk and maintenance factors for eating pathology: A meta-analytic review. *Psychological Bulletin* 128: 825–848.

Stice, E. a. H. E. Shaw (1994): Adverse effects of the media portrayed thin-ideal on women and linkages to bulimic symptomatology. *Journal of Social and Clinical Psychology* 13: 288–308.

Stierlin, H. (1989): Individuation und Familie. Frankfurt/M. (Suhrkamp).

Stierlin, H. (1994): Ich und die anderen. Psychotherapie in einer sich wandelnden Welt. Stuttgart (Klett-Cotta).

Stierlin, H. (1999): Ressourcen: Die Kräfte des Systems. In: P. Buchheim, M. Cierpka u. T. Seifert (Hrsg.) (1999): Symptom und Persönlichkeit im Kontext. Ressourcen. Aspekte der Wirklichkeit (Lindauer Texte). Berlin/Heidelberg (Springer), S. 106–121.

Stierlin, H. (2003): Die Demokratisierung der Psychotherapie. Anstöße und Herausforderungen. Stuttgart (Klett-Cotta).

Stierlin, H. u. G. Weber (1989): In Liebe entzweit. Die Heidelberger Familientherapie der Magersucht. Reinbek b. Hamburg (Rowohlt).

Strauss, B. (Hrsg.) (2008): Bindung und Psychopathologie. Stuttgart (Klett-Cotta).

Strauss, B. u. S. C. Herpertz (2017): Bindung, Empathiefähigkeit, Intersubjektivität. In: S. Herpertz, F. Caspar, K. Lieb (Hrsg.) (2017): Psychotherapie. München/Jena (Urban & Fischer), S. 215–231.

Strauss, B. u. S. Schmidt (1997): Die Bindungstheorie und ihre Relevanz für die Psychotherapie (Teil 2). *Psychotherapeut* 42: 1–16.

Sydow, K. von (2008): Bindungstheorie und systemische Therapie. *Familiendynamik* 33 (3): 260–273.

Sydow, K. von, S. Beher, R. Retzlaff u. J. Schweitzer (2007): Die Wirksamkeit der Systemischen Therapie/Familientherapie. Göttingen (Hogrefe).

Theander, S. (1970): Anorexia nervosa. *Acta psychiatrica Scandinavica. Supplementum* 214: 1–194.

Theiling, S., A. von Schlippe u. T. Lob-Corzilius (2000): Systemische Familienmedizin in der Pädiatrie. In: F. Kröger, A. Hendrischke u. S. McDaniel (Hrsg.): Familie, System und Gesundheit. Heidelberg (Carl-Auer), S. 130–164.

Thiel, A. (1997): Sind Psychopharmaka für die Behandlung der Anorexia und Bulimia nervosa notwendig? *Psychotherapie, Psychosomatik, Medizinische Psychologie* 47: 332–345.

Thomas, A. u. S. Chess (1980): Temperament und Entwicklung. Über die Entstehung des Individuellen. Stuttgart (Ferdinand Enke).

Treasure, J. a. G. Russell (2011): The case for early intervention in anorexia nervosa: theoretical exploration of maintaining factors. *British Journal of Psychiatry* 199: 5–7.

Treasure, J. a. U. Schmidt (2013): The cognitive-interpersonal maintenance model of anorexia nervosa revisited: a summary of the evidence for cognitive, socio-emotional and interpersonal predisposing and perpetuating factors. *Journal of Eating Disorders* 1: 1–13.

Treasure, J., G. Smith a. A. Crane (2007): Skills-based Learning for Caring For a Loved One with an Eating Disorder. The New Maudsley Method. London (Routledge).

Trost, A. (2018): Bindungswissen für die systemische Praxis. Ein Handbuch. Göttingen (Vandenhoeck & Ruprecht).

Tuschen-Caffier, B. u. I. Florin (2002): Teufelskreis Bulimie. Göttingen (Hogrefe).

Tuschen-Caffier, B., M. Pook u. A. Hilbert (2005): Diagnostik von Essstörungen und Adipositas. Göttingen (Hogrefe).

Urwin, R., B. Bennetts, B. Wilcken, B. Lampropoulos, P. Beumont, S. Clarke, J. Russell, S. Tanner a. K. P. Nunn (2002): Anorexia nervosa (restrictive subtype) is associated with a polymorphism in the novel norepinephrine transporter gene promoter polymorphic region. *Molecular Psychiatry* 7 (6): 652 – 657.

Vaillant, G. E. (1992): The beginning of wisdom is never calling a patient a borderline. *Journal of Psychotherapy Practice and Research* 1: 117–134.

Van den Boom, D. C. (1994): The Influence of Temperament and Mothering on Attachment and Exploration: An Experimental Manipulation of Sensitive Responsiveness among Lower-Class Mothers with Irritable Infants. *Child Development* 65: 1457–1477.

Vandereycken, W. (2002): Families of patients with eating disorders. In: C. G. Fairburn a. K. D. Brownell (eds.): Eating disorders and obesity: A comprehensive handbook. New York (Guilford), pp. 215–220.

Vandereycken, W. a. J. Vanderlinden (1983): Denial of illness and the use of self-reporting measures in anorexia nervosa. *International Journal of Eating Disorders* 2 (4): 101–107.

Vandereycken, W., R. van Deth u. R. Meermann (1990, 2003): Hungerkünstler, Fastenwunder, Magersucht. Weinheim (Beltz).

Vanderlinden, J., J. Norre, W. Vandereycken a. M. Meermann (1992): Therapie der Bulimia nervosa. Stuttgart (Schattauer).

Vink, T., A. Hinney, A. A. van Elburg, S. H. van Goozen, L. H. Sandkuijl, R. J. Sinke, B. M. Herpertz-Dahlmann, J. Hebebrand, H. Remschmidt, H. van Engeland a. R. A. Adan (2001): Association between an agouti-related protein gene polymorphism and anorexia nervosa. *Molecular Psychiatry* 6: 325–328.

Voderholzer, U. u. F. Hohagen (Hrsg.) 2016): Therapie psychischer Erkrankungen. State of the Art. München (Urban & Fischer).

Vogt-Hillmann, M. u. W. Burr (Hrsg.) (1998): Kinderleichte Lösungen. Dortmund (Modernes Lernen).

Waller, E., C. E. Scheidt a. A. Hartmann (2004): Attachment representation and illness behaviour in somatoform disorders. *The Journal of Nervous and Mental Disease* 192: 200–209.

Waller, E. u. C. E. Scheidt (2008): Somatoforme Störungen und Bindungstheorie. In: B. Strauss (Hrsg.) (2008): Bindung und Psychopathologie. Stuttgart (Klett-Cotta), S. 144–187.

Waller, G., E. Corstorphine a. V. Mountford (2007): The role of emotional abuse in the eating disorders: Implications for treatment. *Eating Disorders* 15 (4): 317–331.

Walser, R. (1988): Die Rose. Frankfurt/M. (Suhrkamp).

Walsh, B. T., A. S. Kaplan, E. Attia, M. Olmsted, M. Parides, J. C. Carter, K. M. Pike, M. J. Devlin, B. Woodside, C. A. Roberto a. W. Rockert (2006): Fluoxetine after weight restoration in anorexia nervosa. *The Journal of the American Medical Association* 295: 2605–2612.

Walters, M., B. Carter, P. Papp u. O. Silverstein (1988): Unsichtbare Schlingen. Stuttgart (Klett-Cotta).

Watson, H. J., Z. Yilmaz, L. M. Thornton et al. (2019): Genome-wide association study identifies eight risk loci and implicates metabo-psychiatric origins for anorexia nervosa. *Nature Genetics* 51: 1207–1214.

Watzlawick, P. (1980): Interaktionsstörungen in der Familie und psychiatrische Erkrankungen bei Kindern. In: H. Remschmidt (1980) (Hrsg.): Psychopathologie der Familie und kinderpsychiatrische Erkrankungen. Bern/Stuttgart/Wien (Hans Huber), S. 71–81.

Watzlawick, P. u. J. H. Weakland (Hrsg.) (1990): Interaktion. München (Pfeiffer).

Watzlawick, P., J. H. Weakland u. R. Fisch (1979): Lösungen. Bern (Hans Huber).

Wauters, M., R. Considine, A. Löfgren, C. van Broeckhoven, J. C. van der Auwera, I. de Leeuw a. L. van Gaal (2000): Associations of leptin with body fat distribution and metabolic parameters in non-insulin-dependent diabetic patients: no effect of apolipoprotein E polymorphism. *Metabolism* 49 (6): 724–30.

Weber, G. u. H. Stierlin (1989): In Liebe entzweit. Reinbek bei Hamburg (Rowohlt).

Weiss, J. a. J. Sampson (1986): The psychoanalytic process. New York (Guilford).

Weizsäcker, C. F. von (1992): Der Wandel des Bewußtseins ist unterwegs. Interview mit M. Gräfin Dönhoff und T. Sommer, DIE ZEIT Nr. 27, 26.6.1992. Verfügbar unter: https://www.zeit.de/1992/27/der-wandel-des-bewusstseins-ist-unterwegs/seite-14 [19.01.2020].

White, M. u. D. Epston (2002): Die Zähmung der Monster. Der narrative Ansatz in der Familientherapie. Heidelberg (Carl-Auer).

Wick, K., S. Leipold-Haas, L. Dye u. B. Strauß (2012): Bindungsmuster und Figurzufriedenheit als Determinanten des Essverhaltens bei 13- bis 18-jährigen SchülerInnen. *Kindheit und Entwicklung* 21: 219–226.

Wiegand-Grefe, S. (2002): Die präsentierten Probleme in der Familientherapie. Heidelberg (Asanger).

Wietersheim, J. von, H. Kordy u. H. Kächele (2004): Stationäre psychodynamische Behandlungsprogramme bei Essstörungen. In: W. Herzog, D. Munz u. H. Kächele (Hrsg.): Essstörungen. Stuttgart (Schattauer), S. 3–15.

Willenberg, H., U. Porsch, H. Krauthauser u. S. O. Hoffmann (2000): Zusammenhänge zwischen sexuellen Grenzverletzungen und psychogenen Essstörungen. *System Familie* 13: 51–58.

Willi, J. (2005): Die therapeutische Beziehung aus systemischer und beziehungsökologischer Sicht. In: W. Rössler (Hrsg.) (2005): Die therapeutische Beziehung. Berlin (Springer), S. 59–80.

Wirsching, M. u. P. Scheib (2002): Paar- und Familientherapie. Berlin (Springer).

Wirsching, M. u. H. Stierlin (1982): Krankheit und Familie. Stuttgart (Klett-Cotta).

Wittmund, B., H. U. Wilms, C. Mory a. M. C. Angermeyer (2002): Depressive disorders in spouses of mentally ill patients. *Social Psychiatry and Psychiatric Epidemiology* 37: 177–182.

Woodside, D. B., L. F. Shekter-Wolfson, J. S. Brandes a. J. B. Lackstrom (1993): Eating-disorders and marriage. The couple in focus. New York (Brunner a. Mazel).

Wynne, L. C. (1985): Die Epigenese von Beziehungssystemen. *Familiendynamik* 2 (10): 112–146.

Yalom, I. D. (2010): Der Panama-Hut oder was einen guten Therapeuten ausmacht. München (btb).

Zeeck, A., B. Herpertz-Dahlmann, H. C. Friederich, T. Brockmeyer, G. Resmark, U. Hagenah, S. Ehrlich, U. Cuntz, S. Zipfel a. A. Hartmann (2018): Psychotherapeutic Treatment for Anorexia Nervosa: A Systematic Review and Network Meta-Analysis. *Frontiers in Psychiatry*. Verfügbar unter: https://www.frontiersin.org/articles/10.3389/fpsyt.2018.00158/full [14.9.2019].

Zimmermann, P., F. Becker-Stoll u. C. Mohr (2012): Bindungsrepräsentation im Jugendalter. In: G. Gloger-Tippelt (Hrsg.) (2012): Bindung im Erwachsenenalter. Ein Handbuch für Forschung und Praxis. Bern (Huber), S. 251–286.

Zipfel, S., B. Löwe, H.-C. Deter u. W. Herzog (2004): Verlauf und Prognose der Anorexia nervosa. In: W. Herzog, D. Munz u. H. Kächele (Hrsg.) (2004): Essstörungen. Stuttgart (Schattauer), S. 297–301.

Znoj, H. (2005): Die therapeutische Beziehung aus verhaltenstherapeutischer Sicht. In: W. Rössler (Hrsg.) (2005): Die therapeutische Beziehung. Berlin (Springer), S. 81–95.

Über die Autoren

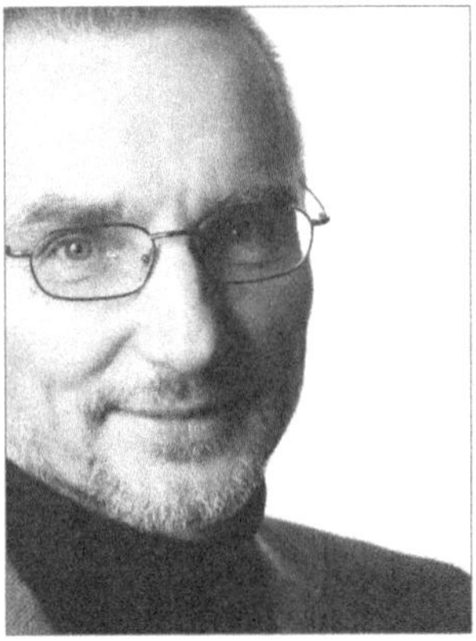

© Konrad Gös

Jürg Liechti, Dr. med.; Facharzt für Psychiatrie und Psychotherapie; seit 1985 freiberufliche Praxis in Bern; 1995–2014 Gründung, Aufbau und Leitung Zentrum für Systemische Therapie und Beratung, ZSB Bern; bis 2019 Supervisor und Lehrbeauftragter an Kliniken, Instituten und Universitäten (Bern, Zürich, Basel); Gründungsmitglied der Schweizerischen Gesellschaft für systemische Therapie und Beratung (systemis.ch).

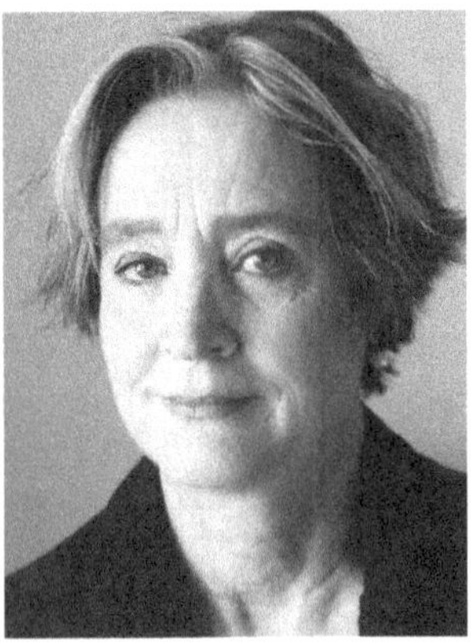

Monique Liechti-Darbellay, Dr. med.; Fachärztin für Psychiatrie und Psychotherapie; systemische Psychotherapie; seit 1985 freiberufliche Praxis in Bern; 1995–2001 Gründung und Aufbau Zentrum für Systemische Therapie und Beratung, ZSB Bern; bis 2019 Dozentin und Supervisorin an verschiedenen Kliniken und Instituten; Gründungsmitglied der Schweizerischen Gesellschaft für systemische Therapie und Beratung (systemis.ch).